U0334496

中医药畅销书选粹·特技绝活

中国民间秘传奇法妙术

主编 黄晖

副主编 张立

编委 黄晖 张立 马英

刘士敬 黄筠 李默胜

中国中医药出版社·北京

图书在版编目（CIP）数据

中国民间秘传奇法妙术/黄晖主编.—2版.—北京：
中国中医药出版社，2012.4（2023.8重印）
（中医药畅销书选粹.特技绝活）
ISBN 978 - 7 - 5132 - 0656 - 3

Ⅰ.①中…　Ⅱ.①黄…　Ⅲ.①秘方 - 汇编
Ⅳ.①R289.2

中国版本图书馆 CIP 数据核字（2011）第 228873 号

中 国 中 医 药 出 版 社 出 版
北京经济技术开发区科创十三街31号院二区8号楼
邮政编码　100176
传真　010-64405721
山东华立印务有限公司印刷
各地新华书店经销

＊

开本 880×1230　1/32　印张 12.375　字数 329 千字
2012 年 4 月第 2 版　2023 年 8 月第 7 次印刷
书　号 ISBN　978 - 7 - 5132 - 0656 - 3

＊

定价 39.00 元
网址 www.cptcm.com

出版者的话

　　中国中医药出版社作为直属于国家中医药管理局的唯一国家级中医药专业出版社，自创办以来，始终定位于"弘扬中医药文化的窗口，交流中医药学术的阵地，传播中医药文化的载体，培养中医药人才的摇篮"，不断锐意进取，实现了由小到大、由弱到强、由稚嫩到成熟的跨越式发展，短短的20多年间累计出版图书3600余种，出书范围涉及全国各级各类中医药教材和教学参考书；中医药理论、临床著作，科普读物；中医药古籍点校、注释、语译；中医药译著和少数民族文本；中医药政策法规汇编、年鉴等。基本实现了"只要是中医药书我社最多，只要是中医药教材我社最全，只要是中医药书我社最有权威性"的目标，在中医药界和社会上产生了广泛的影响。2009年我社被国家新闻出版总署评为"全国百佳图书出版单位"。

　　为了进一步扩大我社中医药图书的传播效应，充分利用优秀中医药图书的价值，满足更多读者，尤其是一线中医药工作者的需求，我们在努力策划、出版更多更好新书的同时，从早期出版的专业学术图书中精心挑选了一批读者喜欢、篇幅适中、至今仍有很高实用价值和指导意义的品种，以"中医药畅销书选粹"系列图书的形式重新统一修订、刊印。整套图书约100种，根据内容大致分为七个专辑："入门进阶"主要是中医入门、启蒙进阶类基础读物；"医经索微"是对中医经典的体悟、阐释；"名医传薪"记录、传承名医大家宝贵的临证经验；"针推精华"精选针灸、推拿临床经验；"特技绝活"展现传统中医丰富多样的特色疗法；"方药存真"则是中药、方剂的精编和临床应用；"临证精华"汇集临床各科精妙之法。可以说基本涵盖了中医各主要学科领域，对于广大读者学习中医、认识中医和应用中医大有裨益。

今年是"十二五计划"的开局之年，我们将牢牢抓住机遇，迎接挑战，不断创新，不辱中医药出版人的使命，出版更多、更好的中医药图书，为弘扬、传播中医药文化知识作出更大的贡献。

中国中医药出版社

2011 年 12 月

内容提要

　　本书是编者在博采旁搜民间医疗土法，广披古代医籍和流传于民间的医书抄本的基础上，撷英采华，集腋而成。所收各种医术方法均集简、便、廉、验于一体，即用时随处可得，又应手可施，尤其对一些急症和疑难顽疾，有着精妙奇特，且收效迅捷的特点，诚可谓简便易行的"奇法妙术"。本书涉及内容丰富，包括急救、内科、外科、妇科、儿科、五官科、皮肤科，以及美容、养生、戒烟毒，共载治疗方法三千多种，许多治疗方法为首次从民间秘传抄本及传诵中公布，且对各方法所治的病证进行了叙述，故其内容翔实，通俗易懂。

前　言

　　中国民间医疗技术，源远流长。很早以前，由于受文字记述的限制，人们所发现和积累的医术经验，只能靠识识相因、口传心授才得以流传下来；即便付梓传抄，亦因年代久远、纸敝墨渝，许多单、验、偏方以及珍贵的医术经验逐渐散佚，或为少数医士怀之如拱璧，秘而不传，致使凤毛麟角，难得一睹；还有不少行之有效的医疗土方法并未列入经传，却长期为一些穷乡僻俚沿用，救人于难，或为江湖走方医所传诵，挟技遍游四方。这些都构成了民间医疗技术的主要内容。故民间医术之珍贵，实如深山藏玉，极有必要挖掘整理，而不致埋没。

　　俗称"单方一味，气煞名医"，即是说单方只要用得与病情合拍，则较任何药方都灵。单方之妙，在乎"便"、"贱"、"验"。"便"即随处可得，"贱"是一文不值，"验"是功效迅捷。具备这三种条件，才是极好的单方。本书是编者在博采旁搜民间医疗土法，广披古代医籍和流传于民间的医书抄本的基础上，撷英采华，集腋而成。所收各种医术方法均集简、便、廉、验于一体，即用时随处可得，又应手可施，尤其对一些急症和疑难顽疾，有着精妙奇特，且收效迅捷的特点，诚可谓简便易行的"奇法妙术"。本书涉及内容丰富，包括急救、内科、外科、妇科、儿科、五官科、皮肤科，以及美容、养生、戒烟毒，共载治疗方法三千多种，许多治疗方法为首次从民间秘传抄本及传诵中公布，且对各方法所治的病证进行了叙述，故其内容翔实，通俗易懂。不仅可作为临床各级医生的实用参考书，以扩大医疗视野，也可作为城乡家庭的必备医书。此外，书中不少医疗方法有着极大的开发应用价值，可供医疗科研人员参考。

由于时间比较仓促，书中的内容难以全部验证，恐有不妥之处，并诚挚地希望广大读者指出，更希望能将行之有效的治疗方法公之于世，以济万民。

黄　晖

目　录

第一章　急救科

第一节　临急救治法

一、淹溺死救治法

淹溺是因落水被溺，导致呼吸道和肺部被水堵塞引起的窒息、缺氧，严重者可导致呼吸、心跳停止。

救法1：溺水死者，捞起时急将其口撬开，横置筷子一根于其口中，使可出水，再以竹管吹其两耳。如在夏月，可将溺水者肚腹横覆牛背之上，两边使人扶住，牵牛缓缓而行（如无牛，可使其覆于人背上），腹中之水自能从口中并大小便流出；如在冬月，即将湿衣更换，一面炒盐用布包熨脐中，一面厚铺被褥，取灶中草木灰大量铺于被褥之上，令溺者覆卧于上，脐下垫以棉枕一个，仍以草灰将浑身厚盖上，再加被褥（注意不可使灰入眼口中），即可苏醒。如水出后已有微气，胸前亦暖，但窍门不开、昏迷如故，宜以粗纸燃烧取烟，熏其鼻窍，待一会儿再用皂角研细末，吹入鼻窍，但有喷嚏，窍门即开。如有痰阻喉间，仍未脱离危险期，宜以生姜汤灌之，痰气自然下达，神效。

救法2：以糙糯米放口内嚼烂，吹其液汁于溺死者的鼻中，则吐水而苏。

救法3：凡淹溺而胸前尚暖者，速令生人脱贴身内衣给溺者更换，再将溺者微倒侧之，令其腹水出，一面用纸捻燃烟熏其鼻，稍熏一会儿，再用皂角研细末，吹入鼻内，微有喷嚏即可活。

救法4：急令溺者仰卧枕上，双足放高，用盐搓脐中，待水流出（切勿倒提出水），再取灶中烧柴草的灰不拘多少将溺者自颈下埋之，仅露出七窍，良久自苏醒。

救法 5：取酒坛一个，烧纸片一把放坛内，以坛口覆溺者脐上，冷则再换，去水即活。

救法 6：若溺死过一宿，可捣皂荚，用棉裹包纳下部阴门及肛门处，不久出水即活。

救法 7：溺水昏厥者，急将其口撬开，横衔筷一根，用陈醋灌鼻中，并用棉裹石灰纳于下窍（肛门），使水流出，待眼开后，以温黄酒灌服。

二、缢压死救治法

缢压死是指因自杀上吊，或因意外被物体裹压，或睡眠时棉被蒙压口鼻，导致窒息、缺氧，甚至呼吸、心跳停止。

1. 急救吊死法

救法 1：遇吊死者，不可割断绳索，急以衣或布裹手，紧抵住吊者粪门（即肛门），如系妇女，还应连同前阴一并抵住，再缓缓将吊者抱住解下绳索，安稳放倒，令一人用足踏其两肩，以手紧提其头发，不可使头垂下，使喉项通顺；再令一人微微推摩其喉咙，按擦心胸，并轻轻摩其肚腹；再令一人摩擦其手足，缓缓弯动，若已硬直，则渐渐强弯屈之，又用脚裹衣紧抵粪门及前阴，勿使泄气；再令两人用竹管吹其两耳，不可住口；或用鸡冠血调少量酒吹滴于吊者鼻中，男左女右，男用雄鸡，女用雌鸡。如此经一顿饭之久，即有气从口出，仍不可松手。过一会儿，以姜汤或稀粥喂食，令润咽喉，待其渐渐能动方可停住。凡吊死，从早至晚，虽已冷可活；自夜至早，稍觉难救。总之，身体稍软，心下微温者，虽一日以上，若依此法救治，多吹多摸，无不活者。不可观其已冷，而忽略不救。

救法 2：急将缢者解下绳索，轻扶仰卧，将活雄鸡一只倒悬，使流出口涎流入缢者口内，即可自活。

救法 3：取葱心一根，刺入鼻中令出血，男刺左鼻，女刺右鼻。

救法 4：炒热生盐两大包，从颈喉熨至脐下，冷则随换，不可住手，并令人自丹田吸气，吹入缢者口内，其活更快。

救法5：用皂角研末或细辛研末，吹入吊者鼻中。亦可用生半夏研末，以水调成丸，塞其鼻内。

2. 救睡压死法

救法1：凡睡中被压至窒息昏绝者，如室内原有灯，即存灯不灭，如无灯则不可用灯照。急用生半夏研末，取一黄豆大的量吹入两鼻中，另取母鸡冠血搽面上，干则再搽，不久即醒。

救法2：用樟木烧烟熏之，不久自醒。

救法3：切不可用灯照之，也不得近前急唤，但痛咬其足跟及足大拇指，频频呼其名，以口水唾其面，再灌以姜汤必活。

救法4：取伏龙肝（即烧柴草的陈年灶心土）研末，取少许吹入鼻中取嚏，并以水调灌服6克，即可活。

救法5：令人用笔管吹其两耳，并取皂角研末，吹入其两鼻内，得喷嚏则气通自醒。

3. 救压死跌死法

急将其扶起使盘脚坐地，用手提其头发，将生半夏研末吹入两鼻中，并以生姜汁灌服下，只要心头微温，虽至日亦活；再用白糖调水喂服，以散其瘀血；或加童便灌之。

三、电击伤救治法

人体接触电流或被雷电和高压电击中，引起损伤、昏迷、肌肉痉挛、呼吸心跳停止等，称为电击伤。

1. 急救雷击死法

取蚯蚓（活者，又名地龙）数条，捣烂敷于脐上，半日即活。并须祷谢雷神，虔心忏悔。

2. 急救触电法

救法1：触电者，如仅属手足部分触电，致麻木不能活动，急取黄土泥与水调和，将触电之手或足伸入泥内；如电已通行全身，不省人事者，急取沙土泥铺地，用水洒上使潮湿，令触电者卧其上，再将潮湿的沙土铺满身上，仅留口鼻，使其呼吸即醒。

救法2：若触电时，当速卧于地上，以泥屑盖其身，则电化去，不致受大伤。

四、冻僵救治法

冻僵又称意外低温，指人体长时间暴露于严寒环境下，机体散热量超过产热量，而致体温过度下降，新陈代谢降低，引起全身性严重损伤，包括神志不清，周身关节肌肉僵硬，如不及时抢救，常会危及生命。

1. 急救冻死法

治法1：若遇受冻者，口中稍有微气，四肢已僵，先将患者安放于温室内，取小灰（即柴草灰）1~2千克放大锅中炒热，装入布袋包裹熨心胸腹上，冷则换之，另用生半夏末如豆大少许，吹入耳、鼻内，待其目微启开，再以温酒与饮；如已活之后，再用生姜捣汁，陈皮捶碎各等份，用水三碗，煎服即愈。

治法2：以雄黄、火硝各1.5克，研成面状，每以少许点眼角内。

治法3：生半夏少许，研细末，吹入患者耳、鼻内，旋即苏醒。

2. 治冻伤内服方

若被寒冷侵袭，或涉水受冻，身厥冷打颤，腹痛呕逆者，取吴茱萸15克，水煎温服，盖被取汗即愈。

按：此方为东北民间用于治疗冬季因露宿受冻疾患钓常用方。

五、有害气体中毒救治法

有害气体中毒包括煤气（即一氧化碳）、二氧化碳及其他刺激性气体中毒。

1. 防毒药

方法1：取茅术60克，白芷30克，细辛9克，吴茱萸30

克，柴胡 18 克，共研成细末，用香炉随意焚烧少许，可使各种毒恶之气自然消散。也可用黄布小包或口罩盛药末 15 克，佩带身上，如遇瓦斯毒气散发，或行军战地，即可作口罩罩口鼻，可防瓦斯毒气。

方法 2：明雄黄、鬼箭羽、丹参、赤小豆各 60 克，共研极细末，炼蜜为丸，外以朱砂末为衣，丸子做成梧子大小，每服三五粒，空腹时以白开水送服，即能解瓦斯毒气，又可避瘟疫相染。

方法 3：如烧煤时，于火炉中投枣数枚，可解煤气毒。

2. 解中煤气毒方

治法 1：凡中煤气至不省人事者，将患者抬至通风处，用黄片糖灌服即醒，百发百中，如用童便调黄片糖灌服，其效更佳。

治法 2：凡煤气中毒者，取鲜萝卜捣烂取汁 100 克，灌服。

治法 3：急用醋加冷水调匀后灌服。

治法 4：咸菜卤灌服数匙，或用酸菜汤灌服。

3. 急救烟呛晕厥法

治法 1：凡人生存，全赖呼吸通畅。若因失火或烧物被烟呛至晕厥时，除将其人抬至通风处外，急榨葡萄汁，灌入其口中，则可自然苏醒。

治法 2：取白萝卜 2 斤，捣烂取汁，灌口内；或用萝卜干叶放水中泡透，再捣取液汁灌之亦可。

4. 急救吸烟中毒法

烟叶中含有毒质，若大量吸烟发生中毒时，宜用白糖和入清水中化匀，再灌饮之，其毒自解；也可用槟榔研末，以开水送服。

第二节　食物中毒

一、果菜中毒救治法

因食入大量腐败变质的蔬菜瓜果和植物叶类，或旧腌渍蔬菜，或腌制不好的蔬菜，以及熟煮后久置之菜等，均可引起中毒。主要表现为神疲乏力，嗜睡，头痛，口唇紫绀，恶心呕吐，呼吸急促，腹痛腹泻，全身青紫，甚至四肢厥冷，昏迷，惊厥而危及生命。

1. 解一切饮馔毒方

甘草、甜桔梗各等份，煎汤饮服即解。

2. 救食物中毒吐法

炒食盐 9 克，用开水调服，并用指头探咽喉部，使之呕吐，能使毒物痰涎吐出。

3. 治食物中毒法

治法 1：生甘草、荠苨各 50 克，水煎饮服。

治法 2：胆矾 15 克，以醋一杯和化冲服。

4. 治中水果毒法

中柑毒者，用柑皮 50 克煎汤服下；中梨毒者，用梨叶 50 克煎汤服下；中荔枝毒者，用荔枝壳 100 克煎汤服下。

5. 治蔬菜中毒法

治法 1：童便一杯，兑乳汁等量饮服即解。

治法 2：芒硝 9 克，煎水一杯，加入麝香 0.3 克调化冲服。

6. 治中豆腐毒方

白萝卜 250 克，切片前汤饮服即解。

7. 治野芋中毒

取石榴树叶 50 克，煎汤饮服即解。

8. 治一切蕈毒方

毒蕈即毒蘑菇，若中其毒者，急于阴地处挖一 3 尺深坑，倒入冷水后搅拌，待水澄清后，取一二碗饮之。

9. 治毒蘑菇中毒法

治法 1：梨子树皮 250～500 克，甘草 50 克，灶心土 200 克，共煎水分三次服，每隔三四小时服一次。

治法 2：中毒轻者，可取新鲜金银花嚼之，其毒自解。

10. 治发芽马铃薯中毒法

因食发芽马铃薯引起中毒者，初始唇舌发绀、发痒，或烧灼感，继而出现恶心呕吐，腹痛腹泻，甚至神昏，呼吸困难，紫绀，抽搐等。

治法1：白萝卜500克，捣烂取汁饮服可解。

治法2：杨梅树皮100~250克，加水煎煮，滤取汤灌服。

治法3：绿豆、甘草各100克，煎汤饮服。

二、禽畜肉中毒救治法

因食腐败变质的肉物，或含毒汁的禽畜肉物而引起中毒，其表现有呕吐，腹痛，发热，甚至唇绀肢冷，呼吸急促，七窍出血而致死亡。

1. 救食死畜肉中毒法

治法1：紫苏叶200克，煎浓汁作一次量饮服，并可解鱼鳖类中毒。

治法2：取黄柏研成粉面，每以9~12克，开水调服。

治法3：生藕不拘多少，捣烂取汁一碗，一次饮服；蒜汁或冬瓜汁亦可。

治法4：苏子50克，捣烂后加水一碗，煎取浓汁饮服。

治法5：生姜50克，捣烂取汁饮服；或用靛汁50克饮服亦可。

2. 救腐肉脯毒法

若中各种腐蚀肉物之毒，腹中不快者，令病人嚼生黄豆，凡不觉腥者即属中毒。

治法1：以芝麻油200克灌服，令其吐泻。

治法2：升麻15克，煎汁饮后，用手或匙探喉取吐。

3. 救中瘟牛肉毒

先用早稻草250克，煎汤一碗灌服，再用甘草100克，煎汤饮服。

4. 救中瘟猪肉毒

用新鲜好猪肉烧成灰，研为细末，用水调服，即可解毒。

5. 救中瘟马肉毒

若中瘟马肉毒者，当忌饮水，可用芦根500克捣汁，加黄酒50毫升，煎一二沸，一次饮服。

　　6. 治牛肉中毒法

　　治法1：马肉苋100克，大蒜50克，煎汤一次饮服，对腐败肉物中毒亦极效。

　　治法2：石菖蒲适量，研末以开水冲服；或饮服人乳，也可解毒。

　　7. 治羊肉中毒法

　　治法1：栗子壳适量，煎浓汁饮服。

　　治法2：韭菜一把，捣烂榨取液汁饮服。

　　治法3：取生在流水溪边的竹芦根适量，切碎，煎汤饮服。

　　治法4：白扁豆适量，研成细末，开水调服。

　　8. 治马肉中毒法

　　治法1：狗粪适量，晒干研末调酒服，或将狗粪浸于酒中，饮其酒即解。

　　治法2：豆豉250克，杏仁20枚，芦根一把，共煮汤饮服。

　　9. 治狗肉中毒法

　　治法1：取麻油100毫升，一口饮尽，令吐和泻泄排毒。

　　治法2：鲜芦根500克，捣汁饮尽取吐，如无鲜品，可用干品200克，加水煎煮，温服亦可。

三、鱼蟹类中毒救治法

　　因过食或误食腐败变质、或已死或食有毒质的鱼、蟹、鳖中毒者，主要表现为恶心呕吐，腹痛腹泻，心胸满闷，心烦意乱。尤其是河豚鱼中毒，病情往往极为严重，除消化道症状外，还有唇舌麻木，四肢麻痹，行走不稳，甚至血压、体温下降，呼吸困难，昏迷，以致死亡。

　　1. 治鱼鳖中毒法

　　治法1：冬瓜仁50克，捣碎，橘皮15克，加水二碗，煎至一碗饮服，亦可用冬瓜捣汁饮服。

治法2：鲜橄榄50克，捣汁饮服；或用黑豆50克煎汁服。

治法3：紫苏叶200克，或苏子50克（捣烂），加水煎浓汁饮服。

治法4：南天竹鲜叶4~5枚，生嚼其叶，嚼后将渣吐出，反复使用，待吐出胃内毒物为止。

2. 治食死甲鱼中毒方

取鲜蓝靛适量，榨取液汁饮服即解。

3. 解蟹毒法

治法1：芦根不拘多少，切碎，加水煎服。

治法2：生藕汁20克，冬瓜汁20克，紫苏叶20克（煎水取汁），蒜汁6克，和匀灌服。

4. 救河豚鱼中毒法

治法1：先以清油200毫升灌服，令毒物吐泻干尽，再以白矾研末6克，调温开水灌服。

治法2：番薯嫩叶适量，捣烂，冲入开水搅拌取汁，大量灌服催吐，不吐再灌，待吐出黏液即奏效。

治法3：取槐花适量，炒后研末，以水调服。若再加入干胭脂等份和匀冲水服，其效更佳。

5. 治食鱼蟹过敏法

治法1：若因食鱼蟹过敏，出现腹痛，起风疹瘙痒者，取紫苏叶30克，生姜15克，厚朴6克，甘草6克，煎水取汁饮服，一日三次分服。

治法2：如食鱼蟹发生过敏性紫癜、吐血者，用唐木香10克，生姜三片，煎汁饮服。

四、饮酒中毒救治法

因过量饮酒而大醉，出现呕吐，眩晕，心悸，躁动，语无伦次，甚至昏迷，呼吸缓慢，大小便失禁者，为饮酒中毒。

1. 饮酒不醉术

凡饮酒之前，先食盐巴一匙，然后饮酒，可使酒量倍增，且不易醉。

2. 救饮酒醉死法

治法 1：若纵酒晕倒者，用绿豆 500 克，煮浓汤，加入盐少许或蜂蜜，待汤冰冷，任意饮食，可解酒毒。

治法 2：饮烧酒醉死，可用好醋二杯，灌服即醒。

治法 3：暴饮酒厥者，用清香甘大梨削去皮，切成薄片，浸入一碗井泉水中约一刻钟，再以此水灌服，即可解酒毒。

治法 4：干葛花 60 克，鲜萝卜 2.5 千克，共煎汤，频频饮服，可解酒醉。

治法 5：若饮烧酒过量，酒醉心头热者，可用热豆腐切片，遍身贴之，冷即换，待苏醒即止。

3. 救饮酒中毒不醒法

治法 1：水中田螺、河蚌、大葱、豆豉各适量，先将田螺捣碎，河蚌取肉，再同葱、豉共煮，取汁一碗，灌下即醒。

治法 2：若饮酒中毒，终日不醒者，用黑豆一斤煮取汁，灌服一碗，不过三次即愈。

治法 3：取生河蚌数个，先将患者口撬开，再剥开河蚌，滴涎汁于患者口内，旋即苏醒。

4. 治酒积毒法

治法 1：长年饮酒，酒积成患，每饮酒即痛或吐者，可用桃奴（即毛桃嫩小者）不拘多少，晒干研末，每以酒送服 9 克，其效如神。

治法 2：天南星 500 克，先挖一土坑烧红，沃酒一斗于内，并将南星放入，再用盆覆盖泥固，隔一夜取出南星，用水洗净切片，焙干为末，加朱砂 50 克，以姜汁面糊调成丸如梧子大，每服 20 丸，以姜汤送服。

治法 3：如饮酒后口糜烂者，用水中螺、蚌煮汁饮服。

治法 4：如酒醉胃痛者，用白砂糖 200 克，加水调化，再滴几滴酒于内，饮服。

第三节　有毒动物咬（螫）伤

一、毒蛇咬伤救治法

被毒蛇咬伤，患部一般有较粗大而深的牙痕，很快发肿、发红、坏死，并引起出血、溶血，迅速出现全身中毒而导致延髓中枢麻痹死亡。

1. 解蛇毒及一切毒虫咬伤法

若遭毒蛇咬伤时，必须立即控制毒液随血液向四周扩散。若毒液进入血液并扩散全身，可出现浮肿、青紫、肿痛、心慌，甚至痉挛、呕吐、泄泻、尿血、谵语，以至危及生命。故被咬后，应立即用布带在伤处两端紧紧扎住，使毒液局限在伤处，不致流到全身。并需用两手自上至下紧压挤，使毒血从伤口流出，然后用下列方法治疗。

治法1：取旱烟管内的烟油适量，以冷水调匀涂伤口，并服下一二粒如大豆大小的烟油丸，自可毒消肿退，且吃时不觉烟辣。

治法2：用葱白捣烂，敷于伤处，每隔十分钟至一刻钟即换新葱，一天即愈。以上二法亦可治一切虫毒伤人，甚妙。

治法3：用鸡蛋十余个煮熟至硬，取出蛋黄切成薄片，中穿一洞，敷在伤处，不一会儿蛋黄渐变成黑色，即再换一片敷，一直敷至蛋黄毫不变色，即为蛇毒已尽的征象，其患处亦即红肿消退，真属最良最便的方法，且对蜈蚣、蜘蛛、蜂螫咬伤亦可以此法治愈。

2. 治毒蛇咬伤众妙方

治法1：被毒蛇咬后，急饮好醋一二碗，令毒气不随扩散，或饮香油一二杯，然后用药。须要将绳扎定伤处两头，次用白芷研为末，以白水调下半两饮服，不一会儿伤口处即流出黄水，肿消皮合而愈。

治法2：先挤出毒血，并用清水洗净伤口及腐肉，拭干后，取胆矾、白芷各等量，共研细末，掺入少量麝香，掺于伤口，其恶水即涌出。此法尤其对蛇咬伤后疮口溃烂，百药不效者佳。

治法3：萆草100克，丝瓜根100克，枣树叶100克，凤仙花50克，取一半煎汤，频频饮服，另一半捣烂外敷。

3. 治毒蛇咬伤消肿法

毒蛇咬伤经抢救后，伤处肿胀不消，或腐烂者，可用下列方法治疗。

治法1：金头蜈蚣3条，浸泡于生香油内，密封瓶口，用时取油外搽伤口，一日三次。

治法2：鹅不食草30克，红辣蓼草30克，捣烂外敷，一日二次。

治法3：七叶一枝花、半边莲各15克，雄黄少许，共捣烂敷于肿胀部及伤口四周，并可煎汤少量饮服。

治法4：一枝黄花根块1~2株，雄黄、大蒜各少量，并加入少量桐油或酒糟汁，共捣成糊状，外敷伤口四周，一日二次。

治法5：臭椿树叶500克，加米醋适量，共捣烂和匀，外敷患处。

治法6：活小青蛙10只，捣烂，加入雄黄0.5克拌匀，敷于患处，并治蜂蝎螫伤。

二、毒虫咬（螫）伤救治法

毒虫咬（螫）伤包括蜂、蜈蚣、蝎、蜘蛛、水蛭、斑蝥、刺毛虫等叮咬伤，局部皮肤红肿热痛，刺痒，甚至出现全身中毒症状。

1. 治毒蜂螫伤法

治法1：先将其毒刺取出，再嚼盐一撮，涂于患处，立可消肿止痛；亦可用人乳汁涂搽。

治法2：如被蜜蜂刺伤，可先用肥皂水洗伤口，再用黄糖水调搽；如被蝗蜂螫伤，可先用醋洗伤口，再用黄糖水调搽，一日数次。

治法3：鲜苍耳子叶一把，揉搓后外擦患处，一日数次。

治法4：取食盐泡于开水中（应尽量浓些），待冷后滴几滴于两眼内眦，可立即止痛。

治法5：茄子一个切开，涂擦患处。

2. 治黄蜂螫伤法

治法1：取蚯蚓粪适量，以水调和敷患处，一日三次。

治法2：鲜丝瓜叶适量，捣烂外敷患处。

治法3：鲜山芋藤折断，挤出白色乳汁，外搽患处，一日数次。

治法4：七叶一枝花根适量，捣烂外敷患处。

治法5：八角莲适量，捣烂外敷。

治法6：棉花叶，捣汁外搽患处。

治法7：苦楝树叶适量，捣烂取汁外搽患处。

治法8：鲜青蒿适量，捣烂外敷患处。

3. 治蜈蚣咬伤法

被蜈蚣咬伤，局部红肿灼痛、坏死，并可引起紫癜、头晕、恶心呕吐、发热，甚至昏迷。

治法1：先用布带扎紧伤口两头，用力挤出毒血，并用盐水洗净，再抓一只活公鸡，用棉花塞进鸡嘴，令其流出口涎，外涂伤处，立可止痛消肿。

治法2：用香附嚼后涂患处，立效；或用白胡椒嚼后涂之，亦良。

治法3：南瓜叶数片，捣烂外敷患处，每日数次，或用红薯叶，或扁豆叶捣烂外敷。

治法4：鸡冠血数滴，涂于患处。

治法5：用龙眼核（即桂圆核）磨水搽之，即愈。

治法6：捉大蜘蛛一只，放于伤处，吸去毒液即愈，再将蜘蛛投水中，令吐出毒液以全其命。

治法7：桑叶捣烂，和醋拌匀，敷之即愈。

4. 治蝎刺螫伤法

若被小蝎子螫伤，局部仅有灼痛麻木，红肿；被大蝎子螫伤，除局部红肿灼痛外，全身肌肉亦痛，且可引起恶心呕吐，口舌发麻僵硬，甚至头昏、流涎、嗜睡、心慌，并有肾损害等。

治法 1：急用草纸一大张，分成六张，搓成粗纸条，不可有油及脏垢，用火点燃，将纸烟频频熏患处，即可痛止，其毒自清，纸用完仍可再搓再熏，必须熏至痛止为度。

治法 2：以水蘸明矾末搽之，或用生姜在石上磨汁涂搽。

治法 3：取猫尿频频涂搽甚妙。取猫尿法为用蒜片或姜片擦猫牙，其尿即下。

治法 4：大田螺或蜗牛一只，同明矾 1 克捣匀，外敷患处，一日四、五次。

治法 5：生石灰、碱各少许。加水溶化，煮沸，待凉后涂患处，一日数次。

5. 治毒蜘蛛咬伤法

毒蜘蛛含有神经性蛋白质，触于皮肤可引起燃然成片状若痱子，痒痛难忍，进而溃烂：若被其咬伤，可致局部肿痛，肌肉痉挛，恶心呕吐，神疲乏力，头昏痛，流涎，畏寒，发热，紫绀，甚至呼吸困难，烦躁不安，谵妄，神志不清等。

治法 1：生姜捣汁，调茶油外搽患处。

治法 2：伤蜘蛛毒致皮肤溃烂者，取苎麻叶及梗捣取汁，加入少量青黛调匀，外搽患处。

治法 3：槟榔 1 两，切碎后同熟米饭一撮、红糖一匙用童便煮一沸，敷于伤口四周，留咬口不敷，毒气自会从咬口排出。

治法 4：若遍身发肿者，饮靛青汁或羊乳均可解。

治法 5：如全身中毒反应较重者，可用秦艽半斤，煎汤频频饮服。

6. 治蚂蝗咬伤法

治法 1：羊或牛的热血和猪油共调匀，饮服即可解其毒。

治法 2：取田中的泥或山中黄泥一块，加水一二碗拌和，待澄清后饮此水，即可解毒。

治法 3：可用醋，或酒，或盐水外搽患处，数次即愈。

7. 治斑蝥咬伤法

雄黄、枯矾各等份，研为细末，先用生姜水洗净伤处，再用浓茶水调药末敷涂上，立可消肿止痛，并治一切毒虫咬伤。

8. 治刺毛虫螫伤法

治法1：毛虫又叫射工，也有叫杨辣子者。生于春夏季树上或墙壁间，因能放毛螫人，触着皮肤上如火烧之状，自皮肉至骨由痒渐痛，经数日仍痒在外而痛在内，用手抓搔必致皮肉溃烂，此叫中射工毒，诸药不效。可用豆豉一碗，青油半杯拌入捣烂，厚敷患处，过一小时左右，豉气透骨，则引出虫毒毛，取下豆豉埋入土中，再煎香白芷汤洗痛痒处，如皮肉已溃烂，可用乌贼骨研末敷之，立愈。

治法2：取锅底黄土研为粉末，用醋拌过并捏成团子，于痛痒处搓转，其毛皆落于土上，痛痒立止，神效无比。

9. 治毒虫咬伤法

治法1：取凤仙花全株洗净捣烂，外敷患处，每日数次；如有肢体麻木或畏寒发热等全身反应者，可用凤仙花捣烂取汁，每服30克。

治法2：泽漆捣汁，加冰片少许调匀，用瓶封固备用，外搽患处，每日数次。

治法3：大葱、蜂蜜捣和，外敷伤处。

三、兽咬伤救治法

如遭狼、虎、熊等野兽咬伤，或犬、马、猫等家兽咬伤，因兽牙毒内侵，可引起局部肌肉肿痛腐烂漫延或血流不止。

1. 治野兽咬伤法

治法1：被野兽咬伤，伤口出血不止，肌肉溃烂，四周红肿，急以生猪肉贴之，随贴随化，随化随换；再用止血药粉（如三七、地榆、苦参等研末）掺伤处，即可止血定痛。

治法2：局部肌肉溃烂深可见骨者，速用生铁煮水（最好有生铁味）洗之，并用青布卷条烧烟熏之，令毒水流出，再敷上玉红膏，并配合葛根煎汤内服。

2. 治家犬咬伤法

治法1：先用生甘草煎浓汁，洗净伤口，再以热牛粪敷之，即时止痛清疮而愈。

治法2：用河水洗净伤口，再刮虎骨末掺之，或以胡椒研细末敷之亦可。

治法3：番木鳖焙干研细末，撒于伤处，立可止痛而愈。或用生番薯捣烂敷伤口，并用番薯煮汤食下，立愈。

3. 治疯狗咬伤神方

疯狗又叫癫狗，其状颈硬头低，耳垂尾弹，直向前行，不返身顾后。每于惊蛰后桃花开时，蛇虫出洞，或霜降后梅花开时，蛇虫入洞，狗易感触毒气病癫。若遭疯犬咬伤，即可发生狂犬病。如未经早治，或治疗不彻底者，急则七日发作，缓则七七日至百日定当发作。表现为突病心腹绞痛如刀割，神识不清，痛不可忍时则自抓胸臂，嚼舌啮指，咬其衣服，每在二三时即死。欲辨症之是否，须用蒲扇向病人或病犬重，见风即身缩战傈畏惧即属狂犬病；如触毒未发时，一闻锣声，其癫即发，人与犬皆然。须服大剂量人参败毒散加生地榆、紫竹根，浓煎灌服，如病人牙关紧闭者，用生半夏擦其两腮旁即开。也可用万年青捣烂敷伤处，再以开水送服一块紫金锭。

4. 治疯狗咬伤已发狂方

虾蟆一只，白颈蚯蚓3条，地虱婆7只（要砖下的），土狗子3只，共捣烂，用糯米煮成饭，再掺入药作粑与病人吃，食尽而愈，永不发狂。

5. 治马咬伤法

治法1：马齿有毒，咬伤后局部红肿，时时疼痛，出血不止，急以栗子嚼烂，敷于伤口，即可愈。

治法2：若马咬伤后失治，致毒气攻心，神昏烦闷，呕吐者，其症极险，速以马齿苋煎浓汁饮服。

治法3：白猪肉一片，患者自嚼烂，贴患处，立时止痛。

6. 治猪咬伤法

治法1：用生龟板（未熬过的）炙脆研细末，以麻油调搽即愈。

治法 2：用栗子烧灰或自己嚼烂，敷于患处。

7. 治猿猴咬、抓伤方

若被抓伤或咬伤，疼痛难忍，血水淋漓，伤处腐烂者，速以金毛狗脊焙干研末，以麻油调拌，搽敷患处，立愈。

8. 治鼠咬伤法

治法 1：鼠咬伤后，局部漫肿疼痛，腐烂，出脓水者，宜用荔枝嚼烂敷之神效；或用猫尿洗去毒血，再用猫屎填伤处，亦颇有效。

治法 2：用苍耳子煮水，外洗患处，立可止痛而愈。

第四节 救治诸物卡喉证

诸物卡喉多因饮食骤急，致禽畜骨块卡喉，或误将各种铁针、竹木、豆粒等物卡于喉间，不进不出，痛如刀割，饮食难咽，涕泪交流，甚至引起呼吸窒息而危及生命。

1. 治诸骨卡喉法

治法 1：速捉一条狗倒挂，待狗涎流出，取涎缓缓咽下，其骨即化，屡试屡验。

治法 2：威灵仙、春蚕砂，片糖各等份，煮水含漱咽下，即化。

治法 3：贯众 20 克，用酒煮汁，含汁于口内，渐渐吞下，约一小时所梗诸骨即刻出，神效无比。

治法 4：威灵仙 6 克，以砂糖和酒煎煮汁，一口吞下，百骨软如棉，并治木梗喉。

治法 5：白芷、半夏各等份，共研细末，以水调服 3 克，其骨即可呕出。

治法 6：玉簪花研为末，如无花，用根捣取汁亦可，用醋调和灌下，不可粘牙。

2. 治鱼骨梗喉法

治法 1：用大蒜捣烂，塞于鼻中，再用白糖含于口内，待口涎出即徐徐咽下，约几分钟，鱼骨即化。

治法2：橄榄核数个、用醋调磨汁，饮服即下，或用威灵仙煎汤服，或用麦芽糖顺吞，均使骨化而下。

治法3：捉一只鸭子倒挂，取垂涎，令患者仰卧，缓缓灌下，其骨自化。亦可用治田螺卡喉证。

治法4：用乌梅擦猫口，猫涎即流出，取涎灌喉中，立消，神效。

治法5：凡被某种鱼骨所卡，即取该种鱼的生眼珠，以豆腐皮包好，拼命咽吞，无不神效。

治法6：青果核磨汁，咽下，或食青果，均可使鱼骨立软。

治法7：若鱼骨在腹刺痛者，速以吴茱萸6克，煎浓汁饮下，其骨立化，痛立止。

治法8：灰面200克，用冷水调稠，敷于两膝盖上，一时之久，其骨即化，甚为奇妙，并治一切禽兽骨卡喉。

治法9：百合250克研末，用蜜水调匀，围敷颈项，包住，不过三五次即下。

治法10：用象牙磨末，水调服下，梗骨即化。

3. 治竹木卡喉法

治法1：老丝瓜一条，放瓦上焙干，研为细末，以酒送服9克，立愈。

治法2：如竹叶卡喉，令人呼吸急迫者，速取牛涎一盅，滚水半盅冲服。

治法3：竹木卡喉，速取鱼胆饮之，再连鱼胆一起吐出即愈。鱼胆必须吐出，否则易引起中毒。

治法4：取芝麻不拘黑白，炒熟泡汤饮之，再用干芝麻嚼食几口自愈。

治法5：竹签卡喉者，以灯草炙成灰，开水送服，再用灯草灰摊在薄膏药上贴喉痛处，一夜即消。

治法6：木物卡喉，可用铁锯置炭火内烧红，淬黄酒中，取酒饮服便解。或用铁斧磨水服之亦可解。

4. 治稻谷卡喉法

治法1：稻芒卡于咽喉间，至咽痛咳嗽不已者，急用鹅涎或鸭涎灌之即化。

治法2：取紫花地丁细嚼吞之，或用糯米粥加糖调化后缓缓咽下。

5. 治诸豆卡喉法

治法1：豆子卡喉多为小孩玩弄，误入喉间，致梗痛难忍，喉外肿胀，速以土狗虫（即蝼蛄）三五枚，捣烂敷于喉外肿处，其豆即下，神效。

治法2：可用芝麻汤饮服，并嚼食干芝麻。

6. 治铁针卡喉法

治法1：铁针卡喉，咽中肿痛如割，饮食不下者，速以癞虾蟆数个，将头剁去，倒垂流血，以碗接之，灌入喉中，可使铁针软曲，不久连铁针及灌入的蛤蟆血一并吐出。

治法2：饴糖（即麦芽糖、桂花糖）一大块，食下后可使针自排出，神效。

7. 治头发卡喉法

误吞头发，绕喉不出，咽中时痒者，取本人头发烧灰令烟尽，研末，以开水调服6克；或灌以马尿一二碗也可化出。

8. 治碗片卡喉法

碗片卡喉，痛如刀割，饮食不下者，速以羊胫骨炙灰，研成细末，以开水冲服，其碗片即化，从大便排出。

9. 治鸡鹅鸭骨卡喉法

治法1：速取山楂煎汤饮服即化，神效。

治法2：苎麻根捣极烂和成丸如桂圆大小，鸡骨卡喉以鸡汤送下，鸭骨卡喉用鸭汤送下，鹅骨卡喉用鹅汤送下；或用苎麻根捣烂取汁饮服，其效更佳。

第五节　救治误吞异物证

误吞异物是指误将金、银、铜、铁等金属物，以及玻璃、竹木屑或有毒物如火柴头、桐油等吞入胃中，引起恶心、呕吐、胸腹锥痛或灼痛，甚至肠胃受伤而引起出血、肠漏等危重症状。本症多见于小儿因玩耍不小心所致，亦有其他原因引起者。

1. 治误吞金器法

如误吞金物，心腹锥痛，面色青紫，呼吸急迫，必伤及脏腑。

治法1：鸡蛋清5枚，用新棉花撕极碎，搅入蛋清内，灌下，则金被棉裹从大便排出，极效。

治法2：取羊胫骨用炭火炙灰，研末，每以米汤送服9克，服后金物从大便排出。

治法3：荸荠数斤，捣取大量液汁饮服，即可消解。

治法4：韭菜一把，以滚开水煮软，不切断，淡食之，不久金物即吐出，或从大便排出。

治法5：急用羊血灌服，神效。

2. 治误吞铜器法

应多食荸荠，即能化坚为软，再多食青菜、猪油，自然送入大肠与粪同出，甚效。

3. 治误吞银器法

治法1：用羊胫骨9克~15克，放炭火上炙灰，以米汤送下，即从大便出，神效。

治法2：羊脂15克，紫苏子15克，以水五碗，煎至一碗，顿服，极效。

4. 治误吞铁器法

治法1：速以木炭研末，调米粥二三碗食下，炭末即裹铁器由大便而出，极效。

治法2：若误将铁针吞下，当急用蚕豆煮韭菜同食，可使针与菜自大便出。

治法3：砂仁适量，煎浓汁饮服。

治法4：盐蛋1个，韭菜一把，略煮一沸，韭菜不切断，食后即裹铁针从大便排出。

治法 5：白黏米粥加入骨炭粉一匙拌匀，一次服下，半小时后服蓖麻油一匙，治吞铁钉甚效。

5. 治误吞镪水法

镪水极毒，为强酸剂，可使咽喉糜烂，刺激胃肠道，致人死命。急取大量肥皂水灌服，如无肥皂水，可用刀在墙上刮下石灰一二杯，冲水几碗，服下，亦可起死回生。

6. 治误吞玻璃法

误吞破碎玻璃，初则咽喉梗痛，继而腹痛如刀割，如不急治，可戳伤肠胃。宜用赤豆煎粥，尽量多食之。服后再用泻药，约一时左右，赤豆裹玻璃排出。

7. 治误吞竹木法

治法 1：饴糖（即麦芽糖）500 克，渐渐食尽，即从大便出。

治法 2：取铁秤砣烧红，淬于酒中，饮之，即使木屑从便而下。

8. 救误吞火柴法

治法：取胆矾 0.15 克，溶于清水一杯内，连服四五次，必使火柴头等吐出，再用松节油 6 克，蛋黄一枚，温开水一杯，加白糖共调拌成糊状，每隔半小时饮一匙，极效。

9. 治误吞水银法

治法 1：吞服水银欲死者，用川椒数斤，炒热铺于席下，令患者脱衣服睡其上，盖被，过一夜，水银即从毛孔钻入川椒内。

治法 2：茶叶 2 两，嚼烂咽下。

治法 3：用木炭煎汤，灌服甚效。

治法 4：紫贝母、天葵草各 15~30 克，煎汤饮服即解。

第二章　内科

第一节　预防传染病

1. 预防瘟疫法

瘟疫指感受疫疠之气所造成的流行性急性传染病的总称。

方法 1：如正在流行急性传染病时，去患有瘟疫的人家时，可先用雄黄末 0.3 克调白酒，饮服一二匙，回来后再用纸捻探鼻，令喷嚏一二次，即不染病。

方法 2：以松叶研末 50 ~ 100 克，加酒 500 克，调匀后每次服一小杯（约 25 ~ 50 毫升），每日服三次，一切瘟疫便不相染身。

方法 3：如欲近病人身前，用雄黄或苍术少许，放在口中细嚼后，吐出涂擦于鼻内，常有药气熏鼻，即不会染病。

2. 预防瘟疫三豆饮

古云：兵灾之后，必有瘟疫。如已出现痘疹、咽喉肿痛等瘟疫之症，其传染之势甚猛。若不先预防，难免蔓延。三豆汤为预防瘟疫保身之妙品，即用南赤小豆 18 克，毛绿豆 21 克，乌豆 9 克，用鲜芦根 9 克为引子，加水煎煮饮之，小孩量酌减，并可加糖小许。

3. 辟时疫法

时疫为季节性传染病，常指夏秋季节流行的肠道传染病（如真性霍乱、急性胃肠炎等）。如时疫大流行，可在自家水缸内每天早上投入黑豆一撮，只饮此水，则全家无恙；或于五更时分将黑豆一大把潜投于井中，则凡饮此水之家，俱可免传染。

4. 辟瘟丹

乳香、苍术、细辛、甘松、川芎、降香各等份，共研细末，用大枣肉去核捣入成丸如芡实大小，遇瘟疫大作之时，家中各处焚之，即不染患。

按：此丹烧之，不仅可预防瘟疫传染，如在长久不住人的空房焚烧，还可辟秽气。

5. 辟疫土方

取贯众2枚，浸水缸内，加白矾少许，逐日饮之，可不染瘟疫。

6. 预防瘴气法

瘴气为感受山岚瘴毒（属温热杂毒）而发的一种危重疾病。用桃仁500克，吴茱萸、青盐各50～100克，同炒熟，放于瓶内密封七日，取出后拣出吴茱萸及盐。如入深山老林，为防瘴气，则可将桃仁剥去皮尖，每嚼一二十枚，山居者尤宜。

7. 预防流行性感冒法

流行性感冒（流感）是收流感病毒引起的急性呼吸道传染病，多发于冬春季节。其传染途径由口、鼻等分泌物经飞沫传播。

方法1：鲜桉树叶50克，鲜野菊花15克，鲜枫叶9克，水煎当茶饮，1日1剂，连服三日。

方法2：贯众500克，甘草100克，放大锅内加水10升，煎煮1小时，滤取液汁，供30～50人的用量。每日服一次，每次服100～200毫升，连服三天，小儿酌减。

方法3：葱白500克，大蒜头250克，切碎后加水煎煮，供10人用量，1日服3次。

8. 预防霍乱法

如霍乱正在传染极盛时，每日分早、午、晚三次服用十滴水，可以预防发生。

9. 预防痢疾法

用马齿苋、绿豆煮汤，当茶频频饮服，夏秋季时经常服用，可以预防痢疾发生。

10. 预防疟疾法

常山250克，樟树叶250克，桉树叶150克，入大锅内煎煮，此为10人的用量，于夏秋季每月服2次。

11. 预防时疹法

用新石灰、皂矾各等份拌匀，遍撒各处，可免传染。

12. 预防鼠疫法

用生萝卜不拘多少，切碎后，加入食盐汤拌浸约两小时左右，再用麻油少许拌和，每天早晚食之，便可不染鼠疫。

13. 预防流行性脑脊髓膜炎法

方法 1：大青叶 15 克，黄 50 克，水煎取浓汁，每日服一剂，连服七日。

方法 2：金银花 1500 克，板蓝根 1500 克，加水 50 升，煎煮到一半，供 100 人当一日的药量，以此当茶饮，连服 3 ~ 5 日。

方法 3：贯众 1000 克，板蓝根 1000 克，加水 20 升，煎至一半，供 30 人当一日的用量，连服 3 天。

14. 预防流行性乙型脑炎法

方法 1：鲜荷叶 50 克，冬瓜子 50 克，菊花 5 克，煎水当茶饮。

方法 2：板蓝根煎水当茶饮，连服 10 天。

方法 3：牛筋草 50 克，加水 2 碗，煎成 1 碗，每日服一次，连服一周。

15. 预防病毒性肝炎法

方法 1：田边菊 100 克，夏枯草 50 克，煎水当茶饮，每 1 ~ 2 天 1 剂。

方法 2：鬼针草 50 克，黄花棉 15 克，加水煎浓汁，分 3 次服，每日 1 剂。

第二节　外感疾病

一、感冒证治法

"感冒"是风邪侵袭人体引起的常见疾病，又称"伤风"，引起流行的又称"流感"。其症状主要有头痛、鼻塞、流涕、喷嚏、恶寒、发热等。流行性感冒多见于冬春季节。

1. 治伤风感冒简便法

凡伤风初起，鼻塞涕多的时候，即用纸搓卷作条卷入鼻内，将所有鼻涕轻轻卷出，至清净为止，再用温开水洗鼻三四次，约半小时后，鼻塞即通。此法用于轻度感冒二三次，至重者四、五次即愈。

2. 治感冒初起法

对于感冒初起，发热无汗，头痛者，南方地区可用：淡豆豉15克，连须葱头7个，生姜少许，水煎服后，再盖被睡使汗出；北方地区可采用：摘梨树叶三四十片，捣极烂，以热烧酒冲入和匀，用布包好，拧取液汁，再将此液汁调入酒中饮服，服后盖被睡使汗出。

3. 治感冒风寒法

外感风寒至全身发冷、鼻塞流清涕、喷嚏或咳嗽者，取紫苏叶一把，用葱连须共煎后，和入少许红糖及生姜片，乘热服取汗。

按：紫苏叶全国各地均有，俗称野旱菜，叶呈圆形，色紫或绿紫色。

4. 治伤风鼻塞法

因受寒伤风引起头重胀痛，时时打喷嚏，鼻塞流涕。

治法1：用葱头或蒜头捣烂，绞取液汁，再用滴管吸取葱汁或蒜头的汁，要病人把头仰起来，将此汁滴入两鼻孔口，闭着口，用鼻呼吸几分钟，然后头复原位。

治法2：用新鲜的蒜头去须根，洗净，塞入鼻孔中，经一两小时取出。

此两方均为民间常用以治伤风鼻塞的方法，往往只用一二次，病就好了。

5. 治流行性感冒法

因时行感冒，表现为突然发热，怕冷，鼻塞流涕等。

治法1：用西河柳的枝条9克，加生姜3片，桑叶10克，煎汤一大碗，温服，服后盖被入睡，等到全身发汗，就可医好。

按：西河柳是杨柳科植物，生长于原野和水边，到处都有，所含柳苷有发汗退热的作用。

治法2：用葱头3~5个（连须用），生姜四至五片，煎汤一大碗，温热服下，服后用被盖着睡，直至全身发汗，病就好了。

按：葱头具有强大的杀菌力，并能健胃。

治法3：白芥子9克研为细末，调鸡蛋清或鸭蛋清，敷于脚面，可退烧。

治法4：野菊花50克，黄荆叶15克，金银花15克，水煎服，一日一剂。

治法5：蚯蚓3条去泥，放入净碗内，加白糖100克，令其溶化，以溶化之水用开水冲服，轻者一日一次，重者一日两次。

6. 治受寒腹痛法

用鸽子粪一大撮，研细末，热酒冲熏，盖被出汗即愈。

7. 治体虚感冒法

凡体虚之人感受风寒者，以老生姜半斤，切片打碎炒热，以棉布裹之，先擦患者的手足心，再擦前后心，冷则换之，擦至病人身上发热微汗为度。有的病人擦后发细红疹，不要害怕，这是病将愈的表现。

8. 治伤风方

冬季外感风寒，头痛、发热、咳嗽、鼻流清涕，用生姜三片，大葱（带根须）一根，加花椒3克，白萝卜皮30克共煎，乘热服取微汗。

9. 治感冒无汗法

治法1：凡感冒初起，觉头痛，发热无汗者，用葱汤煮米粥，加入少许量盐和豆豉，乘热吃下，取汗极验。

治法2：胡椒、丁香、葱白，共捣烂，涂敷两手心，并夹两腿内侧，就此睡卧勿动，取汗有效。

治法3：代赭石、干姜等份研末，用热醋调匀涂两手心，合掌握定，夹于大腿内侧卧下，外盖被取汗即愈。

治法 4：芝麻炒焦，乘热擂酒饮下，暖卧取汗出良。

治法 5：感冒初起时，以葱白一握，淡豆豉一把，泡滚开水服之，取汗即愈。

10. 治感冒发汗方

葱白、胡桃、茶叶、姜片、绿豆各等份，加水煎汤，顿服，即时汗出而愈。

11. 治外感周身酸痛方

葱白头 5 个，生姜 15 克，糯米一把，取河水先将糯米煮成稠粥，再将葱头、生姜捣烂，和入糯米粥内，乘热服下，出汗即愈。

12. 治外感声哑方

茶叶 3~6 克炒，盐 6 克炒红，苏叶 6 克，共加水煎一二沸，乘热一次服下。

13. 治伤寒及时病头痛方

乌梅 5 枚，盐一撮，加水煮浓汁，一次服下，不久痛止而愈。

二、中暑证治法

夏季因酷暑炎热，暑中劳作，暑热内袭，或炎暑夹湿伤人，突然发生高热、出汗、神志昏糊、嗜睡，甚至躁扰抽搐者，称为中暑。

1. 预防中暑法

方法 1：出门或回家时，将乌梅两个，捶碎放碗内，加白糖 1 匙，以滚开水冲服，便可预防。

方法 2：暑季欲清热解暑，用肉桂研去粗皮，再研成细末，取 100 克，同茯苓 100 克共研细末，二物调匀，炼蜜为丸如黄豆大，每以开水化服一丸。

2. 治中暑法

治法 1：急取葱头两个研烂，再取光面土路中的热土，去面层不用，污泥也不可用，将热土一撮同研烂的葱放一处，加井水一碗，搅拌，待澄清后饮服上清液，甚验。

治法2：暑日若行路中暑者，急以大蒜捣烂取汁灌鼻令苏，再用凉水调蒜汁服下即愈。

治法3：取荞麦面一大撮，放锅内炒至黄色，以水调和服下，立苏。

治法4：皂荚50克，放瓦上烧存性，甘草50克微炒，两物共研成细末，以温开水调3~6克灌服，即可催醒。

治法5：夏月中暑，大热发渴，狂躁不安者，用白颈蚯蚓一条，置碗内，加盐一撮，蚯蚓即化为水，用白糖水冲服蚯蚓水即可愈。

治法6：大蒜一把，同新黄土研烂，加水调匀，待沉淀后取上清液，灌入患者口中，即可苏醒，

3. 治中暑胃痛方

若中暑胃脘闷痛剧烈者，用白矾3克，雄黄0.3克，共研细末，分三次以开水冲服。

4. 治夏令感受暑热法

夏月感受暑热，头昏、心烦、恶心呕吐，甚至昏倒者，急用大蒜捣烂，用地浆水一碗冲服即愈。

按：地浆水即于阴地处挖三尺深坑，倒入清水，频频搅和，待一会儿水澄清后取上清液便是。

5. 治伏暑水泄方

滑石火煅过50克，硫黄9克，共研细末，以面糊调入和匀做成丸子如绿豆大，每用淡姜汤送服2~3丸，数服即止，取效后即止服。

6. 治暑天头痛怕风方

取鹅不食草阴干，用好烧酒浸一夜，再晒干，然后又浸于酒中，如此七次，将鹅不食草捣烂成绒，如左边痛则塞左鼻，右边痛塞右鼻，约一小时左右，鼻流清水即愈。

7. 治阴暑方

阴暑多因暑月炎热而吹风纳凉，或饮冷无度所致，故夏天入阴屋中或凉巷内，更易受阴暑。发病时症见发热，头痛，无

汗恶寒，肢体酸痛，或呕吐，泻利，腹痛，四肢厥冷，指甲唇舌皆青，甚至昏迷不醒。急用鸡蛋十个煮熟去壳，以好银簪或银器插入蛋内，乘热置于肚腹上，以手转蛋，待蛋与银器变黑即换之，十换即效。

8. 治夏季腹痛特效方

于冬季取老黄瓜数条，浸于雪水中，加生矾一小撮，封置过年，取出滤取液汁澄清色黄，遇夏季腹痛者，饮服极效。

9. 治伤暑泻痢简效方

治法1：取茶叶10克，煎水至半杯，再加入醋小半杯，和匀后一次服下，立可止泄。

治法2：如暑天上吐下泻者，取大蒜一颗，雄黄0.15克，混匀捣烂如泥，用温开水冲服，极验。

三、痧症证治法

痧证是以突然头晕、头痛，脘腹胀闷、绞痛，欲吐不吐，欲泻不泻，四肢挛急，甚至昏厥，唇甲青紫，或在肘窝、腘窝、颈前两旁常见青紫痧筋为特征的急症。本症多见于夏暑季节，但其他季节亦有发病。

1. 治痧证法

痧症初起时，多有腹痛，亦有不痛，仅觉头昏沉胀闷者，辨其是否属痧，可令其嚼生黄豆，不觉黄豆腥气者为痧症，觉有腥气的不是痧症，极验。痧症切忌服姜。

治法1：急取南蛇藤50～100克，煎汤，兑酒服下，立愈。

治法2：急取生芋头食之，如非痧症，则口生涩难食；若是痧症，则觉食之味美，连食二三个即愈。

治法3：生姜一片，贴脐中间，上加艾绒、炷香燃灼，艾绒团如樱桃大小，共灸七、八次，无不立愈。

2. 刮痧法

选择一光滑细腻的瓷碗片，或用瓷匙，另用热水一杯，加入香油一二匙，每浇少许水，再从背心上轻轻向下顺刮，刮者力量逐渐加重，水干则再蘸再刮，刮至痧点起快为止。

3. 刺血痧法

患痧症时，以手蘸温水拍打两手臂弯、两腿弯，露出紫红痧筋及痧斑，然后再用针刺出毒血。

4. 治各种痧症及受暑昏晕不省人事

取生白矾末 3 克，用阴阳水（即开水一半，冷水一半混匀而成）调服，并治霍乱吐泻。

按：白矾对痧证、霍乱有特效，应佩带身旁，随时备用，尤其是夏季及旅游涉山者，更应携带。

5. 治痧胀腹痛

凡夏日多患此症，患者每每面色紫赤，腹胀痛难忍，此时，切不可饮热汤。遇此症时，应速以生黄豆咀嚼咽下，立可止痛。平时食生豆最引恶心，只有痧胀病人食之，反觉甘甜不知生腥气。此方既可疗病，又可辨症，真奇方也。

6. 痧闭外治法

如痧症闭口不语，肚腹绞痛，面青唇紫者，取葱白、法夏、生姜共煎水，再用纱布蘸药汁频擦左右腮骨，再用瓷碗锋或三棱针刺破舌下紫红筋，立可松解。

7. 治黑痧法

黑痧症为突然昏倒，昏倒前仅微觉肚痛，脸黑不语，如两、三小时内不救则死，又叫满痧。速取荞麦面适量，焙干去皮，研成粉，以温酒灌服 9～12 克，重者二剂可愈。忌茶。

8. 治绞肠痧法

绞肠痧起病急骤，以腹中绞痛频作为特征，伴肢体拘急，欲呕不出，欲泻不出，唇甲青紫。

治法 1：心腹绞肠大痛者，先用刮痧法刮之，再取旱烟筒中的烟油如豆大一丸，放病人口中吞下，并掬水灌之，垂死可活。

治法 2：先以盐化水灌服探吐，再用荞麦面炒焦，开水调服。

治法 3：马粪 50 克炒至黑色，再入黄土一撮微炒，共研细末，以黄酒调匀，乘热灌服 15 克，当即绞痛去如失，非吐即泻，气一通而痛辄止。

按：此方兼治霍乱吐泻，奏效如神，用热开水调服亦可。

治法 4：生姜磨汁于杯内，待澄清后倾去姜汁，取杯底姜粉少许，点入两眼大角内，流出热泪，当即见效。

治法 5：香油 50 毫升，韭菜根 50 克，先煎韭菜根取汁，调香油饮之，即可导泻。

四、霍乱证治法

过去将上吐下泻同时并作的病都包括在霍乱的范围内，以其发作骤急、胃肠挥霍缭乱的现象，故名。霍乱既包括西医的烈性传染病"霍乱"、"副霍乱"，也包括一般夏秋间常见的急性胃肠炎及细菌性食物中毒。此病中医分为两类：一是"湿霍乱"，为吐泻胃肠中病理性内容物；一是"干霍乱"，又叫"绞肠痧"，指腹胀绞痛，烦躁闷乱，想吐吐不出，欲泻又泻不出。

1. 治霍乱法

凡霍乱腹部剧痛、上吐下泻者，当忌食姜，且须注意尽量控制饮食。

治法 1：食盐一撮，放刀口上烧红，再淬入阴阳水（阴阳水即一半开水、一半凉水调和而成）一杯中，将煅过的食盐冲服，服后腹痛即渐止。

治法 2：取枯矾 3 克，研为细末，用滚开水调服，甚效。

治法 3：食盐和陈醋和匀煎汤，频频呷服，甚佳。

治法 4：绿豆粉、白糖各 100 克，以井水调化和服即可愈。

治法 5：鲜丝瓜叶数片，白雪梅肉一个并核中仁，同研极烂，用冷水调服，不可饮热汤。

治法 6：藿香叶、陈皮各 25 克，加水两碗，煎至一碗，温服下。

治法 7：芥菜子不拘多少，捣极细后，用冷水调拌成泥状，敷于肚脐上。

治法8：梅树叶不拘多少，加水煮成浓汁，频频饮服，效甚佳。

2. 治干霍乱法

治法1：凡干霍乱上不得吐，下不得血，腹痛欲死者，速取盐一大匙，放锅中熬令色黄，和童便一杯调化后温服，不多时即得吐、下而愈。

治法2：盐汤一碗，放入少许皂角末，调匀后温服，探吐即效。

治法3：食盐50克，姜15克切片，两物同炒令色变，取出放入凉水一碗中，待水凉后饮服。愈后切不可马上吃饭，须饿极时方可食些稀粥。

治法4：霍乱不吐下者，用大蒜捣成饼状，敷于两足心。

3. 治霍乱转筋法

因霍乱上吐下泻，失水过多，以致两小腿腓肠股痉挛不能伸直者，叫霍乱转筋。

治法1：霍乱转筋、身冷、气绝欲死，但心下微温者，急用酒糟一大碗烧滚，另取斑蝥数枚研成粉末，两物共调匀后乘热熨患者四肢，再令几个人用手连拍之，酒糟冷后再换热的拔熨，一直到患者大小便通，再服其他药调养。

治法2：用白酒摩擦患者四肢；或取大蒜捣烂敷于两脚心。

治法3：皂角研极细粉末，以少许吹入患者鼻中令喷嚏即醒。

治法4：用陈醋煮毛巾，乘热频频擦患者四肢，冷则另换热的再擦，不久便醒。

治法5：木瓜50克，加水一碗煎服，再加水煎汤浸毛巾，乘热裹敷两足。

治法6：吴茱萸100克，炒后，以酒2杯煎煮至1杯，温服，得泻立安。

治法7：以苦酒煮新棉絮，乘热裹于两脚及腿部。

4. 治霍乱腹痛法

治法1：炒食盐500克，用棉布分作二包包裹，乘热取一包熨其脘腹，另一包熨其背部，气通自愈。

治法2：采桃树叶煎浓汁饮服一碗，立可止痛；如冬季无叶，可用桃树皮代替。亦可用鲜桑叶捣叶饮服，冬季则可以干品煎水服。

治法3：脘腹胀痛者，用大豆调长生研磨汁，每服一匙，不愈再服。

5. 治霍乱吐泻法

治法1：凡霍乱吐泻，可取杉木适量，切成小块，加水煎汤，频频饮服，甚效。

治法2：高良姜放火中炙令焦香，每用250克，加酒500毫升煮三四沸，顿服。

治法3：以樟木煎浓汁，频频呷服，可止吐泻而愈。

6. 治霍乱十滴药水配方

樟脑二十份，薄荷油二十份，烧酒六十份，三物共溶化后，放入有塞的玻璃瓶中，每次服十滴或十五滴，滴入温开水中饮之，或隔一两小时再饮一次。

按：此方所费不多，功力却甚大。如能平时预制，在夏秋间遇有恶心呕吐，腹痛泄泻等病症，均可服用，诚为利人利己、不可不备之卫生良药。十滴药水的制法颇多，然其有效成分不过如此，也有加入少量鸦片片者，亦可。

7. 霍乱及各种痧气外治法

用食盐一把，揉搓两手腕、两足心及心窝、背心各处，擦至发出许多紫红色斑点时，即可渐松而愈。

按：痧证是咬生黄豆不觉腥，即可确诊，当忌食姜。霍乱流行时，务必要注意卫生，饮食不要过饱，并节制房事，卧时不可受寒，饮水须饮开水。

8. 霍乱时疫外治救急简要良方

①拔毛：霍乱痧胀疫疠，恶证初起，宜解散其发细看，如有发根底赤色者，急拔去之，再脱其衣，看胸背如有长毛数

茎，必尽拔之。

②取嚏：霍乱诸痧，皆由正气为邪气所郁阻，故浊气不能呼出，清气不能吸入，而气乱于中，当先取嚏以通气道，则邪气可泄，浊气可出，病证自松。取嚏可用开关散。

③刮法：取嚏不论有无，随之以刮，使内部邪气得以外泄，而病可轻松。即用铜钱一枚，蘸香油或清水，凡项背、胸肋、两臂弯、两膝弯均遍刮之，刮出青紫泡，病人立见轻松。

④刺法：如证属热者用此法。霍乱痧胀，邪已入内，必刺出毒血，俾邪得外泄，再服救急丹药。刺时扶病人坐直，男左女右，用力将患者手臂从上捋下，将其恶血聚于指头，以油头绳扎住寸口（即腕部脉门），用针向大指内侧指甲根刺之，挤尽毒血，病即轻松；重者两手并刺，两臂弯窝名曲池穴，两膝弯窝名委中穴，以手蘸温水扑打之，露出青筋或紫筋，皆痧筋也，宜并刺之。

⑤熨法：如霍乱转筋之属寒证者用此法。取食盐500克，炒热布包作两包，一包熨心腹令其透气，另一包熨背脊，冷即再换，熨至手足温软为止。

五、痢疾证治法

痢疾是以大便次数增多、腹部疼痛、里急后重、下痢赤白脓血为特征的疾病。多见于夏秋之季，但春季亦时有发生。本病中的疫毒痢发病急骤，其证凶险。痢疾大约包括了西医的细菌性痢疾、阿米巴痢疾，以及非特异性溃疡性结肠炎、过敏性结肠炎等。

1. 治痢初起法

治法1：取白萝卜1000～1500克，洗净后连皮放于石臼内，捣碎绞取浓汁，如十岁以内的小孩，每日吃一饭碗，大人每日吃2～3碗，俱要冷吃不见火，并忌用荤腥杂物拌吃。此方并治疫痢，其效如神。

治法2：马齿苋、蜜糖各50克，放一处共擂汁，再和入开水冲服，每日服三次。

2. 治红白痢法

治法1：黑芝麻研成细末，煮成糊状，再和入蜜糖，开水冲服，连食三日即愈。此法且对大便闭结者，食之则通；对大便泄泻者，食之则止。如觉腹痛，仍可继续食之。

治法2：苍耳草不拘多少，洗净后加水煮烂，去渣滤取液汁，加蜜糖适量再在火上熬成膏，每服一二匙，以白开水送服。

治法3：将银花烧炭研末，如属赤痢则以白糖开水冲服9~12克；如属白痢则以赤糖开水冲服9~12克，甚效。

治法4：治赤痢用白鸡冠花，白痢用赤鸡冠花。将鸡冠花烧灰存性，以酒兑服10克，神验。此方并治赤白淋。

治法5：旱莲草50克，煎浓汁兑冬蜜饮服，连服数次即愈。

3. 变通丸

此方治赤白痢日夜无度及肠风下血甚验。黄连100克，吴茱萸100克，开水泡七次，同炒脆后拣出，分别研成末，各以粟米饭捣和成丸如梧子大，分贮。如属赤痢者，用黄连丸15粒，甘草煎汤送服；白痢者用吴茱萸丸15粒，干姜煎汤送服；赤白痢或肠风下血则各取15粒，以米汤送服。

4. 治痢仙方

取荸荠5千克，浸泡于烧酒内，取出晒过三伏天，每服数枚即愈；或用茜草一握煎水浸两足底；也可用梧桐叶1.5~2千克煎水洗足，即可自愈。

5. 治白痢法

治法1：薤白（南方地区称作小蒜）15克，白萝卜子50克，共捣烂，以开水冲服，可治白色痢疾。

治法2：杀白鸭取血，以滚酒泡服。

6. 治赤痢法

治法1：用干萝卜叶100克，红糖50克，煎水和服，轻者一二次，重者三四次即愈。如将萝卜叶立冬后放于露天经霜雪，到立春前风干备用，则更妙。如伴腹胀痛者，用独头蒜三枚捣烂，兑酒服。

治法 2：血痢不止者，以豆豉、大蒜等份，杵丸如梧子大，每服 30 丸，用盐汤送下。

治法 3：常山 3 克，小麦 9 克，淡竹叶 6 克，水煎服，每日一剂。

治法 4：地锦草晒干，研细末，每服 6 克，于空腹时以米汤送下。

治法 5：白纸三张，裹盐一匙，放火上烧红研末，分三服，以米汤送下。

治法 6：黑木耳炒脆研末，每取 15 克，以酒或开水送服；或将黑木耳水煮过，加盐、醋调和食之，以汤汁送服。

治法 7：花槟榔 15 克，常山 3 克，煨草果 3 克，柴胡 3 克，用阴阳水（一半开水一半生水）浓煎一日，分三次服下，神验立至。

治法 8：马鞭草 150 克，金银花 50 克，梨子皮 250 克，共煎水分三次服下。

治法 9：常山 50 克，草果 100 克，二味同炒研细末，蜜炼制丸如梧子大，临卧时用黄酒兑服 50 粒（约 9～12 克），次日起床后再服一次即愈。

7. 治暴作泻痢

取百草霜（即乡村柴草的锅底黑烟熏）以米汤调服 6 克，每日服二次。

8. 治下痢脓血方

百草霜、黄连各 50 克，共研细末，每用 6 克，每日二服，以酒冲下。

9. 治血痢不止

取白盐用纸包裹，放瓦上或瓷器上煅红，再研细末，调入少许热米粥内吃之，三四次即可止。

10. 治久痢不止法

治法 1：取鲜石灰少许，泡入水中，去渣取上清液，再和入猪血一碗，共煮熟饮服，可治久痢不止。

治法2：久痢不止，气虚体弱者，取陈小麦草一大把，切碎加水煎服，甚效。

治法3：茄子根（烧灰）、石榴皮各等份，共研细末，以砂糖水冲服9～12克，数次即止。

治法4：臭椿树皮根，切碎以酒拌后炒焦，研为细末，再取阿胶烊化和入，调制成丸如梧子大，每服50丸，空腹时以米汤送下，但里急后重腹痛者不可服。

治法5：陈火腿骨煅过12克，黄连姜汁炒过3克，砂糖炒干12克，共煮烂捣丸如梧子大，每服30丸，空腹时以米汤送服。

治法6：陈石榴皮用醋煮，再放瓦上或瓷器内焙干，研细末，每服6克，以米汤送服。

11. 治休息痢法

休息痢相当于西医的阿米巴痢疾，因病情较缓慢，泻的次数也稀疏，但缠绵难愈，故名。

治法1：用大头蒜三五个，剥去外皮，每天分三次生吃，连吃一二十天。医院也可以将蒜头配制成大蒜液，每日用于灌肠一次，同样有效。

治法2：苦参子、桂圆肉各等份，共捣和食之，二三次即可愈；也可用苦参子49粒，桂圆肉7个，分7次包好，每日早晨用白开水送服一个，亦妙。此法并治多年痢疾，且孕妇不忌。

按：休息痢发作时，证属肝脾不和所致。苦参子以泻肝，桂圆肉补脾，补泻兼施，诚为妙法。然欲愈后不复发，当续用米炒白术100克，煨木香15克，炙柴胡9克，赤白芍各45克，分7次煎服，每日一次，以调理之为妙。

治法3：用鸦胆子去掉壳取仁，再用桂圆肉或豆腐皮将子仁包好，第一天每次吞服10粒，第二天每次吞服8粒，第三天吞服7粒，以后递减，连服一周左右，每日早晚各服一次，非常灵验。

按：鸦胆子对胃肠有刺激性，故一定要用桂圆肉或豆腐皮包裹好。此外，少数患者对鸦胆子过敏，当忌服。

治法 4：椿白皮（即椿树的第二层白皮）30 克，绿豆 30 克，石榴皮 15 克，水煎去渣，加入适量白糖，每日早晨空腹时服下。

治法 5：活鳝鱼数条，去肠杂后切段，不可见水，放瓦上焙枯成炭，研成粉末，每次服 9~12 克，用黄糖拌，以热陈酒送服，数次即愈。忌食生冷、海参、海蜇等物。

12. 治噤口痢法

噤口痢多属疫毒痢，即西医的中毒性痢疾，因发病急骤，痢下无度，出现牙关紧闭、手足拘挛等症。

治法 1：取生大附子一个，切片放无根火上，待热后贴于病人脐上，冷则再换，立愈。

按：取无根火法为用新石灰一块，淋上冷水，自有热气冒出。

治法 2：生附子 50 克，研末，用陈醋调匀，敷于患者两足心涌泉穴上，一昼夜取去自愈。

治法 3：大田螺 2 枚捣烂，入麝香 1 克作饼烘热，贴脐间，甚效；或用水蛭一只并肠肚，捣碎，放瓦上烘热，入麝香 1 克，作饼贴脐上。

治法 4：皂荚 1 枚，将食盐塞满于内，放瓦上烧存性，研末，以少许撒于白米粥内食之。

治法 5：木鳖子 6 个，去壳取净仁研泥，分作 2 份，用面烧饼一个，切作两半，用半饼作一窍，纳药于内，乘热覆病人脐上，冷后再换另半饼，数次痢即止。

六、疟疾证治法

疟疾是由疟原虫寄生于人体所引起的一种传染性疾病，蚊虫为其传播媒介，夏秋季发病较多。临床上以周期性定时发作的发冷、发热、汗出为特征，病久者可并发贫血及脾肿大。此病俗称"打摆子"。

1. 治疟奇方

在发疟疾的早晨，取鹅不食草（野地及花圃内都有生长，形似香菜）洗净，捣烂塞鼻孔，男塞左鼻孔，女塞右鼻孔，即可止发，且数次即愈。

按：疟疾由秋蚊叮咬传播所致，所以，消灭蚊虫，夜勿露卧，即可预防发生；或在疟疾流行时，每日吃金鸡纳霜四、五厘亦妙；如已发生，要先吃泻药，可用大黄6克左右煎水服，得泻后，在发疟四小时前吃金鸡纳霜一分半，热退再吃一次，如此十日可除根。

2. 截疟法

方法1：胡椒、雄黄各1克，和米饭研为丸饼，放在脐内，外用膏药盖贴住，可免疟发。

方法2：常山6克，研末，用酒浸后炒透（可免致吐），乌梅肉4个，共捣烂为丸，临发作前半小时至一小时先服下，必效。

方法3：用生鳖甲（不可用汤煮过或炒过的），放醋内浸后再炙黄，研成细末，和入乌梅肉中捣烂做成丸子，每服9克，必效。

方法4：用老的生姜捣烂，裹于两膝盖上，过一夜再取去，可得永久不发。

方法5：朱砂3克，斑蝥（去头翅）14个，雄黄6克，麻黄6克，共研细末，每用少许放于膏药胶布上，贴项后第三脊骨节处，须于发作前三四小时贴用，可截疟发作。

方法6：薏苡仁50克，好酒250毫升，共煮后露一宿，第二天早上再热透后，去掉薏苡仁，饮酒神效。

方法7：明雄黄、制附子、樟脑各等份，共研细末，于疟发作前一小时左右，用棉花少许包裹药末0.6克，塞鼻孔内，男左女右，塞药后暂勿饮水，睡过此时，即愈。

方法8：取金钱草揉碎，于发疟前五六小时用之塞鼻，如气味过淡，再揉再塞，数次即效。

3. 治疟疾奇妙术

用棉线一根，从左手中指顶端量至中指根处为止，将线剪断；再以此线从中指根量至掌，再从掌量至腕为止，以墨点记腕部。用独头蒜捣烂，敷于墨点处，外用核桃壳半边盖住，用胶布扎定，过一个时辰即效。

4. 治疟土方

独头蒜5枚，雄黄6克，合一处捣烂成丸如大豆大小，晒干收存，遇疟发时，于每天清晨用清水送服一二丸，极效。

5. 治久疟不止法

治法1：疟疾缠绵不解者，医生每用草果、常山以取速效而往往致败，可改用常山50克，同黑豆500克共煮，再捡去常山不用，专食黑豆；或用常山100～150克研细末，同鸭蛋7个放入砂锅内煮极热，病发时取蛋握于手中，冷即更换，仍将握过的蛋再煮再握，待疟止方停握。下次疟再发时，照前煮蛋握，二三次后，疟即可愈。此法不伤元气，大可采用。

治法2：取龟板烧存性，研为细末，每以酒调服6克，立可止疟，次日清晨再服一剂，临发前再进一剂，无不断者；若体虚者，可用鸡蛋两个打开，加白糖50克调匀，蒸熟食之。

治法3：常山100克，研成极细末，用鸡蛋清调和成丸如梧子大，再放入砂锅内煮熟，取出晒干收贮。临用时每服20丸，以竹叶煎汤送下，服法为五更时服一次，天明后服一次，发前再服一次，服后或吐或不吐，不妨。此法对疟疾数年不愈者两剂可愈，一月者一剂即愈。

治法4：采桃花晒干，杵成末，每次以酒冲服12～15克左右，每天一剂。

6. 治隔日发疟法

治法1：取老生姜250克，川贝母9克，先将姜加水浓煎，于疟发前以姜汤乘热熏洗两脚，再将川贝母煎汤饮之，重者三次即愈。

治法2：旱莲草研碎，搓成黄豆大，用紫苏叶包裹之，塞于鼻孔内半日，男左女右，即出泪涕，轻者立愈，重者渐次愈。

第三节 肺系病证

一、咳嗽证治法

咳嗽是一种常见证候，外内伤均可引起。

1. 专治男妇老幼咳嗽仙方

此方治风呛最妙，其他咳嗽亦可。用鸡脑子 7 个，豆腐 350 克，白糖 350 克，合在一起用砂锅煎服，每天早、午饭前各服一大匙，患者男用公鸡脑，女用母鸡脑。

2. 治咳嗽方

患咳嗽，咯痰不利，气短低热，或肺结核早期，可用生蜂蜜带蜂窝 500 克，生花生米 150 克，生芝麻 150 克，先将蜂蜜熬熟去渣，后两味捣细末，蜜调成膏，每天早晚各服一匙。

3. 寒咳方

治因感受风寒而咳嗽痰白清稀之症，用核桃连皮捣烂，加冰糖少许，开水冲服，数次即效。

4. 燥咳方

治燥咳少痰，咽喉干者，大甜梨 1 只，川贝母末 3 克，冰糖末 9 克。梨去核，将贝母末加入，封口、纸裹、煨熟，内服。

5. 热咳方

治感受风热，咳嗽痰黄而稠者，用柿饼煎水服；或用扁柏叶煮豆腐食入极效。两方亦可治疗多年咳嗽、肺痿、咯血红痰之症。

6. 治咳嗽不止方

用生姜 250 克，饴糖（即麦芽糖，如没有，可用糖果店售的高粱饴糖代）250 克，同煮乘热食之。

7. 治年老久咳法

治法 1：以百部根 10 千克，捣烂取汁，入饴糖或蜜煎，每服 15 克。

治法 2：大梨 1 个，用刀尖刺 7 个小孔，以胡椒 7 粒，填入孔内，用灰面包，火煨熟食。

8. 化痰止咳方

治法 1：在瓷茶壶中加入淡盐水大半壶（约用食盐 3 ~ 4%），在火上煮沸，患者在离茶壶一尺左右处用鼻吸收其水蒸气，功能化痰止咳。

治法 2：用樟脑末少许，溶化在菜油中，每日用手蘸油摩擦胸部，可引痰外出。

治法 3：用远志 200 克，水煎浓汁，一日分三次服下，能使痰易咳出。

治法 4：用冰糖汤滚鸡蛋二个（不可多滚），服后痰易溶化。

9. 治咳见血方

如久咳不愈，干咳咯血者，可用生藕磨汁，取汁和蜜糖调匀服之，可日渐见愈。亦可用扁柏叶煮瘦猪肉送饭，其效亦佳。

10. 治寒热痰嗽法

凡喉间痰嗽不清爽者，可用生姜烧后切一片，含入口中。

11. 治肺热咳嗽法

治法 1：用新鲜百合 200 克，蜜和蒸软，时时含一片吞津。

治法 2：百部根去心，慢火焙干，研为细末，每服 2 克，每天服二次，开水冲服。

12. 治咳嗽肺痿

大人小儿咳逆短气，胸中吸吸咳出涕吐，嗽出臭脓痰者，用淡竹沥一匙，服之，日三至四次，以愈为度。

13. 独圣散

此方专门治疗多年咳嗽、肺痿、咯血红痰之证，疗效极佳。方用白及 150 克，研细为末，每次服用 6 克，于临卧时用糯米汤送服。

14. 治老年久咳不能卧

用猪板油、饴糖、蜂蜜各 200 克，共熬成膏，口中噙化，每日分早、午、晚三次服，每服一匙，三五日即止，亦可取猪腰二个，川椒 7 粒，水煮食。

15. 治久咳不愈法

治法 1：蜜调姜汁，开水冲服，或用柏叶 200 克阴干，红枣 7 个，煎汤代茶饮，忌腥食荤食。

治法 2：蜂蜜 200 克，核桃仁 200 克，鲜姜 200 克，冰糖 200 克，香油 200 克。将核桃仁、姜切成细块，与蜜、糖、油同入砂锅内煎熬一小时左右取出，冷却后放瓷瓶内，每日以开水冲服三次，一次一大匙。

16. 治久咳法

治法 1：香橼一枚去核切片，以清酒同捣烂，入砂罐，微火慢慢煮之，煮得时间久些，再用蜜拌匀，每于清晨五更时分服药为妙，用匙挑服，服后再睡片刻，一次或数次即愈。

治法 2：折朝南方向的桑枝一把，折切一寸长左右，放在砂罐中，加水五碗，煎成一碗，饮之亦效。

17. 治急性支气管炎法

每因感冒或麻疹、百日咳、流感等病所继发，发时喉间作痒，初期干咳，仅能咳出少量黏痰，数天后痰色黄稠。

治法 1：车前草 9 克，煎四服，有祛痰止咳作用。急性、慢性支气管炎都有效。

治法 2：甘草、桔梗各 3 克，煎汤饭后服。此方适用于咳嗽不爽的初期。

二、哮喘证治法

哮是一种突然发作以呼吸急促、喉间哮鸣有声为特征的病证；喘即气喘、喘息，以气息迫促为主要表现。

1. 气喘方

治法 1：取火硝 9 克，化在清水半杯内，以松软的纸片浸入，再取出晒干藏好。每当病发时，取药纸几张烧之，用鼻吸收烟气，功能止喘化痰。

治法 2：百合不拘多少，水煎，每年于冬季连吃百合四十余日，可以保持一年不发，连服二三个冬季，可以治好。

治法3：摘取末脱花的童子冬瓜（小冬瓜）剖开，不去皮子，填入冰糖，用竹篾放锅中，将冬瓜放在竹篾上隔水煮，取水饮服，多至三四个即愈。

2. 治哮喘奇方

取鸽粪，放瓦上烧红，待鸽粪在上面自然成灰，即研成细末，以好酒调服；或用僵蚕7条，焙成黄色，研末米汤或茶酒送服。

3. 圆明散治哮喘

瓜蒌2枚，每个上面开一孔，塞入明矾（如蚕豆大者5粒），盖好，然后在瓦上煅存性，研末，分作五六次以熟萝卜同食之，药尽病除。

4. 缓解支气管喘息方

皂角（烧焦）不拘多少，研成极细粉末，每服1~2克，立时有效。但此方为权宜之治，不易根除，亦可以曼陀罗花干叶卷作烟卷吸入，但不宜多吸，多吸恐中毒，见效即止。

5. 治哮喘立效方

麻黄50克去节研为粉末，用陈年石灰捣烂煎水，待澄清，除去石灰溶液中的表面浮尘，只用澄清溶液，再以少许猪油煎鸭蛋，用麻黄末3克撒在蛋上，掺石灰水上煮，去汤吃蛋，每日一次，可连服五次。

6. 治年久咳嗽气喘方

桐籽7粒，瘦猪肉250克，同炖极熟，连汤分三次服，大便微泻愈。

7. 喘气外治法

寒痰壅结胸中，气喘，呼吸迫促者，以雄黄9克，鸡蛋清1个，置酒杯中调匀，用布将杯子包着擦胸部。

8. 治哮喘法

治法1：海螵蛸焙干为末，大人用15克，小儿用6克，红糖拌服，数次即止。

治法2：霜后丝瓜藤200克，水三碗煎至一碗，早晚二次服完。

9. 保肺膏贴剂

不论老幼新旧哮喘，每年秋末开始，连贴三冬，可以根除。鹿茸100克，上肉桂12克，防风150克，生绵黄芪150克，党参150克，炮姜21克，酒炒黄芪350克，苏叶12克，母丁香18克，明附片100克，白术150克。将肉桂、丁香研末，余药用水四升煮浸一宿，次日入锅中煎，至水干后再将药倾入菜油2000毫升同煎，用绢筛去药渣，再煎至滴水成珠后入黄丹700克，然后将肉桂、丁香末加入和匀，收膏摊布上，须15～20克重，贴背部第三节两旁约距1寸左右的肺俞穴。

10. 治痰止喘咳药

二月间取蛤蜊壳洗净焙脆，研细筛过，50克分作三剂，用面糊调捏为丸，如黄豆大，晚上吃饭后，用开水将丸吞下，痰即随丸下，喘咳渐愈。

11. 治年老喘嗽法

治法1：韭菜畦里生的白头蚯蚓三条取汁，加冰糖水半碗，每日清晨空肚服。

治法2：大梨一个，鸡蛋一个，将梨核挖去，灌入鸡蛋清、黄，用草纸包好，再用滑黏的黄泥包好，烧熟后去泥纸，食之。

治法3：大红萝卜一个挖空，装入白糖200克，封好，埋入地下二十一天取出，洗净，水煮熟一日服尽，连服数次，服药期间忌烟、酒、盐、辣物。

12. 治支气管哮喘土方

喘息每于夜间突然发作，以呼吸困难为主，特别是呼气困难，不能安卧，须坐着来透气，面色青紫，时出冷汗，喉间发出类似吹笛的声音，发作数次无定，天冷时更重。

黄荆子（中药铺有售），每次用6～9克，略炒焦，研末，加糖用滚开水泡，或稍煎数沸，去渣，温服，早晚各服一次。此法卓有效验，能控制麻黄素片不能控制的支气管哮喘。

13. 蚌涎治哮喘奇效法

哮喘经久不愈者，以河蚌之涎，用汤匙盛一匙，每于服前空腹时服之，切不可用任何食物或汤水传送，服后必呕，呕出与蚌涎同样的痰涎，即可见效。如此三次，病即可愈。

三、肺痨证治法

肺痨是由于痨虫侵蚀肺叶引起的一种具有传染性的慢性衰弱性疾病，表现为咳嗽、咳血、潮热、盗汗、胸痛、消瘦为特征。相当于西医的肺结核病。

1. 治肺痨简易法

治法1：捞取水蚌（拣三四寸大的）剖开取肉，漂洗干净后，再用香油浸之，约浸上四五天，便取出生吃，可稍加姜、蒜调拌，每次吃4~5只，连吃一月即愈。

治法2：挖取鲜何首乌，每日用200~250克煎汤代茶饮，或蒸熟吃。若同时每天服人乳一杯更妙。

治法3：鹅不食草（又叫结地杨梅）9~15克，水煎服，每日一剂，连服十余剂可愈。

2. 治肺结核咯血法

治法1：肺结核咳嗽咯血者，用百部50~100克，雌鸡一只去毛及肠杂，将百部置于鸡腹中，炖熟后去百部，食其肉和汁，作三次服。此方对肺结核初期效果较佳。

治法2：若肺结核有空洞形成，咳嗽吐血者，用鲜百合捣烂，以白及汤冲服。连服十天，再停五天后继续服药。如无鲜百合，可用百合干品50克煎汤替代。

治法3：若肺结核久咳、咯血、手足心热、骨蒸潮热、口干渴饮者，可用白茅根50克，仙鹤草9克，煎汤饮服。

治法4：大藕一段，去一头节，灌蜂蜜于孔内令满，再用好纸封严煮极熟食之，常食极效。

治法5：若肺结核咳痰带血者，可用白及9克，肥猪肉150克，煨汁服汤，数剂即可止血。

3. 治肺痨咳嗽法

治法1：木鳖子、款冬花各50克，共研细末和匀，每用10克，焚烧吸烟，良久吐涎，再以茶水润喉，如此五六次后，再服补肺药。

治法2：苡仁30克，杏仁30克，白鸭一只，将白鸭去毛及内脏，再把前两药放于鸭腹内，放饭上蒸熟，去药，吃鸭肉，连吃一月。

治法3：败酱草2500克，大枣1500克，共煮，待水尽时将枣取出，每天早上吃枣儿7个。

治法4：将鸡皮洗净，放锅内烘干，并用韭白一把捣烂取汁，淬于鸡皮上，再烘干，研为细末，每服2～4克，以水调服。

治法5，每天服蛋黄油一匙，分三次服，连服一月，即可使咳嗽咯痰减少，使盗汗消失，发热下降，睡眠良好。用治开放性肺结核效佳。

按：蛋黄油即鸡蛋黄的油，先将蛋煮熟，剥去壳及蛋白，将蛋黄放铁锅内炒，炒至焦黑时，用杓子一压，油即渗出，滤去渣，油即可用。

4. 痨病外治法

用麝香1克，分置于颈下天柱骨（即脊椎骨）第三节（自上数下）及尾闾骨之第三节（自下数上），再以捣烂如泥的大蒜覆盖其上，外用寻常膏药贴住，以防大蒜等物脱落。过一二天所贴之处必有水泡肿起，即将麝香、大蒜取去，等泡退结疤，再以前法医之，至愈为度，一般行三四次可愈。

第四节　脾胃病证

一、呕吐证治法

呕吐又叫吐逆，是指食物或痰涎等由胃中上逆而出的病证。古人谓有声有物为呕，有物无声为吐，有声无物为哕（干呕）。

1. 蒜头治呕、韭饼治噎方

取蒜头、韭饼（韭菜连根捣烂而制）各等份，煎水服甚效。其噎隔止而呕不止者，可加重用蒜头，或单用蒜头；若呕止而噎嗝不止者，可加重用韭饼，或单用韭饼。此方在广东东北部民间应用较多。

2. 治呕吐不止法

治法 1：用生姜 100 克，醋浆 250 克，煎后连汤呷之。

治法 2：连翘 9 克，研为细末，白开水冲服。

治法 3：萝卜头（烧灰）15 克，生姜汁 10 克，兑开水 1 次服完。

治法 4：刀豆壳 30 克，烧灰兑开水服，每次服 2 克，日服 3 次。

3. 治食积呕吐

凡因暴食伤胃，或情志郁闷，导致腹胀、厌食、食之即吐证，可服白萝卜叶 250 克，捣烂取汁，用开水送服。

按：白萝卜叶有消食、化痰、行气等功效。此方亦可用于治疗神经性厌食症，疗效颇佳。

4. 治呕逆及诸病所致呕哕法

治法 1：荔枝 7 个，将壳和核同时烧枯，并研成粉末，空腹时开水调服。

治法 2：生姜 50 克，开口川椒 14 粒，加入适量水煎煮，乘热缓缓服下。

5. 治恶心吞酸法

治法 1：凡食入即欲吐者，多系胃寒症，用白豆蔻子 3 粒，捣细，用好酒一杯温服，数服即愈。

治法 2：嚼吃生萝卜、生青菜或以核桃嚼烂，姜汁送服，均可缓解。

6. 治呕吐法

治法 1：好烧酒一杯，并水一杯，两物混合调服极妙。

治法 2：以竹沥（即新竹烧一头，另一头滴出的汁）拌米煮烂，服下即止。

治法 3：麻仁杵烂，水研取汁，加入食盐少许，啜食立效。

治法4：胡椒3克，红糖适量，先将胡椒研末，与糖混合，开水冲服，1日2次。

治法5：灶心土10克研末，放入碗中，再用大枣数枚泡开水冲入，上盖一小碗，待水澄清后服下即止。

7. 治饥饿呕吐

若久未进食，肚内饥饿，进食后反呕吐或常常欲吐者，宜用川椒煎汤，频频服下即安。

8. 治呕吐清水法

治法1：因脾胃虚寒，或受寒淋雨而致呕吐清水者，用干艾叶9克煎汤，啜服即止。

治法2：虚寒性呕吐者，可用公丁香5粒包在布内捶烂，再取生姜一块切开（不必切断）挖空，将丁香放入，然后合上，用竹签钉住，放在炭火上烧至姜皮焦为度，用时以开水淬入泡服。

治法3：脾胃虚寒性呕吐者，可用大萝卜秧捣汁饮服，每日2次。

9. 治呕吐酸水

黑山栀9克，煎浓汁，加入生姜汁少许，调匀服下。

10. 治胃热呕吐法

治法1：枇杷叶（去毛）10～15克，鲜芦根10克，加入水煎煮，取汁代茶饮，1日1剂。

治法2：苏叶3克，黄连2克，煎汤慢慢呷下。

治法3：老茶叶10克，绿豆15粒，先将老茶叶搓汁和黄泥揉成饼裹住绿豆，放在烧柴火灰内煨熟，取豆研末，开水送服，1日2次。

11. 治胃寒呕吐法

大黑枣7个去核，放入丁香数粒，煮烂后挑去丁香，将枣连汤空腹吃下，数次即愈。

12. 治干呕法

治法1：频频嚼生姜，或用甘蔗汁加生姜汁和匀，温热服下。

治法2：虚热干呕者，取竹茹10克，鲜生姜3片，黄泥1块，先将黄泥入水中洗成洗浆，待水澄清后，取上清水煎煮竹茹和生姜，频频饮服，1日1剂。

13. 治中酒呕吐

若酒醉呕吐者，用赤小豆煮汁，徐徐服下，即可止呕。

14. 治神经性呕吐（厌食症）

如见食即恶心呕吐者，取生姜100克打碎，陈皮15克切碎，泡汤一碗，渐渐服下，可自然缓解；若病情较重者，以竹沥、姜汁和匀，逐匙吞下，缓缓咽下，切不可急于咽下，以免并药吐出。

二、呃逆证治法

呃逆是指气逆上冲，喉间呃呃连声，声短而频，难以自制的症状，多见于消化系疾病引起的膈肌痉挛，或胃肠神经官能症。

1. 止呃逆最便法

偶发呃逆者，目久视日光或灯光，取嚏数个，呃逆即止。若呃逆不止，可用纸搓成捻刺入鼻孔，使发生喷嚏，可立止；或两手用力举上落下（如体操式），多次亦效。

2. 止呃逆法

治法1：取冰片一小块，含于口中咽下，呃逆立止。

治法2：剪自己指甲少许，塞烟卷内点烧而吸其烟，即止。

治法3：雄黄50克，高粱酒250克，合在一起煎热熏鼻，气触鼻时呃可止，3~4小时后，为防再呃，可重复熏一次。

治法4：荔枝7个，连壳烧灰，研成细末，开水送服。

治法5：柿蒂6个，公丁香3克，煎水频频饮服。

治法6：黄连3克，紫苏叶2克，煎水服下，神效。

3. 治体虚呃逆方

凡体虚常呃逆二三声者，可用公丁香37粒，白莲子去心27个，二者同煮烂去渣，加煨姜1片，糯米半升，煮粥食即止。如呃逆日久不愈，一连四五十声者，用生姜汁合蜜一匙，温热服下。

4. 治病后呃逆不止

凡病后呃逆不止，呃声大而刺耳者，可用刀豆子烧存性，白汤调服 6 克即止；或用老南瓜蒂 4 个，水煎服，连服 3 ~ 4 剂；也可用柿蒂 9 克，水煎服，日 2 服。

5. 治顽固性呃逆法

治法 1：乳香、硫黄、陈艾各 5 克，共研成细末，加入好酒一杯，放火上煎数滚，乘热用鼻嗅之，外用生姜擦胸前。

治法 2：蒸首乌 30 ~ 40 克，放锅内加水二碗，煎至一碗，去渣后打入鸡蛋 2 个，分 2 次服，连服 3 日可愈。

治法 3：若呃逆不止，困苦难堪者，取芥菜子 2 ~ 4 克，杵头米糠 10 克，共研成细末，开水调服。

治法 4：浇酒一杯，加冷水一杯和匀，饮服甚妙。

6. 治重病后呃逆灸法

如霍乱吐泻后，患者神疲，忽发呃逆，或久病重病后得呃逆，皆属危候，可在乳下一手指处正与乳相对，骨间凹陷中，妇女可屈乳头度之，乳头齐处是穴，取艾炷如小豆大，灸三壮，男灸左侧，女灸右侧，只一处，火至肌肤即愈，若不愈，恐不可救。

三、反胃证治法

反胃又称"胃反"，是以胃脘痞胀、宿食不化、朝食暮吐、暮食朝吐（即早上吃的东西晚上吐出，晚上吃的早上吐掉，其吐出物皆属未经消化的食物）为主要表现的一类病证。

1. 治反胃吐食法

取灶心土年久者研末，用米汤冲和，每次送服 6 克；或以灶心土 15 克，开水冲化搅拌，待土沉淀后取上清水加入生姜汁 10 克，徐徐服下。

按：此方亦可用于治疗神经性呕吐，效果较好。灶心土即农村烧柴草锅灶中的泥土。

2. 治反胃呕吐法

治法 1：用枯矾 150 克研末，加入面粉 250 克调拌，放锅内蒸饼，取出后做成丸子如梧桐子大，每次空腹服下 9 粒，用米汤送服。

治法 2：取大鲫鱼一尾，去肠留鳞，放入绿矾 3 ~ 6 克，合好后用泥巴封固外面，再放火上煅存性，去除泥巴，将鱼研成末，每次用米汤送服 3 克，一日二次。

治法 3：蚕茧 10 个，加水煮，再去茧留汤，以此汤煮鸡蛋 3 枚，用酒送服鸡蛋，每日二服，神效。亦可用缫丝煮汤，再用汤煮粟米粥食之。

治法 4：干柿 3 枚，连蒂一起捣烂，用白酒或米酒送服甚效，切勿杂他药。

治法 5：取烧柴草的灶中土年久者，研成粉末，用米汤送服 9 克。

治法 6：用孵出鸡子的蛋壳研成粉末，以酒冲服 6 克。

治法 7：鸡内金烧存性，男用雌，女用雄，每次用酒调服一个，一日二服。

3. 治反胃噎疾速效法

治法 1：牛涎用水调服。

按：取牛涎当先用水洗净牛口，再用盐涂牛口上，牛涎即自然流出。

治法 2：杀鹅取血，乘热不加盐饮之，饮数次即愈。

治法 3：白鹅尾毛烧灰存性，米汤送服，每服 3 克。

治法 4：白蜜 50 克，用开水调服，数服即愈。

治法 5：纯酒酿去除米粒一杯，加入半杯好酱油和半杯甜酒和匀，温服。

治法 6：韭菜白茎捣汁 15 克，姜汁 10 克，牛乳 10 克，炖至微热，饭前作一次服下；饭后另陈皮 3 克煎汤漱口，每日 1 剂，连服 3 日。

4. 治反胃呕噎土法

取田螺（不拘多少）洗净，用清水养，待吐出泥澄，取

出晒成半干，挑其肉研后制成丸，用藿香煎汤送服，每次约用
20 个螺肉。螺壳再焙烧研成细末，用米汤送服亦可。

5. 治膈食反胃法

治法 1：糯米粉 100 克，用牛口涎沫拌和作十丸，每次用
水煮熟一丸服之，服药后忌食牛肉。

治法 2：萝卜 200 克，蜂蜜 100 克，浸萝卜于蜜中煎熟，
细嚼咽下。

治法 3：柿饼 100 克，掺于饭内同煮食，不必用水送，服
食十日可愈。

6. 治反胃妙法

砂糖、生姜各 500 克，共捣烂装入瓶内封固，埋入地下七
天后取出，每日早晚各服一次，每次食 9 ~ 15 克，亦可用柿饼
烧灰存性，研末，每服 6 ~ 9 克，黄酒送下。

7. 治噎膈反胃法

治法 1：干狗屎中未消化之肉骨，不拘多少，略先晒干，
放新瓦上炙炭存性，研成粉末，于饭后拌砂糖饮服，每次服 6
克，每日二次，连服数日，必能止呕，利大便，安胃肠，益神
气并可根治，永不再发。

治法 2：生姜、红糖各 250 克，共捣烂调匀，放入罐内将
口封好，埋入干土内深二尺，过七日取出，每天早上以开水冲
服 9 克，可止吐下食。

四、噎膈证治法

噎膈是指饮食吞咽受阻，或食入即吐的病证。此证多见于
西医之食道癌、贲门癌、贲门痉挛、食道神经官能症、食道炎
以及重病后期。

1. 治噎膈土方

初起吞食如有物梗食道，渐渐吞咽困难，以致吞不下，日
渐消瘦者，以慈菇（野生者佳）250 克，蟹骨 50 克（煅研
末），蜂蜜 200 克，先将慈菇洗净切片，用清水两碗煎至一碗，
去慈菇，再放入蟹骨末和白蜂蜜搅匀，再煎数沸取起，每次服

两汤匙，每日服 3～5 次，服完后如法再制，约服十余剂，吞咽便会感觉自如，再进十余剂可痊愈。

2. 治噎膈法

治法 1：五灵脂 50 克，放入锅内炒至烟尽时取出，候冷则加豆豉 15 克，共研成粉面，加入甘蔗汁或白糖水调匀做成丸子，每服 9 克，用温酒（度数不宜过高）送服。

治法 2：蝙蝠若干只，放入人尿缸内溺死，取出后用红泥巴封裹，置炭火中烧煨，再去除红土，将蝙蝠研成细粉末备用。每次餐前服下 0.5 克左右，服药期间忌食牛、羊肉。

治法 3：取马蹄香 200 克研末，好酒 500 毫升，熬成膏，每次服 2 匙，用酒调下，一日三服，用治贲门痉挛或食道神经官能症效好。

治法 4：新鲜荔枝一个去核，取蜒蚰一条放在荔枝肉内，再以冰片 3～4 厘掺干蜒蚰上，然后把荔枝肉裹好，仍放壳内用线扎好，令病人含口内，即有冷涎水渗出，徐徐咽下，过一小时左右，蜒蚰化完，亦无水渗出，即连壳吐去，可进饮食。

治法 5：糯米粉不拘量，取牛口涎一碗将米粉拌和成糊，煮熟食下。

按：取牛涎的方法为用食盐涂在牛嘴上，其涎自出。

治法 6：冬虫夏草 12 克，燕窝 15 克，冰糖 15 克，加少量水隔水炖服，此方用治食道癌、胃癌后期效果较好。

治法 7：新鲜鹅血不拘量，用少量黄酒冲服，每日服二次。

治法 8：薤白捣汁，调牛乳服下，既可通膈，又可补虚。

治法 9：萝卜切片，加蜜煎浸油，每以一二片细嚼缓缓咽下，效果较好。

治法 10：生藕汁、生姜汁、雪梨汁、萝卜汁、甘蔗汁、蜂蜜、白果汁、竹沥各一小杯、和匀后放饭上蒸熟，任意食之。

治法 11：蒲公英，挑生长得高过尺许者，挖掘地下数尺，择根大如拳者捣汁，和酒冲服，其效如神。

治法 12：黑驴尿二杯，乘热饮服，连饮数次即愈。

治法 13：威灵仙一握，醋蜜各半盏，煎至一半服下，吐出宿痰即愈。

3. 治噎奇法

鸡蛋内白皮 49 个，胡椒 500 克，用好烧酒拌，再放锅内蒸，蒸后再晒，蒸一次晒一日，如此数次后，研末收存，每日早上用开水冲服 3 克，服二三次即愈。

4. 治久病后噎膈法

治法 1：羊粪土 5 克，童便一杯，煎数沸后，滤去渣，分三次服下。

治法 2：让黄犬（即黄狗）饿几天，再用粟或干米饲之，待下出粪用淘米水将粪中米粒或粟洗净，煮粥并加入薤白一握，泡熟薤白后再去除薤白，加入沉香粉末 6 克，和匀食下。

治法 3：红皮大蒜三大头，放炭火旁煨熟去皮，再入生姜 500 克，红糖 500 克，共捣如泥，装瓷罐内封口，于屋内不见阳光处掘坑三尺深，将罐埋入，七日后取出听用。每天早、中、晚饭前各服 50 克，连服数次，身上略有发烧，不必虑，极效。

按：此方适用于口中呼出之气较冷，因寒疾而得噎膈者。

五、泄泻证治法

泄泻是指排便次数增多，一日数次甚至十余次，粪便清稀如水样，俗称拉肚子。一年四季均可发生，尤以夏秋季节多见。

1. 治泻并肚痛方

取砂仁、川椒子各 15 克，炒后研成细粉末，加入姜汁少量，再用自己的唾液（口涎）调拌为丸如豌豆大小，安放一粒于脐内，外面用胶布固定。

2. 止泄泻法

治法 1：泄泻暴利者，用大蒜子捣烂，贴敷于两足心和肚脐上。

治法2：泄泻不止，服诸药无效者，可采摘梧桐叶煎汤，乘热洗脚。

治法3：罂粟壳一枚，去除蒂膜，同乌梅肉、大枣肉各十枚，水一杯煎成七分，温服。

治法4：细茶6克，核桃仁5个，生姜9克，红糖9克，水二碗，煎成八分服下。

治法5：干饭锅巴100克，松花100克炒，腊肉骨头15克（烘脆），共研为细末，拌入砂糖，任意用开水冲服。

治法6：车前子（或车前草）不拘多少，晒干为末，每次取6克用米汤调服。

治法7：五味子15克，研为细末，用米醋少许调拌成团，敷于脐上。

治法8：广柑壳洗净晒干，研成粉，每以6克开水调服，日服3次。

治法9：柿子蒂、板栗子各60克，水煎1次服完，每日1剂。

治法10：石榴皮10克，陈仓米30克，煮熟后连汤服下，每日1剂。

治法11：银花30克，炒炭研末，开水吞服。

3. 治水泻清稀法

治法1：将葱、姜捣烂，加入黄丹做成丸子如黄豆大小，纳入脐内，外面用胶布贴之。

治法2：白术50克，车前子15克，煎汤服之，立效。

治法3：风化石灰50克，白茯苓150克，共研成细末，用米汤或面糊调成丸子如梧子大，每次空腹时米汤送服二十至三十丸。

4. 治暑泄法

治法1：如夏天食瓜果过多，以致泄泻不休，可用漳州好橘饼一个，切片入茶盅内，不时泡入开水服用。

治法2：五倍子研末，用米饭捣糊为丸如黄豆大，每服二十丸，以荷叶煎水送下。

5. 治体虚久泻法

治法1：若饮食不振，身体虚弱羸瘦，可用白术土炒，白茯苓各等份，陈米一撮煮粥去药吃粥。

治法2：鸡蛋1个，胡椒7粒，先将鸡蛋打一小口，再将胡椒放入蛋内，外面用厚纸包住放火上煨，待熟后服之，1日1剂。

治法3：白石脂、干姜等份研成细末，用白开水和面为丸如梧子大，每次用米汤饮服三十丸即可。

治法4：肉豆蔻煨50克，木香8克，共研成细末，用大枣肉共捣和丸如梧子大，每次用米汤送服二三十丸。

治法5：陈石榴皮10克，红糖10克。先将石榴皮水煎取汁，加入红糖顿服，每天一剂。

治法6：乌梅3个，以米汤1碗煎煮，一次服下，每日一剂。

治法7：饭锅巴120克，白莲肉120克，共研末，每日服3~5匙。

6. 治脾虚泄泻法

如饮食不振，食后常感腹胀，泄泻不消化物者。

治法1：莲子去心30克，白米50克，同煮为粥，加入白糖适量温服。

治法2：肉豆蔻10克，升麻3克，共研细末，每以5克开水送服，每日二次。

治法3：吴茱萸开水浸泡后焙干，每用9克水煎，入盐少许温服。

7. 治肾虚泄泻法

如泄泻久远，四肢不温，常头晕，腰酸腿软，泄泻每于早晨者。

治法1：五味子去梗100克，吴茱萸开水泡后取15克，二物同炒香为末，每天早上用陈米煮汤送服6克，服完一料即愈。

治法2：白米50克，金樱子15克，同煮为粥，温服，每日一剂。

治法 3：野油麻 15 克，生姜二片，水煎服，每日三次，连服一周即愈。

8. 治寒泄法

治法 1：胡椒面和饭捣和作饼，敷贴于脐眼上，外用胶布固定。

治法 2：陈艾叶一握，生姜一块，共加水煎煮，乘热服下。

9. 治热泄法

车前草 15 克泡水当茶饮。

10. 治急性肠炎妙法

急性肠炎（即新起的泄泻）多因饮食不洁、过食或腹部受寒所生，夏季易患，小孩子多见。成人表现为腹痛、腹胀、肠鸣作响、泻出水样或稀粥样便，带酸性臭味，便泻次数多，若在小孩子，一般都有发热，泻下混有黏液的稀便，重者发高热、口干、大便为水样而带绿色，味腥臭。其治除参照上法外，亦可用以下妙法。

治法 1：石灰水。取煅石灰半汤匙，用滚开水一大碗将它泡化，取其澄清了的水。成人每回吃三四汤匙，小孩子每回吃半汤匙，一日两次。此法有中和胃酸，制止发酵，减少胃肠液分泌，达到止泻的作用。用于小孩子夏日腹泻更好，但泻止即当停服，不要多吃。

治法 2：金银花炭。可从中药店买金银花 50 克左右，炒成炭并研末，每次吃 3~6 克，一日三次，温开水送服。

11. 治慢性肠炎妙法

患慢性肠炎者，除按照上述治久泻等法外，尚可应用以下妙法。

治法 1：用两年以上的火腿骨烧成灰，再研成细末，每次吃 3 至 6 克，略加一点糖调和，用开水送服。

治法 2：金樱子 9~12 克，煎水温服，有健胃、止泻及强壮作用。

六、便秘证治法

便秘即大便秘结不通。指排便间隔时间延长，或虽不延长而排便困难者，可见于西医的习惯性便秘，全身衰弱致排便动力减弱而引起的便秘，肠神经官能症，肠道炎症恢复期肠蠕动减弱引起的便秘，肛裂痔疮直肠炎等肛门直肠疾患引起的便秘等。

1. 治大便风秘法

治法 1：采桃花色白者研成末，每服 9 克，以白开水送服，即通。

治法 2：香白芷炒后研为细末，每服 6 克，以米汤加蜜糖少许调和送服，连服三次可愈。

2. 治大便虚闭法

治法 1：用连须葱头三个，生姜一块，盐一撮，豆豉一把，共捣成饼，烘热敷于脐上，捆定良久，待冷后再换一块热的敷上，气通即愈，不通再敷。

治法 2：老姜一块（长一寸左右如指头大小），用纸裹好，放入火中煨热取出，蘸麻油塞肛门内，快则半日可通，迟者一日可通。

3. 通利大便法

方法 1：如经常发生便秘者，每天早晨空腹时喝冷开水一杯，即可通便；或按摩腹部，从右而左，约每次按摩十分钟，久而久之，自然而通畅；或每晨无论欲便与否，必上厕一次，使成习惯，亦为通利大便之妙法。

方法 2：如常年大便干燥，不吃泻药则不能大便者，可用黑芝麻 250 克，核桃仁 250 克，共捣烂，每天早上服一匙，以温开水冲服。

4. 治大便不通法

治法 1：如干粪塞肠，胀痛不通者，用毛桃花湿者 50 克，和面 150 克，作馄饨煮熟，空腹食下，当日午时即腹鸣如雷，泻下恶物而愈。

治法2：取葱一茎，将根须切去，以葱头蘸草乌粉少许纳入肛门内，旋即便通。

治法3：大便不通已多日者，取冬葵子研细末，用人乳汁调和服下即通。

治法4：取乌梅十个，浸泡去核，捞出后捣烂成丸如枣大，纳入肛门，不久便通。

治法5：大便无故闭塞不通者，芦荟3克，朱砂1克，共研细末，以米饭共捣和成丸如梧桐子大，以开水送服。

5. 通便妙法

如宿食于肠间不能下行，大便多日不通，或呕吐日久，胃气上冲者，可用大葱白4斤，切细，同米醋放锅炒至极热，分作两包，装布袋，乘热熨脐上，凉则再换，不间断。其凉者仍用米醋少许同炒，炒至无汁为度，熨数小时即可通。

6. 治慢性便秘法

治法1：收取猪胆或牛胆汁，晒干成干粉状，以米糊拌成丸如绿豆大，每日服三次，每次一丸，以开水冲服。

治法2：韭菜叶或根捣烂取汁一杯，以温开水略加黄酒调和兑服。

7. 治久病便涩方

取葵菜煮汤，经常服食，自可通利，或经常饮服牛乳调蜂蜜。

8. 治老人虚秘法

治法1：火麻油、紫苏子、松子肉、杏仁（炒去皮尖）、芝麻（炒）各等份，共研如泥，捣和以米汤拌成丸如弹子大，收瓷瓶内封固备用，每服一丸，以蜂蜜调开水送服。

治法2：阿胶微炒6克，葱白3根，共入水煎化，加入蜂蜜2匙调匀温服。

七、积滞（消化不良）证治法

1. 助胃消化最便方

方法1：脾胃虚弱，消化功能低下者，每易发生饭后饱胀、嗳气，或胃脘胀痛等慢性胃症。可每日用热水袋熨在胸下胃脘痛胀处即效；亦可用毛巾浸在热水中，再绞干，乘热按在痛处，甚妙。

方法2：每次饭前饭后饮热开水二三杯，可助胃消化，对于病久者大约持续饮水数月，饮后再散步半小时左右，或用手按摩腹部二三百次，尤妙。

2. 消食化积最易法

伤食胃胀，必有饱闷嗳臭或泄下水粪便等，可采用通鼻取嚏，然后饮开水（如属吃豆作胀，则可不饮水）一杯或淡盐汤，饮时作漱口状几遍，然后缓缓咽下，再散步二三个钟点，食自可化，等到食化似饿时，可光吃些焦饭带汤作饮为妙。

3. 治伤食法

因暴饮暴食，或食油腻、刺激性食物以及腐败的鱼、肉等或因受寒，引起胃部胀痛、呕吐，即西医所谓"急性胃肠炎"。取鸡肫皮，每次用鸡的肫子皮二三个，洗净，风干，研成粉末，用温开水送服（或煮汁温服），一日吃三次，饭后服，很有灵验。用于小孩的胃痛更适宜。

按：鸡肫皮中医谓鸡内金，属家禽类胃的内膜，有消食健胃的功效。

4. 治停食法

因食米饭而停食，可将米烧灰存性，研末，开水调服。若食面而停食，则将面浸湿纸包煅灰为末，开水送服。此外，以酒曲250克，炒谷芽250克，水煎服，并治停食。

5. 治食积虫积法

鸡肫皮15克（不要下水），焙干研成粉末，陈皮（去除内层的白络）9克，砂仁6克，白酒曲15克，以上共晒干为末，混匀，每日早晨饭前服6克，用温开水送下。

6. 消肉积法

用山楂肉200克，水煮食之，并饮其汁，

7. 治食积痰火法

白石膏火煅出火毒，共250克研成末，用醋和成丸如梧桐子大，每服 40 丸，开水送服。此法并治胃火口臭、牙龈出血。

8. 治食果腹胀法

用桂皮末与米饭或馒头和成丸如绿豆大，每服五六丸，温开水送服。

9. 治食鸡蛋积滞法

用好醋饮服，或饮豆豉水。

10. 消咸蛋积滞法

用肉豆蔻一个煨去油，水煎服数次愈。

11. 消凉粉积滞法

用杏仁 50 粒，去皮尖炒，蒸熟捣烂，分两次开水冲服。

12. 治食豆不消法

饮萝卜汁即消。

13. 治食面不消法

姜汁三盅，酒冲服；或用萝卜汁一杯，炖热服之。

14. 治鱼积法

治法 1：食鱼肉过多致停积，可用红曲 50 克煮烂，连渣服，三次愈；亦可以姜汁一盅，紫苏叶汁一盅，和匀温开水冲服。

治法 2：若食生鱼积滞，取水中石子数十枚，烧红投水淬七次，水热饮之，三五次愈。

15. 消狗肉积法

用杏仁 24 粒炒干去皮尖，山楂肉 24 粒，水煎服。

16. 消鸡鸭肉积法

用淘糯米水煮热饮一杯。

八、胃痛证治法

1. 治胃痛奇验方

对于胃脘疼痛，受冷则发，嗳气者，可用胡椒 7 粒，生杏仁 7 粒，小枣 9 枚去核，共捣烂和匀制成绿豆大丸子，每服 7 丸，滚开水送服，饭后半小时至一小时服，日三服。

2. 治胃气痛不能俯仰法

治法 1：韭菜（根亦可）洗净捣取液汁二盅，温开水冲服。

治法2：牙皂烧存性，研成末，每用烧酒送服3克，数次即愈。

治法3：醋制香附5克，酒制良姜5克，研成粉面状，以开水或盐姜汤调服。

治法4：芝麻50克，炒黑为末，黄酒送下。

治法5：红枣7枚去核，橘皮9克，生姜9克，水煎服。

3. 治慢性胃痛法

用乌贼骨9克，大贝母9克，共研成细末，每服3克，日服三次，白水送下，常服自愈。

4. 治胃气痛便验方

白胡椒末三分（约0.9克），白糖多少随用，化入开水中服下，倘未即效，可连服几次，必能奏功。

按：此方在胃痛时服之极效，冷肚痛服之尤妙，若再用上述热水内服法多天，尤可断根。

5. 治吐酸水法

治法1：凡时时吐酸水、烦躁者，可用鸡蛋壳去内膜，研为细末，开水冲服，成人每服3克。

治法2：凡食后吐酸，可嚼食生萝卜数片即止，或嚼食生菜亦可。另外，亦可用核桃肉嚼烂，姜汤送服可止胃酸。

6. 治胃痛有块方

胃部疼痛，按之有块状物者，取猪肚一只，薤白400克，葱白100克，生姜100克，将药装入猪肚内，炖熟食之。

7. 治胃溃疡法

凡胃部疼痛，按之更甚，疼痛部位在心窝和肚脐中央，痛如针刺样，且每于食后半小时左右发作，吃软食稍轻些，若吃硬的或很冷的食物，病便发作得快而重，并伴有呕吐、泛酸、吐血及胃胀等。

治法1：茶油或豆油，每晚临睡前，吃一两左右，很有效。能缓解痉挛而止痛，制止胃酸分泌，保护溃疡面，避免刺激，止血，并有较高的营养价值，是一个非常理想的民间土方。

治法 2：野猪的肚子，洗净，清炖吃，连吃几个，很有
效验。

8. 治心胃痛法

治法 1：胃脘痛，年久不愈者，用小蒜煮熟，淡吃，应尽
量多吃些。

治法 2：烧柴草的灶心土末 9 克，热痛则以冷水调服，冷
痛以酒调。

治法 3：胡椒 7 粒，枣 3 枚去核，杏仁 5 枚，共捣烂，热
酒送下。

9. 胃气痛根治方

艾叶 10 片，揉碎在铜器内，微火炒黄，将盐卤 6 克拌入
炒干，取出研细末，用烧酒一杯送服，服后腹内作响，或降气
或吐清水则愈。服药后当戒食茶水、油腻数日，10 天后再服 1
次，淡盐汤送服，则可永不再发，此方虽平淡却效佳，每次服
药都当临时配制。

九、腹痛证治法

1. 葱熨治腹痛法

凡因中寒、伤食等一切腹中急痛危笃者，可先饮热酒一
杯，若小孩可用米酒或温开水，外用葱白 36 根，用麻绳扎结，
切去头尾，仅需中间约半寸左右，放在脐中，上盖以布片，以
熨斗贮火熨之（注意别熨着皮肤），令热气入腹即愈，奇效
如神。

2. 治腹痛灵效方

腹中疼痛，不论有无腹肌痉挛，但喜揉按者，可用香附或
食盐炒热，包于巾内，隔单挎熨之，其痛可止。

3. 治厥逆腹痛法

凡男女交合之后，或外受风寒，或内食生冷等物，以致肚
腹疼痛，阴囊内缩（亦有不缩者），手足挛屈紫黑，重则牙紧
气绝，谓之阴症伤寒。

鸡子7枚，连壳煮熟去壳，对切开再用银针插入蛋白，合覆脐眼上，稍冷即换，连续换7枚，阴气尽收入鸡子内，即愈。

4. 治冷气腹痛法

治法1：用炒盐熨之，或炒姜、葱熨之，均为止腹痛之妙法。

治法2：取艾叶、香附各6克，共为细末，醋煮为丸，白水送下。

治法3：取龙眼（桂圆）连壳带核烧灰存性，研末，兑酒服，屡试屡验。

5. 治腹冷痛厥逆法

凡腹部冷痛，面色苍白，手足冰凉者，急取老丝瓜一条，连蒂一起烧存性为末，分三次酒冲服。

6. 治急性腹痛法

治法1：凡腹部突然剧痛，四肢厥冷，牙关紧闭者，速以葱白五根去皮捣如泥，以匙送入喉中，再用香酒四两灌下，即苏。

治法2：用独头大蒜1枚，捣烂敷于布上，然后贴脐眼上，待痛止即取下。

7. 治腹中痛块如刀刺法

治法1：用商陆根150克，捣碎蒸熟，以新布裹熨痛处，药凉再换。

治法2：生豆油1小茶盅，用开水冲服，1日1次。

8. 治腹痛法

治法1：艾叶50克，莱菔子50克，加盐10克，炒热后包在肚脐，冷后再换热的敷。

治法2：取黄荆叶7片，捣汁服。

治法3：四季葱50克，萝卜子50克，捣烂后加入少量桐油拌，再在火上烤热，敷于肚脐上半天。

治法4：樟树白皮2大把，入石臼内捣烂如泥，加盐水炒热，放入布袋内熨肚腹部。

9. 治腹中虫积作痛法

治法 1：凡腹痛，伴见口内流涎，汤饮不进者，为虫积所致，可用葱汁、菜籽油各半杯，和匀凉服；或取马齿苋盐炒一碗，空心服。

治法 2：榧实 30 枚，水煎汤，每日空腹时一次服下，服三四次虫俱死，此为成人量，小孩酌减。

10. 治阴毒腹痛法

凡病见腹痛剧烈，口唇青，面色苍白，手足冰凉，睾丸挛缩，脉微欲绝者，为阴毒所致，当急以葱一束，去青去根，留白二寸，烘热放脐上，以熨斗隔布熨之，葱坏另换，良久热气透入，手足温有汗即痊。

11. 治脐下绞痛法

治法 1：木瓜三片，桑叶七片，大枣三枚，水三升，煮成半升，顿服即愈。

治法 2：明矾少许研细，点左眼角立即能止痛。

12. 治腹胀痛法

治法 1：萝卜梗蒗 15 克，山胡椒根皮 15 克，大葱 7 根，水煎 1 次服完，每日一剂。

治法 2：陈艾叶 1 把，炒热去筋搓绒揉肚脐部，以患者鼻闻觉有艾香为止，不久腹胀痛即愈。

治法 3：橄榄核 6 克（打碎），陈皮 5 克，萝卜子 5 克（打碎），用滚开水冲匀，顿服，服一二剂即效。

第五节　心系病证

一、惊悸、怔忡证治法

惊悸、怔忡是指病人自感心中急剧跳动，惊慌不安，不能主动的一种病证。在西医的各种原因引起的心律不齐，贫血，甲状腺机能亢进以及部分神经官能症等病中均可出现惊悸、怔忡症候。

1. 治心悸法

治法 1：若心悸怔忡，烦躁不安，夜不成眠者，取猪心一个剖开，纳枣仁、远志各 10 克，并以水飞过的朱砂一切撒于猪心外，置碗中，先用秤砣煮水一碗，再用此水蒸猪心服食，每周服一次。

治法 2：如心气不宁，稍作劳则似欶欶动者，常炒白术服食，极有灵验。

治法 3：如心悸亢进，怔忡不宁，头昏失眠，唇白血虚者，可用龙眼核（即桂圆核）500 克，去黑皮，加水煮极烂后取出，再加大乌枣（即黑枣，如无也可用红枣）500 克，共捣烂如泥，和成丸子，每天早上以淡盐汤送服 9 克。

治法 4：太子参叶炖瘦猪肉，常食甚效。

治法 5：若心动过速，可用苦参 50 克，煎水当茶饮，每 1～2 天一剂。

2. 治气血亏虚心悸法

治法 1：猪腰子一对，剔去筋膜，加水二碗煎至一碗，再将猪腰切细，加人参、当归各 15 克共煎至半碗汤，空腹时食腰子一半，以煮的汤送下；另一半渣焙干研末，同山药末捣和成丸，如绿豆大，每服 50 丸，红枣汤送服，如此不过三五剂即愈。

治法 2：莲子、桂圆肉、红枣各 50 克，糯米 100 克，共煮粥食，常服甚效；或以白莲肉去皮心，煮食，久服自愈。

治法 3：不落水猪心一个，剖开，连猪的血，加入朱砂 1～2 克，以肉汤放入炖三四小时，每日食一个，连吃两三个即愈。

二、心痛证治法

心痛是指心脏本身病损所致的一种病证。有卒心痛、厥心痛、久心痛、真心痛之分，以真心痛最为严重。心痛主要见于西医的冠状动脉粥样硬化性心脏病，心肌梗死引起的心绞痛，此外，还有心包炎等病所致的前区疼痛。

1. 心痛灸法

两手肘后陷处酸痛是穴，先用香油半盅调水煮，温服，再以艾入水粉共捣烂为炷，每处灸五炷，其痛立止。

2. 治心痛妙法

治法1：旧毡袜后跟垫一对，烧灰酒服。

治法2：用真麻油一盅煎，并加入酒一小盏，乘热饮之。

治法3：用饭粘白矾末为丸，每服1克。

治法4：用灶心土为末，热痛冷水调服，冷痛热水调服。

治法5：用山羊粪7粒，油头发一团，共烧灰研末，酒调服。无论久近可治。

治法6：晚蚕沙（即蚕屎）用滚开水泡过，滤取液汤服下，立可止痛。

3. 猝然心痛救治法

治法1：老姜末3克，米汤调服。

治法2：木耳50克，焙干研末白酒送下。三服即愈。

治法3：取食盐一撮放刀头上烧红，用水一杯，淬入内，乘热饮之，吐痰立效。并治绞肠痧。若牙关紧闭者，用葱白五根去皮捣如泥，以匙送入喉中，并以麻油200克灌下即愈。

4. 心腹冷痛简易方

布裹胡椒末，按痛处，用熨斗频熨之，汗出即止。

5. 治停痰心痛法

小白螺蛳壳洗净，烧灰研末，以酒冲服少许即愈。

6. 独步散

治心脾气痛。凡人胸膛软处痛，俗称心气痛者，用香附200克米醋浸略炒研为末，高良姜200克酒洗七次略炒，俱各收封藏。因寒者用良姜6克，香附3克；因气者香附6克，良姜3克；因气与寒者各等份和匀，熟米汤入姜汁一匙盐一捻调服立止。不过七、八次即可除根。

7. 治卒急心痛方诀

一个乌梅二个枣，七枚杏仁一处捣，男酒女醋送下之，不害心疼直至老。

8. 治急心痛法

治法1：用木耳（要厚的）焙干为末，白酒送服9克；或用螺蛳壳烧为末，开水送下6克。

治法2：用山羊血一分，烧酒化下。

9. 治心腹积痛法

每年三月三日采桃花晒干，杵成末，以水送服6克。

10. 治心痛简易法

香樟树皮刮去面上黑黄，用第二层皮捣碎，煎汤服，疼痛即止，永不再发。此法亦可用治胃气痛。

11. 治心痹痛法

用良姜，槟榔等份，俱炒研为末，每以米汤调服9克，日二服。此方治冠心病效甚佳。

12. 救猝心痛土法

治法1：突发心气痛，牙关紧闭欲绝者，取老葱白7茎（隔年者更妙），去皮、须，捣膏，以匙送入咽中，再灌麻油200克即效。但得下咽即苏，不多时便下黄水，则永不再发。

治法2：猪心一枚，加入胡椒数十枚，同盐酒煮食。

治法3：五灵脂5克，炮姜1克，研末热酒冲服。

13. 治积年心痛法

取小蒜一大把，浓煮勿加盐，尽量多食，甚效。

14. 治心脏病方

如素患心脏病，心悸亢进，心痛者，每天用3～5克蛋黄油以料饭和成丸子，食后服下，极为有效。蛋黄油即鸡蛋煮熟后仅将蛋黄放锅内炒焦所压出的油。

15. 治心绞痛立效方

心绞痛突然发作时，取人参、山漆各2克，研成细粉末，以酒冲服，可立止。

三、失眠证治法

1. 治烦闷不眠

用大枣14枚，葱白（大葱的根茎部）7根，水三碗，煮成一碗顿服；或煮百合汤服下。

2. 治失眠简便法

口含白糖睡卧，或以灯心草 30 克，水煎服下。

3. 治失眠奇妙法

猪胆汁拌川连 3 克，猪胆汁拌山栀子 15 克，晒干研细末
为丸，每日清晨及临睡时各服 3 克。

4. 治失寐法

治法 1：睡前以面包两片，牛乳一杯，调盐食之，便能安
眠。即最重之症，亦可用此法治之。

治法 2：生栀子仁 10 克，大枣十余枚，共加水煎煮，睡
前服，每日一剂。

治法 3：鲜花生叶不拘多少，煎汤于临睡前半小时至一小
时饮服，甚效。

治法 4：蜂蜜 100 克，新鲜鸡肝 3 个，以净白布包好，压
出肝汁，合于蜜内，分五天服下，每日晚饭前服一次。

四、癫狂证治法

癫与狂都是精神失常的疾病。癫证以精神抑郁，表情淡
漠，沉默痴呆，语无伦次，静而少动为特征；狂证以精神亢
奋，狂躁刚暴，喧扰不宁，毁物打骂，动而多怒为特征。

1. 截癫法

凡因失意郁怒惊忧，痰血蒙聚心窍，导致癫者，服下方效
验如神。郁金 350 克，明矾 150 克，共研粉末，水调成丸如梧
桐子大，每服 50 丸（约 9～12 克），开水送服，一般服二三料
即可。

按：此方立意郁金入心去恶血，明矾化顽痰，制方极为
精妙。

2. 治疯癫奇方

用过多年的梳头的木梳一个，愈年久愈好，同水飞净的朱
砂 3 克，和水五杯，放砂锅内煮，煮至剩三杯水为度。凡患癫
狂者，发作之时，即以此水饮之，吐出许多痰涎后自可病愈，

如未痊愈，仍可再服。此方始得自老道士，已治愈多人。

3. 治癫狂法

治法1：蚕纸烧灰研末，每以酒送服一匙，或于手拇指下用三棱针刺之，血出便效。

治法2：甜瓜蒂研细末，每于早晨以冷水送服0.9克，食后含沙糖一匙，不久则口涎如水出，待涎吐尽，食粥一碗。

治法3：苦参2.5千克捣成末，以蜂蜜和匀成丸如酸枣大，每服十丸，用薄荷煎汤化下。

治法4：陈葫芦一个（以悬于檐下风口处吹干者良）剖开，取其半个，用水熬浓汁4碗，令病人服下，服后大吐，务令痰尽，吐后沉睡二三日不醒，不必强唤，候其自醒即已愈。

治法5：桔梗0.6克，巴豆霜0.6克，川贝0.6克，共研细末，成人每天服一次，每次服0.3～0.6克，饭后十分钟后用开水送服，服后非吐即泻，只可作一次。

4. 治惊忧发狂法

治法1：丝瓜蒂15克，研为细末，每服3克，以井水一杯调服，服后不久即大吐，得睡勿惊醒，醒后即愈。

治法2：桐子9克，朱砂6克，共研成粉，和蜂蜜调匀，分作三四次服，每日一剂。

5. 治精神分裂症

取甘遂4克，朱砂2克，共研细末，再取新鲜猪心一个，先用猪心血拌药末为丸，再剖开猪心放药丸入内缝住口，烧牛粪将猪心煨熟（如城市无牛粪，可先以白麻纸浸湿厚厚地包裹猪心，再放炭火上煨），取出药丸，再将猪心煮汁和丸吞服，一次可愈，若不愈，隔一周再服一料。

6. 治痴笑不止

取食盐烧红，河水煎服，饮后不多时即用手指探喉令吐出热痰，数次即愈。

7. 治情志抑郁症法

治法1：大蚯蚓（以生于韭菜地的为佳）15条，加童便一大杯煎服，一日一剂。

治法 2：芭蕉蔸 1 个，生薄荷 50 克，共捣取液汁服下，每日一剂。

8. 治一切风痰癫狂偏方

凡眩晕癫狂，日久不愈者，可用丝棉一团烧灰，以开水或酒冲服，甚效。

五、癫痫证治法

癫痫是以突然仆倒，昏不知人，口吐涎沫，两目上视，肢体抽搐，或口中如做猪羊叫声等神志失常为主要表现的一种发作性疾病。俗称"羊痫风"或"猪婆风"。

1. 治羊痫风法

治法 1：取羊胎一个，煅干后研为细末，每服 9 克，以元酒送服，汗出为度。

治法 2：白矾 150 克，经霜老茶叶（或雨前茶）300 克，共研细末，以开水或米汤调拌为丸，每服 9 克，日服三次；也可在发作前两天服下 18 克，以茶水送服。

治法 3：甜丝瓜 7 个，晒干研细末，白矾 3 克，用河水调服，即吐痰涎，隔五日后再服一剂，可愈。

治法 4：全地龙一条，马钱子 9 克，共以香油炸，炸响一声即止，取出研细末，每服 1～2 克，日二服，以黄酒送下。

治法 5：蝙蝠一只，放瓦上焙成焦枯，研成细末，加水飞过的朱砂 10 克共研匀，分 10 次服完，以白开水送服，每日一剂。

治法 6：母猪尿不拘多少（愈多愈好），炖老母鸭一只服食，一般吃二三剂即可愈，愈后再服一二剂巩固，可免复发。

治法 7：苍耳子 15 克，焙干研末，炖羊头脑髓一个，熟后饮服。连服 5 次，可以根治不再发。

2. 救癫痫猝昏方

治法 1：患癫痫者若猝然栽倒，不省人事，口吐白沫时，取菜叶或青草放口中即可苏醒，醒后再以青橄榄 500 克打破，放砂锅汤内熬，一直熬到无味时，去渣熬成膏，加白矾 20 克研末，和入搅匀，每日早晚各取膏 10 克，以开水送下，服完自愈。

治法 2：若痫症抽搐，昏仆，发作频繁时，可用胡椒 50 克，地龙 100 克（去土），黄豆 2.5 千克，加水久煎至水干，光取黄豆，每次吃二十粒，每日吃两次，即可防止发作。

3. 治风痰痫痰方

大皂角 250 克去皮子，用 200 克蜂蜜拌在面上，放微炭火上炙透，再捣碎浸热水中半天，取出榨取液汁放砂锅内以微火熬成膏，并加入麝香少许调匀，摊在绵纸上晒干，剪作纸花，每用三四片，入淡浆水一小匙洗淋下，以筒吹汁滴鼻内，待痰涎流尽，食芝麻饼一个，涎尽即愈。

第六节　肝胆病证

一、黄疸证治法

黄疸是以面、目、全身皮肤熏黄，以及小便黄赤为特征的疾患。西医的病毒性肝炎、肝硬化、溶血性黄疸、胆石症、胆囊炎等，均可出出黄疸。

1. 黄疸外治法

治法 1：山海椒 50 克，捣烂如绒状，敷两手腕寸口脉上，外用纱布包扎，觉痒时即取下，隔时起疱，刺破流出黄水则愈。

治法 2：干土牛膝 2 株，捣烂贴于手上臂三角肌处，待觉痒痛时，局部起泡，流水，另换臂行之，约 1 周，黄疸即退。

治法 3：老虎脚爪草一撮，捣烂敷于手腕处，待起泡，流出黄水即愈。

治法 4：甜瓜蒂 50 克，炙脆研细末，每日嗜鼻数次，男左女右，黄水流出即愈。

治法 5：雄鲫鱼一条去头骨，胡椒 40 粒研细末，麝香 0.9 克，共捣烂和匀，填满于蛤蜊壳内，合于病人脐上，外用布缚紧，甚效。

2. 治黄疸妙法

治法1：凡身面眼目黄如金橘色，小便黄而无汗者，取丝瓜蒂49个，丁香49粒，同放锅内炒焦存性，研作末，用少许吹入鼻内，并抹牙齿上，即时鼻流黄水，口流涎水即愈。如同时结合煎服薏苡根汤，频频服之尤妙；亦可取丝瓜根18克，水煎，合黄酒15克一次服。

治法2：猪胆汁一个取汁，和豆腐浆一碗徐徐服之（作二天的药量），服完3个猪胆汁即愈。

3. 治食积酒积黄疸

丝瓜连子烧存性研末，每服6克。因食面得病者面汤下，因酒得病温酒送下，连服数次即愈。

4. 治黄疸尿赤法

方法1：取头发烧灰过细罗，水调服，每次3克，日服3次。

方法2：可用本人剪下来的乱头发烧灰，以及手指甲和脚趾甲烧灰，共研末，每次用开水调服3克；一日三服。此系民间秘方。

5. 治黄疸变黑已成危症方

取土瓜根，或瓜蒌根，或黄瓜根捣汁温服均可，服后有黑色黄水从小便出，不出再服一剂。

6. 治诸疸方

长期饮酒或其他原因致身发黄者，用田螺水养数日，去泥取出后生捣烂，放入酒中，用布帛滤过，将滤出之汁饮之，一日二三服，自效。

7. 治遍身黄肿偏方

掘新鲜百部根，洗净捣烂罨脐上，以糯米饭250克，拌水酒调匀揉软，盖在药上，外用帛布包住，待一二日后，口内作酒气，则水从小便中出，肿自消也。

8. 治时行发黄法

竹叶2.5千克，切碎，小麦七升，石膏150克，水750毫升，煮取七升，每服一小碗，药尽剂则愈。

9. 治黄疸性肝炎法

治法 1：如全身黄疸，尿短黄浊，经久不愈者，可用核桃皮 4 个烧炭，皂矾 100 克放瓦上焙黄，荞麦面炒黄，红枣 100克煮熟去核，共捣和，以蜜调拌成丸，每丸 9 克，每次服 1 ~2 丸，每日服二三次。

治法 2：玉蜀黍须（鲜品用 50 ~ 100 克，干品用 20 克），加水煎汤饮服，每日一剂。

治法 3：核桃仁 100 克，大枣肉 200 克，桃仁 12 克，杏仁12 克，共捣烂成泥。再取馒头二个中间挖空，各填黑矾 50克，置灶旁烘焦，研为细末，同前药泥捣和匀，制成丸子约 6克重，成人每天早晚用开水送服一丸，小孩每服半丸。

治法 4：将梨切片，浸于醋内，每天尽量多吃几片，极验。

治法 5：细谷糠 100 克，鸡蛋 3 个，白糖一匙，先将谷糠熬水，糠留水，打入鸡蛋泡熟，再加白糖调匀饮服，每日一次。

10. 治乙型肝炎法

西洋参 10 ~ 15 克，炖汤送服羚羊角粉 0.3 ~ 0.6 克，连服半月；晚期可服乌鸡白凤丸。

二、鼓胀证治法

臌胀是以腹部胀大如鼓而名，其特征是腹部胀大，皮色苍黄，甚至腹皮青筋暴露，四肢不肿或微肿。多见于西医的肝硬化腹水。

1. 治水臌法

治法 1：袖子皮（橘红亦可）烧灰为末，每服三钱，日服三次，开水冲服，以愈为度。

治法 2：治中满腹胀赤豆一碗，白茅根一把，水煎去茅根，吃豆，以消为度。

2. 治中满腹胀

以淡猪血滤去水，晒干研为末，每次用黄酒兑服 9 克取泻愈；或用萝卜籽50克，微炒，水一碗，煎三滚服之；或用嫩葫芦连籽烧存性，研为细末，以温酒或白水送下，每服3克。

3. 治臌胀土方

西瓜一个，切去顶上一片，挖去三分之一的瓤，入蒜瓣令填满，将原顶盖好，放新砂锅（或洗净油腻的砂锅）内，再用新砂锅扣上蒸熟，将瓜蒜连汤尽食之。

4. 治气臌单验方

如腹部胀大，按之随手起者，可取猪尿脬一个，洗净开一口，将砂仁炒干，连浸炒数次，将砂仁研为末，每服3克，米汤送下。

5. 治气臌奇方

气臌始得则面焦黄，继而胸腹肿胀，虽至危急之时，照常忌风寒及咸酸生冷等物，两周内尤宜静养，痊后久忌南瓜子。

治疗药方如下：陈棕箬十片（如无陈者，亦可以青箬代之，但先须用糯米煮三次，方可应用），淡竹叶约12克，陈鼓皮三片（每片约宽一寸，长二寸，愈陈愈佳，用时须洗净），山川柳（即西湖柳）约4.5克，陈葫芦一个，用阴阳瓦（即屋上陈旧的瓦）以麦根煅上药成灰，切忌炭火；另取扁柏枝约21克，野菊花根2根（须用山菊花根，如无山产者，以野产代之，洗净），茶叶约9克（以香片为佳），约小豆（即赤豆）每岁一粒，如三十岁用三十粒，生姜三片如钱大，以鲜者为佳，此方药加水三碗，用麦根杆煎七开为度，切忌炭煤木柴火，以药汤送服前药末，为一日剂量，分两次，早晚服下。轻者三日可愈，重者五日，照方服下，其效如神。

6. 治水臌奇方

水臌一症，不论久病新病，有百发百中、应手而愈的单方，即西瓜灰。患此病者，若服其灰，其水即从小便排出。每服6~9克，清晨或临睡时，开水送下，轻者五、六服，重者十余服，唯服后须淡食百日，忌荤腥面食，且长忌西瓜。

西瓜灰制法：用极大绿黑色西瓜皮一枚，阳春砂仁120克（去壳捣碎），独头蒜360克（约49颗，连皮切舂），先将瓜蒂处切一小孔，挖去瓤子，保留空薄壳勿碎，再将砂仁和蒜头装入小孔内，仍以瓜蒂盖之，并以小竹签插住，取酒坛泥以酒化开，遍涂瓜皮外约厚一寸须固蜜，用木柴青炭四面炙之（约须用木炭7.5千克），炙至瓜灰辣味，色焦带黄为火候恰到好处之征，则效验最佳。炙后令其自冷，次日打开去泥土，取出西瓜和药末共研细末，用好瓷瓶贮藏，勿令泄气。

7. 截臌法

患气臌、水臌者，手按之下陷不起者，均可用活黑鱼一尾（重约350～400克），去鳞甲，将肚剖开去肠杂，入黑矾约1.5克，松罗茶15克，男性患者加蒜8瓣，女性患者加蒜7瓣，共放入鱼腹中，盛瓷器内蒸熟，令病人吃鱼。如能连茶、蒜全吃则更妙，从鱼头上吃起，则病从头上消起，从尾上吃起，则病从脚上消起，甚为灵效。

8. 治气臌水臌法

治法1：白茅根50克，赤小豆50克，共煎汁频频饮服，每日服一剂，可使溺畅胀消。

治法2：大蒜、田螺、车前子各等份，熬成膏，摊贴于脐中，外用布包扎，一日换一次。

治法3：轻粉3克，巴豆6克压去油，生硫黄2克，共研末做成饼，先取新棉一片铺脐上，再将药饼当脐按之，外用布缚紧，用药后当泻下，去药后以粥补之，愈后忌冷水。

治法4：雄猪肚1枚，入蟾蜍1只，白胡椒每岁1粒，按病人年岁为度，囫囵装入肚内，砂仁6克同蟾蜍装入肚内，用线扎紧肚口，以黄酒煮化，去蟾蜍，只食肚及酒，自愈。

治法5：陈年大麦芽煎汤，频频饮服。

9. 治病后臌胀法

老鸭子一只，厚朴100克为末，将鸭子剖腹去脏，把厚朴末放入腹内共煮，待鸭子熟烂食之，连食三只即愈。

10. 治水臌偏方

陈年大蒜头煎服。连续服数次后即泄泻，渐服渐泻，直待泻空腹消而后停止服用。但最好在病刚刚开始时及时服用效果好，且禁食盐三个月，以免复发。如嫌淡食无味，可用秋石盐代之。上述治法虽然极其平淡，但效果却很好。

11. 治臌胀土验方

蛤蟆（破肚去肠）装入砂仁 15 克，包着烧，然后去掉蛤蟆，研砂仁为末，开水送服。

12. 治腹胁积块外治方

取风化石灰 250 千克，放瓦器内炒极热，加入大黄粉 50 克，炒热取起，入桂末 25 克略烧，入半醋调和成膏，摊布上贴之。

三、中风证治法

中风又名"卒中"，因起病急剧，变化迅速，与自然界善行而数变之风邪特性相似，故名中风。本病与西医的脑卒中大体相同，包括出血性脑血管病和缺血性脑血管病。出血性脑血管病主要有高血压性脑出血；缺血性脑血管病主要有脑血栓形成、脑栓塞和暂时性脑缺血发作等。中风主要表现为猝然昏仆、口眼㖞斜、半身不遂等，亦有未见昏仆仅见㖞僻不遂者，即口眼歪斜、四肢偏瘫。

1. 预防中风法

凡初觉大指、次指麻木不仁，或手足少力，肌肉微掣，三年内必有中风之疾，宜先服愈风汤、天麻丸各一料，此为治未病于先。

2. 通治中风中暑中寒中毒方

生姜汁一杯，童便二杯，同调和温服，立解。盖生姜能开痰下气，童便则滋阴降火，效验实为奇妙。

3. 治卒然中风口眼歪斜法

治法1：用活的鳝鱼以针刺头出血和麝香少许调匀，涂于未歪侧，待正后即洗去。

治法2：取蓖麻子数十粒，捣极烂，左歪涂敷右侧，右歪涂敷左侧，待正后即洗去，切不可入眼中。

治法3：新石灰适量，加醋炒，并研成粉末，仍用醋调匀，以此涂于未歪侧，立可牵正，待正即洗去。

治法4：取雄鸡冠血涂于未歪侧，待正后洗去。

治法5：生乌头、青矾各等份研末，每用少许嗅入鼻内，取涕吐涎立效。

治法6：蓖麻子49粒（亦可用巴豆7粒去壳研），研作饼，右㖞安于左手心，左㖞安于右手心，再用杯子盛热水，放在药饼上，水冷则另换热的，五六次即正。

治法7：皂角250克，去皮弦研末，用三年以上的陈米醋调拌，右㖞则涂右侧，左㖞则涂左侧，干则换之，数次即正。

4. 救中风口噤痰厥不省人事法

治法1：用鸡毛一支，蘸桐油少许，撬开病者的口，将鸡毛扫入喉中，令吐痰即活。

治法2：胆矾末0.3克，以温酒调化后，灌入口中，以吐痰为度。

5. 治中风不语法

治法1：用人尿浇于病者面上即自醒，或用龟尿少许点舌上即愈。取龟尿法为用一镜子照龟，则尿自出。

治法2：巴豆肉数粒，同艾叶共捣揉成绒烧烟熏鼻，即自醒。

治法3：中风痰壅不能言语者，用姜汁半杯，香油一杯，和匀后徐徐灌入病者口内；或用鸡清一个和香油一两调匀灌下。如病者牙关紧闭者，可用白矾、青盐各等份，研成细末和匀，擦牙即开。

6. 卒中昏仆急救法

治法1：如中风突然昏倒不省人事，牙关紧闭者，可先用乌梅肉、南星、细辛各等份，研为细末，以手指头蘸药末擦牙即开；也可用白矾、盐各半，共研细末擦牙，待患者口开后，再用柏叶、葱白各15～30克，共捣作泥，用无灰酒一大盅煎一二十沸，去渣温服。

治法2：凡中风忽然昏倒，不省人事者，以生姜嚼碎，用量不限，以姜渣向患者面部天庭穴周频频擦抹（天庭穴位于额部正中近眉处），再以生姜汁滴一二滴于眼角内即醒，男滴左眼，女滴右眼。

治法3：若中风不语，突然昏仆时，急取鹅不食草焙干研细末，吹鼻中取嚏，然后再用黑大豆200克，煎浓汁灌下。

7. 治急中风土法

若突然中风，口闭痰涎壅盛垂死者，取大蒜一把，路上热黄土一把，两物混匀研烂，再以清水（以刚从井中或海中汲来的为佳），浸泡一会，去渣取清液灌入病者口中即愈。此法治中风仆地特别适宜。

8. 治中风痰厥法

治法1：若见突然昏厥，喉中有痰声，呕吐涎沫，呼吸气粗者，取白矾50克，牙皂荚15克，共研细末，每服3克，温水调下；或将两物加水一碗，煎至半碗，入蜂蜜15克，再煎一会儿，温服，须臾即得吐，如不吐，再饮热开水一杯即吐，吐后即愈。

治法2：用香油50～100毫升灌之，吐痰即愈。再以旋复花焙干研末，炼蜜为丸如梧子大，临卧时，以茶水送服6～7丸。

9. 喷嚏丸治中风

中风不语，昏仆不省人事者，用生半夏9克，研为粉末，以水调成丸如黄豆大，塞入患者鼻孔中，必喷嚏，即愈。若喷嚏不止，可令患者饮凉水，立止。

按：此方中水调成丸当临时配制，不可使丸药太干燥。此方尚可治痰厥，以半夏研细末，吹入鼻中为宜。

10. 治吊线风方

吊线风又叫口僻，即口眼歪斜，相当于西医所称的神经麻痹，属于面瘫。可用牙皂焙焦研细末，以粥调匀，左歪敷右，右歪敷左，特效。

11. 治四肢瘫痪筋骨拘挛奇效方

取椿、槐、桃、李、茄、柯、桑、柘、蓖麻九种枝各二尺，切碎后共煎浓汁，乘热洗四肢，每日三次，另以黑木耳水煮，酱油拌做菜，常食，即愈。

12. 根治中风瘫痪法

治法1：凡卒然手足不举者，用穿山甲、大川乌头（炮制熟）、红海蛤（炮熟如棋子大者）各100克，共研细末和匀，每用25克捣葱白汁调成厚饼，直径约一寸左右，随左右之偏瘫贴于相应的脚心，缚定，再令患者于密室内安坐，以脚浸泡于热水盆中，待身感麻、汗出时，急去除药饼。宜避风半月，自然手足可举。半月后再行一次治疗，法同上，一二次可除根。

治法2：凡中风、中痰，左瘫右痪三十六种风，均可用下方：紫背浮萍500克，曝晒干，研细末，用蜂蜜调和成丸如弹子大，每以豆淋酒（黄酒）化服3丸，每日一服，服后盖被令汗出而愈。

治法3：核桃仁50克捣烂如泥，黄蜡9克，以烧滚热的黄酒冲化服下，令发汗，三日一服，常服可愈。

13. 治中风效验方

凡中风痰涎壅盛，牙关紧闭，或风痫癫狂不论新旧之疾，以及破伤风抽搐等，均可用皂角500克，去最外层筋膜及包在内的黑子，切碎，以酸浆水浸3~7天后，揉捞去渣，将汁放入砂锅内慢火熬透，用槐树枝或柳树枝搅拌成膏，取出后摊厚纸上阴干收贮，用时取手掌大一片，温开水化开放于碗内，灌入病人鼻孔内，良久涎出为验，如欲使涎止，服温盐汤一二口即止。忌食鸡、鱼、生冷温面等物。

14. 治口眼㖞斜砭法

凡口眼㖞斜，一切风痫、暗风瘫痪者，可用锋利的碎瓷片一块，以尖锐头刺少商穴，使血出即解。少商穴在拇指头指甲两旁与出指甲处相齐，离指甲两边各一分便是。刺前先从背上抹至指间，使血不行，放刺。先从在指刺起，但见苏醒则不必遍刺。瓷片须用两片竹夹住，露瓷锋一分在外，再用一扎紧。

15. 治半身不遂法

治法1：牛膝150克，白鸭一只（去肠杂不用），将鸭去毛洗净，把牛膝放入鸭肚内，加水二大碗，放砂锅内煮熟，去牛膝食鸭，数次即可自愈。

治法 2：取白凤仙花 100 克，以鲜、老者为佳，黄酒 500 克，将凤仙花放酒内浸一夜，煎沸去渣，任意饮之。轻者一日收效，重者半月即愈。不能饮酒者，水煎亦可，但其效较缓。

按：凤仙花为民间庭院中栽植的花草，又称女儿花，亦名染指甲花，南方名风女花。花朵的颜色有红、白之分，采时只能用白色花朵。

治法 3：芥菜子研末，与好醋调和，如病瘫在左，将右半身自头至足敷满（除七窍不敷），病瘫在右，同样治之，敷后盖被睡，一觉即愈，不愈再用。

治法 4：仙灵脾 500 克，细切，用绢袋将切细的仙灵脾装裹盛于不渗漏的器中，用无灰酒 2.5 ~ 3 千克浸泡并密封固，经春三日，秋冬五日后，每日暖饮，常令醺然，不得大醉，酒尽再合，无不效验。

治法 5：取麻黄 3 ~ 3.5 千克，放锅中加水熬成糊，再摊纸上，上下遍贴于不病的一边，除七窍及病处不糊。以竹虻焙干研末 9 克，年老者加麝香 1 克研匀，用热酒服，服后就卧，不久药行如风声，口吐恶水，身出臭汗如膏，乃急去糊纸，另温麻黄汤浴之，暖卧将息，淡食十日，手足如故。

16. 治软瘫方

萆薢 750 克，杜仲 250 克，共捣细末，每天早晨以酒调服 10 克，忌食牛肉。

17. 治风瘫土方

患风瘫多年不能动者，取金毛狗脊 500 克，切细片，放砂锅中加黄酒 1500 克煎煮三炷香的时间，待锅凉后埋土中七日取出，每天饭前饮一二盅，数日即能行动。

四、眩晕证治法

眩晕是目眩与头晕的总称。目眩即眼花或眼前发黑，视物模糊；头晕即感觉自身或外界景物旋转，站立不稳。眩晕常见于美尼尔氏综合征、高血压、贫血、神经官能症，以及低血压、心律不齐等疾病中。

1. 治眩晕法

治法 1：艾叶 10 克，黑豆 30 克，鸡蛋 2 枚，同煮熟，吃蛋并喝药汤，每日一剂。

治法 2：白鸽一只，去毛及肠杂，加天麻 10 克，共蒸极烂，一次全部吃完，每隔一天服一料，甚效。

治法 3：如头晕吐逆，胃冷生痰者，用干姜炮 6 克，甘草炒 4 克，水一杯煎至半杯饮服，一日一剂，累用有效。

治法、4：若头晕目眩，起而欲仆者，用白果子 2 枚去壳皮，红枣 10 个去核，共捣烂，加开水冲匀，每晨或临睡前空腹饮服，每日一剂。

治法 5：泽泻、竹茹各 50 克，加水煎二次，将两次滤液混匀，频频饮服，每日一剂。

治法 6：猪脑髓一个，用冷开水洗去血，再将朱砂掺入猪脑内，外用荷叶包住，放锅笼内蒸熟食下，每日一个，连服七日可断根。

2. 治风热眩晕法

治法 1：风热上攻，头目眩晕，目赤眼花，面肿，胸中痞闷作呕者，以川芎、槐角子各 50 克，研为细末，每服 9 克，清茶调服，日服二次。

治法 2：用排风子（焙干）、甘草（炙）、菊花（焙）各 50 克，研为末，每服 6 克，卧时温开水送服。

3. 治头风眩晕法

头风眩晕者，表现为恶心呕吐，痰涎泛口，食少纳差。

治法 1：零陵香（佩兰）、藿香、莎草根（炒）各等份，共研细末，每服 6 克，开水送服，每日服三次。

治法 2：蝉壳 50 克，微炒研末，每用酒送服 3 克，开水送服亦可。

治法 3：苍耳叶晒干为末，每服 3 克，以酒调下。日三服；若呕吐者，将苍耳叶末用蜜调成丸子，如梧子大。每服二十丸。

治法 4：头风旋运，多汗，恶心，胸膈痰饮者。以川芎500 克，天麻 200 克，研末炼蜜为丸如弹子大，每嚼一丸。开水送服。

4. 治长年习惯性眩晕法

当初夏新蚕茧丝上市时，用鸡蛋 7 个，置锅内与蚕茧共煮七日七夜之久，然后取出，分数次食之。第一年食 7 个，第二年食 7 个，以后即永不复发，此方可用治顽固性美尼尔氏综合征。

5. 治高血压头晕法

治法 1：素患高血压者，以蚕沙（即蚕屎）20 克左右。研成细末，分作六包，每次用开水冲服一包，每日服三次。

治法 2：绿豆粉 20 克，黑杜仲 10 克，每日于晚饭后水煎服一剂，病重者服二次。

治法 3：玉米须 50 克，菊花 15 克，加水微煎，沸后即取下，频频饮服，每日一剂。

治法 4：芹菜根洗净，捣烂绞取液汁，每服三五匙，每日服三次。

治法 5：柿漆（即未长熟的柿子榨出的汁），每天服 6 克，以糖开水送服。

治法 6：每天吃三五个香蕉，甚妙。

五、疝气证治法

疝气是指睾丸、阴囊肿胀疼痛，或牵引小腹疼痛的一类疾病，又叫小肠气。疝气又有寒疝、水疝、气疝、狐疝、癫疝等种类。

1. 治小肠气简便术

令患者平卧，头肩略放高些，先用手掌摩压患处使平后，再用浸湿冷水的布或毛巾按压患处约一刻钟，即可生效，倘若不效，恐成顽疝，可令病人坐于冷水大盆中，约一小时后，如仍未愈，可再用冷水毛巾按压一次，必效。

2. 治疝气奇妙术

令患者手握成掌，于掌心处有一横线，其透出手侧之处稍有一凸起处，用纸条火捻向凸起处撞之，左疝撞右掌之凸起处，右疝撞左掌之凸起处，然后再以片糖煮水服之即愈。

3. 治疝气法

治法1：鲜枸杞连根叶适量，加入老生姜共捣烂成绒，盛于布袋中做成如妇人月经带式，缚于阴囊上，待一两小时后，阴囊痒极，切不可用手抓，行一两次即可愈。

治法2：诸疝初起，即用新鲜地骨皮，生姜各200克，共捣成泥状，以绢布包裹，兜于阴囊上，开始时觉阴痒异常，强忍不久即见效。

治法3：连蒂和子的老丝瓜2条，烧存性，研为细末，每次服9克，以热酒送下，轻者一次即效，重者不过二三服即愈。

治法4：牛蒡子根捣烂绞汁，同好酒兑匀饮服，服后盖被取汗即愈，且永不再发。

治法5：鲫鱼数尾，去肠杂，加入茴香适量，同煮熟服食，久久自愈。

4. 治疝痛法

白酒200克，麦麸250克，用酒拌麸，分装入两个布袋中，放笼内蒸熟，令病者仰卧，以毛巾垫住睾丸，将布袋放置睾丸上，冷了再换，经三小时即可止痛。

5. 治疝土法

治法1：临卧时在床上两膝盘坐，两手在腰际前后上下摩擦，如左手在前擦，右手则在后擦，每擦七次，即更换两手，以四十九次为度。擦时须闭目静坐不动，口须运气不可急。手擦七次，运气一口，照法连续施行三日，可不吃药自愈。

治法2：鲜荔枝壳及核盛于盆中，放在火上烧，令患者以臀部承其上，徐徐熏之，经三四次即愈。

治法3：茴香适量，放锅中炒热，分作两包装于布袋中，更替熨患处周围，甚妙。

治法4：以陈壁土炙热，布包熨阴囊处，冷即再换，一日数次，连熨数日便愈。

6. 治肠疝偏坠痛法

治法1：向日葵生秆一根（年久有虫蛀迹者更妙），去皮用穰，切碎熬水一碗，冲入红色糖适量化匀，温服极效。

治法2：大茴香末50克，小茴香末50克，用牙猪尿胞一个，连尿入二药末内，系定缸内，加酒煮烂，连胞捣丸如梧子大，每服50丸，以开水送服。

7. 治寒疝法

治法1：如疝气痛牵引小腹，睾丸偏缩，阴囊肿硬而冷，畏寒喜温者，以胡椒十余粒，研成细末，掺于膏药上，再烘热膏药贴于阴囊下根部，旋即痛可止。

治法2：吴茱萸炒热，装布袋内包裹，频炒黑各等份，研匀为末，每服3克，温酒调服。

8. 治热疝法

治法1：如痛处如火灼，尿赤便艰，口干畏热，即属热疝，以芙蓉叶、黄檗各9克，共研细末，再以木鳖子仁一个磨醋，调上药末，涂于阴囊上，此法并治疝气偏肿。

治法2：如服小茴香、荔枝核等药不效，证属热者，取芙蓉花根去心用皮，捣极烂，加大黄末调匀，敷于患处，二三日必愈。

9. 治狐疝法

狐疝其形如瓦，卧则入小腹，行立则出小腹入囊，相当于西医的脱肠疝。

治法1：狐疝偏有大小，时上时下，可用丝瓜络10克，陈皮4克，共研细末，以开水冲服，每日三剂。

治法2：地肤子15克，白术6克，桂心2克，共为细末，每以酒调服9克，忌用生葱。

10. 治癩疝法

癩疝者，阴囊重坠大如杯，麻木不知痛。

治法1：取薏苡仁100克，同东面的壁土100克，共炒至焦黄，去土不用，将薏苡加水煮烂，放砂盆内研成膏，每次以酒调服9克，每日2次。

治法2：取丝瓜叶烧存性9克，鸡蛋壳烧灰6克，共研末，以温酒调服，连服一周效。

11. 治睾丸偏坠肿痛法

治法1：如睾丸肿痛者，用黑矾9克，放瓦上焙黑，研末，以米糊调丸，每服1克。

治法2：橄榄核、山楂核各等份，共烧存性，研末，每服6克，空腹时以茴香泡开水冲服。

治法3：生鸡蛋打破搅碎入瓷碗中，一面将秤砣烧红，先淬以陈醋，再把秤砣放入碗中将蛋收之，候冷后剥下鸡蛋，临卧时食下，用治睾丸偏坠痛可立愈。

第七节 肾系病证

一、腰痛、腰酸证治法

腰痛是指腰部一侧或两侧疼痛；腰酸是指腰部的酸楚感。

1. 治闪挫腰痛法

治法1：削取西瓜最外层的青皮，用线穿起来，悬挂于通风的阴处晾干，再研成细末，若遇闪挫腰扭时，即可用盐水和酒调和送服9~12克。

治法2：若挫闪腰痛，痛甚不能转侧者，取地鳖虫10克，晒干或焙干研末，以热酒吞服，一日一次，二三日即愈。

2. 治肾虚腰痛法

治法1：肾虚腰痛（属慢性腰肌劳损）不能屈伸者，用猪腰子一个（以竹刀将腰子切成片状），破故纸50克（用食盐、白酒调化浸一宿，取出放入新瓦上焙干，研为细末），撒在猪腰内，再将猪腰放在饭上蒸熟，趁热食服，轻者服五次，重者服十次即愈。

治法2：取羊脊骨一具，捣碎，加肉苁蓉50克，草果五枚，并放入适量蒜、姜，加水煮汁饮服，服后再饮少量酒。

治法 3：猪腰子一个切片，掺入八角茴香末，或杜仲适量，煮熟或用湿纸裹煨熟，空腹时用盐、酒和送服。

治法 4：杜仲去皮炙黄 500 克，分作十剂，每夜取一剂，加水浸至五更，再煎煮至一半液，放入羊肾三四片切下，再煮三五沸，如作羹法，和以胡椒和盐，空腹时顿服，待十剂服完即愈。

3. 治腰痛如刺方

用八角茴香炒研，于饭前每服 6 克，盐水和酒各半送服，并以糯米 500 克炒热，盛于布袋内，趁热裹于痛处；亦可用八角茴香炒后研为粉末，于饭前以酒送服 6 克。

4. 止腰痛法

治法 1：黑牵牛半生半炒，研末过筛，取第一次筛下的粉末，以水拌和成丸，外面用硫黄粉末薄薄地裹一层为衣，于空腹时以盐汤和酒各半送服 6 克，一次即可止痛，神效。

按：此方用意极妙，但只适于体实者，对年久湿重之证效果较好。

治法 2：生姜 500 克，捣烂取液汁 200 克，加入水胶 50 克，共煎成膏，摊于厚纸上，贴腰甚效。

按：水胶即木工用以黏着木器所用之胶。

治法 3：鲜松针 200～250 克，放于 500 克米酒内浸泡，经半个月后服用，每次服一小杯。

治法 4：用好茶叶适时，加水煎一碗，再加入醋半碗兑服，一次服完，对于腰痛难转者，当即见效。

治法 5：年老患腰痛者，用鳖甲炙酥研末，每日用酒冲服一茶匙，饮二次，立可止痛。

治法 6：三月三日采收桃花数斤，用井华水三斗，曲六升，糯米六斗，炊熟如寻常酿米酒法酿成酒，待熟后每服一碗，每日三服，对于腰脊作痛者，其效如神。

5. 腰痛无忧方

取雄猪腰子一付，用铜刀破开，去中间血膜及外边油腻，青盐6克（炒过的），大茴香5克，当归5克，杜仲15克去丝，共研细末，放入腰子内，再将猪腰放瓷器内过一宿，次日早上用韭菜铺于猪腰子上下，放锅内蒸熟，再用白酒洗去药末。把腰子切成片，以好陈酒于空腹时送服，久痛者吃五六付，新发者吃一二付即愈。

6. 治肾虚腰足无力方

取生栗子贮于袋内，悬挂阴干，每日清晨吃十余个，再吃猪肾煮稀粥助之，久必强健。

7. 治腰腿酸痛法

治法1：扫帚子9克，炒黄研细末，用黄酒冲服即止。

治法2：威灵仙50克，炖瘦猪肉吃。

治法3：榕树根100克，炒杜仲50克，炖兔肉分三次空腹时吃下。

二、癃闭证治法

癃闭是指小便量少，点滴而出，甚则闭塞不通为主症的一种疾患。以小便不利，点滴而短少，病势较缓者称为"癃"；小便闭塞，点滴不通，病势较急者称为"闭"。癃闭包括西医各种原因所引起的尿潴留及无尿症，如神经性尿闭、膀胱括约肌痉挛、尿路结石、尿路肿瘤、老人前列腺增生、尿道狭窄、尿毒症等。

1. 治小便不通法

治法1：小便不通，腹胀如鼓者，用大田螺加盐半匙，生捣烂如泥（或加车前子15克共捣），敷于脐下一寸三分处（即丹田穴），不久自通；或用蚯蚓捣泥、朴硝各等份，水调和敷脐下。

治法2：以生白矾研末5厘，放入脐中，上面用冷水滴之，内以萱草根煎水频频呷饮。

治法3：葱头须十余个，盐一匙，共捣和如泥，敷于脐上，外用热水袋熨之，一会儿便通。

治法4：丝瓜络100克，同蜂蜜炖开水，凉后服下，服药后半小时尿即可通。

治法 5：皂角、半夏、麝香共研细末，填脐内，再用田螺、葱白捣烂成饼盖之，无不通者，神效非凡。

治法 6：松树脂、棕树根各 9 克，煎水饮服，一小时内小便通畅。此法用治老年人小便不通效果较好。

治法 7：葱白切细，放锅中炒热，盛于布袋，乘热熨小腹，冷了再换一包熨，另以手擦掌心和足心，极效。

治法 8：乳香 9 克，研细末，加入烧酒一杯，蜜糖 50 克，调匀，空腹服下。

治法 9：蟋蟀 7 个，放瓦上焙黄，研为粉末，一次服下，以黄酒冲服。

2. 治老人尿闭方

白颈蚯蚓（活者）、茴香各等份，共杵汁，饮之立愈。

3. 治小便虚闭法

桃枝、柳枝、木通、川椒各 50 克，枯矾 9 克，葱白 7 个，灯心一握，水三十碗，煎至一半，用瓷缸盛之，乘热熏阴囊及小腹，外用棉被围住，不令风入，药汤冷后再换，再烧再熏，良久便通。

4. 通治小便不通奇妙法

治法 1：取蜗牛 8 个，捣烂如泥，敷于脐下一寸三分处，不久便通。

治法 2：白凤仙花连根叶不拘多少，煎水乘热熏洗阴囊、阴茎及两胯间，极效。

治法 3：葱白连叶捣烂，用蜂蜜调拌，包敷于阴囊上即可通。

治法 4：取卤咸橄榄 4～5 枚，灯心花一束，二物同煮饮服，通小便如神，凡各种方法无效者，均可选用此方。也可用陈海蜇 200 克，荸荠 2 枚，煎汤饮服，神效。

5. 治小便不通外用土方

取莴苣菜 200 克，捣烂成糊，敷于脐上，再用热水袋熨上，即时可通。

三、遗尿、小便失禁证治法

遗尿是指在睡眠中小便自遗，醒后方知的疾病，也称尿床。小便失禁是指在清醒状态下不能控制排尿，而尿液自行排出的病证。遗尿多见于素禀不足之儿童，小便不禁多见于老人、妇女及病后。

1. 治尿多小便不禁法

取蔷薇根煮浓汁，频频呷饮；或将蔷薇根晒干研为末，以酒送服。若取野蔷薇白花煮服，或晒干研末冲服，效果更佳。

2. 治壮年遗尿法

治法1：猪膀胱一个，将盐拌茴香装入其内令满，阴干后放瓦上焙焦，研为细末，每服9克，以黄酒送服，数次即愈。

治法2：枯白矾、牡蛎各等份，共研细末，每服一匙，以温开水冲服。

治法3：鸡胃（带鸡内金）及肠子一具，烧焦研成细末，分数次服，以酒送下，男用雄鸡的，女用雌鸡的。

3. 治梦中遗尿法

治法1：白纸一张，铺席下，待遗尿在上，取纸晒干，烧灰，以酒冲服，老少遗尿皆宜。

治法2：桑螵蛸十个，烧焦研细末，以白沙糖开水调服即愈。

4. 治老人遗尿方

草乌头15克，用童便浸泡七日，取出去皮，同盐再炒，研成细末，酒糊为丸如绿豆大，每服10丸，以盐汤送服，愈即止服。

5. 治气虚遗尿

雄鸡一只，连肠肚一起焙干，研为细末，以温酒调服，分三四次服下即愈。

6. 治老人尿多

每天晚上煮糯米饭吃甚效。如尿时阴茎痛而仍频数者，取生黄芪50克，甘草6克，煎水服下，日二服，数次即愈。

7. 治小便频数法

治法 1：取羊肺一具，洗净切片作羹，放入少量羊肉和适量的盐、豆豉，连服三料即愈。

治法 2：茴香洗净后，加盐少许同炒，研为细末，炙糯米糕蘸食，甚效。

治法 3：取纯糯米糕一手大，临卧时炙令熟软，唉之，温酒送下，不饮酒者可用温开水送下，多唉尤佳，食后行坐良久，待觉胸腹畅通，便睡，即使一夜尿十余次者，亦可当夜便止。

治法 4：胡桃煨熟，卧时嚼服数个，以米汤送下。

治法 5：莲子 250 克，酒浸二宿，以小猪崽肚子一个，洗净，将莲子放于内，缝定后放锅内煮熟后取出，晒干研为末，再以酒煮米糊拌入药末为丸如梧子大，每服五十丸，于食前温酒送下。

8. 治尿崩症方

甘草 30 克，煎水送服六味地黄丸 20 克，每日二次，并口含乌梅；或用龙骨 30 克，五味子 30 克，煎水送服桂附地黄丸 10 克，一日三次。

四、淋浊证治法

淋证是以小便频急，淋沥不尽，尿道涩痛，小腹拘急，痛引脐中为特征，有热淋、血淋、气淋、石淋、膏淋、劳淋等之分。淋证主要见于西医的某些泌尿系统疾病，如肾盂肾炎、膀胱炎、泌尿系统结石、肾结核等；浊证亦即尿浊，是指小便混浊，白如泔浆，而溲时无尿道疼痛为特征的疾患，多见于西医的乳糜尿、泌尿系炎症、结核、肿瘤等病。

1. 治淋症法

治法 1：鸡蛋一个，大黄 6 克研末，将鸡蛋打一小孔，放入大黄粉，将鸡蛋口用纸糊住，蒸熟，临卧时吃下，可连吃数个。治法 2：玉米棒子或根，煎汤，当茶喝。

治法 3：蒜台帽 200 克，醪糟坯 250 克，共煎汤，赤淋加白糖 200 克，白淋加赤糖 200 克，分三次服下。

2. 治石淋法

石淋为小便急胀，痛如刀割，尿中夹沙石，亦即尿路结石。

治法 1：砂石诸淋，痛不可忍者，用萝卜切片，加蜂蜜浸一会儿，炙干数次，不可过焦，细嚼盐汤服下，每日三次。

治法 2：取鲤鱼齿 500 克，晒干研细末，以三年以上的陈醋调和，分三次服下，一天吃完。

治法 3：蝼蛄 7 枚，食盐一匙，共放新瓦上焙干，研成极细粉，每日服一次，每次服 3 克，以温酒送下。

治法 4：胡椒、朴硝各等份，共研细末，每次服 6 克，每日两次，以开水送服。

治法 5：浮海石加水磨粉成乳状，同醋煮过和入，待澄清后饮服，三服即效。

治法 6：鸡矢白（即公鸡屎）晒干炒香研为末，以酸浆饮服 3 克，每日二次，服数次即可尿中下石而愈。

3. 治热淋法

热淋为小便短涩，感灼热而赤。

治法 1：海金沙草阴干研为末，煎生甘草汤调服 6 克，一日二剂。

治法 2：白茅根 2 千克，以水一斗五升，煎至五升，每服一升。

治法 3：凡小便频涩，久而令人消瘦者，用石膏 250 克，捣碎加水一斗，煮至五升，每服一小碗。

4. 治血淋法

治法 1：凡血淋，溺血，尿道瘙痒，淋漓不断者，可用鲜芹菜不拘多少，捣烂榨取汁，煎浓，服下一碗即可愈。

治法 2：患血淋，尿道刺痛者，可用向日葵空壳 30 克，煎水温服，每日两剂。

治法 3：车前草子 30 克，赤小豆 15 克，共研细末，每服 10 克，以葱白泡开水送服，每日三次。

治法 4：黑豆叶一把，水煎浓汁，顿服。

治法 5：莲蓬烧存性，研细末，加瞿麦研末，各取 9 克，空腹时以黄酒送服。

5. 治尿血法

治法 1：韭菜根洗净，捣汁，每取小半杯，冲童便半杯和匀，温服，一日二三次。

治法 2：猪腔血半碗，红糖 150 克，以血冲红糖服。

治法 3：莴苣菜不拘多少，捣烂，敷于脐上，用布扎定，一日一换。

治法 4：干柿饼三个，烧存性，研末，以米汤调服。

治法 5：取人的乱头发烧灰研末 6 克，以米醋汤调服，数次即愈。

治法 6：小便沥血疼痛者，用向日葵花心（隔年的葵花梗内面的心）150 克，白糖 200 克，开水四碗，用大碗盆盛着，放锅内炖一两小时，待凉后，空腹徐徐服下，轻者二服，重者不过三四服即可愈。

6. 治气淋法

气淋其状小便急胀，欲解不出，尿时点滴而下。

治法 1：甘蔗上青梢杆 50 克，以酒煮汁，饮服，每日一二剂，三日可愈。

治法 2：熬盐热熨小腹，冷则再换，不久自通。

治法 3：白芷浸于醋内一天，取出焙干，以木通、甘草各 6 克，煎汤送服白芷末 3 克，连进二剂可愈。

治法 4：食盐和醋拌，以开水送服，甚效。

7. 治膏淋法

膏淋者，小便涩痛，尿如脂膏或米泔水。

治法 1：鸡蛋一个，大黄 3 克，白矾 3 克，先将鸡蛋打一口，纳大黄末，白矾末于内封口，煮熟去壳食之，每日一个，连吃一周，以开水冲服。

治法 2：金樱子根 1000 克，洗净煎煮成浓汁，去渣再熬膏，每服 3 匙，每日三次。

治法 3：杉树浆焙干研末 10 克，以米酒调服，一日一次。

8. 治白浊法

治法 1：生萝卜一个刮空留盖，放入吴茱萸填满，盖定，并用线扎紧，或用竹签插紧，放在糯米饭上蒸熟，去除吴茱萸不用，以萝卜焙干研末，用米糊调成丸如梧子大，每服 50 丸，以盐汤送服，每日服三次。

治法 2：野苋菜（老）头，煮瘦猪肉吃，二三次即可愈。

治法 3：陈冬瓜子炒研末，每于空腹时，用米汤调服 15 克，此方并治白带。

治法 4：羊角火煅刮灰末 3 克，以酒冲服，数次即愈。

治法 5：野芝麻炒焦黑，研细末，以陈酒冲服，每次 12～15 克，每日二次，奇验。

治法 6：新鲜薏苡仁根捣烂取汁，每以一碗，用滚开水或滚酒冲服。

9. 治虚劳白浊方

取羊骨煅过，研为细末，每以酒冲服一小匙，每日服三次。

10. 治前列腺炎法

治法 1：白石榴花根 50 克，洗净炖瘦猪肉，熟后连汤带肉吃下，一日一剂。

治法 2：紫茉莉花根 100 克，去皮切片，水煎服，一日一剂。

治法 3：鲜鱼腥草根 100 克，浸泡于淘米水内一小时后，去渣服下，每日二次。

治法 4：取麝香 0.2 克，放肚脐内，再用白胡椒粉盖在上面，外用胶布贴盖，隔五至七天换一次，连用二次可愈。

第八节　性功能障碍疾病

一、阳痿证治法

阳痿指性交时阴茎不能有效地勃起，以致不能完成性交活动。本病可分为精神性和器质性两种，若根据过去曾否有过性交能力，又可分为原发性、继发性和境遇性三大类。凡是没有过性交机会的成年男子，一次也不能将阴茎纳入阴道内，称为原发性阳痿；如曾经有过成功性交史，其后发生阳痿者，称继发性阳痿；有的人只在特定的环境中，或遇特定的对象时才发生阳痿，换成别的场合或对象，则不能够性交成功，称为境遇性阳痿。

1. 治阳痿法

治法 1：蟋蟀 20～30 只，沸开水烫死，洗净去头、翅、足，再用面粉糊裹炸食之；并以白酒佐餐，每日一次，连用十日为一疗程。

治法 2：天雄 10 克，菟丝子 100 克，共研细末，用雀卵捣入和丸，每服 3 克，以酒送服。

按：天雄大毒，入药不可加量。

治法 3：取狗阴茎 3 具，放瓦上焙干，研为细末，每餐用酒送服 3 克，能令阴茎强大，阳痿者连服二三料可愈。

治法 4：樗鸡（又叫蹦蹦虫），在每年阴历 7 月份捕捉，阴干研成细粉，每次服 2～3 个樗鸡粉，用淡盐水或温开水送服，连服一周左右可愈。

按：樗鸡以生长于臭椿树上的为好，其他树上的不能用。

治法 5：细辛晒干，研为细粉，每日取 3～4 克，泡开水代茶饮，连服 3～30 天。

治法 6：覆盆子研末，开水调和作丸，久服能使阴茎坚长。

治法 7：蜈蚣焙干研成粉，分成 0.5 克 1 包，或装入胶囊，每次服一包，早、晚各服一次，空腹时以白酒或黄酒送服，二十天为一疗程，忌食生冷，忌，恼怒。

治法 8：水蛭 30 克，雄鸡一只（去肠杂及毛），同煮熟，光吃鸡肉及汤，隔三天再进一剂。

治法 9：蛇床子 100 克，地骨皮 100 克，加水煎浓汤，待温热适中，用消毒药棉蘸洗生殖器，一日数次，极效。

治法10：大葱白1根，大虾1个，将大虾裹于葱白内，放炭火旁炙干，研成细末，以白开水冲服，一日一剂。

治法11：取韭菜地里的白颈蚯蚓适量，放瓦上焙干研成细末，每服6克，开水送服，一日一剂。

治法12：用石硫黄研成粉，拌于饭食中并捏成小团，喂饲于肥壮雄鸡食之，食后令人逐鸡奔走，等药气渗入血肉中，即宰杀食之。

2. 治肾虚阳痿法

治法1：如房事过劳或手淫致头晕、面色无华、腰膝酸软、阳痿不举者，取猪腰子一对，用竹刀切片，加枸杞子400克，豆豉汁一杯，并放入适量胡椒、盐同煮羹食，一日一料，服数料即可愈。

治法2：取原蚕蛾焙干，研为细末，每以白酒冲服3克，甚效。

治法3：老母猪子宫肠，放瓦上焙干，研为细末，每服9～15克，以烧酒冲服，连服三五日即生效。

3. 治精神抑郁性阳痿术

如因明显的精神不畅所引起的阴茎勃起不坚，或不能勃起者，可用黑狗肾（即狗睾丸）一个，每天临睡前按摩两脚心数次，每次按摩15～20分钟，坚持几天至十几天必效。

4. 治惊恐性阳痿方

若性交时因惊吓，致阴茎不坚，或不能勃起者，可用葱管带须数根，切去一截，内装虾仁以填满葱管为度，在文火（即微火）上焙干，研为细末，每日早晨冲服6克；另用羊睾丸一对，加陈酒少许蒸熟，每日早晨一次服下，连服半月至一月必愈。

二、遗精（附：早泄）证治法

遗精俗称跑马，指在没有性交、手淫的情况下，精液自行从阴道口泄出。遗精多发生于睡眠时，尤以夜间为多。一般分为梦遗与滑精，有梦而遗者叫梦遗；不因梦或见色而精自滑出者名滑精。对于阴茎勃起时尿道口流出点滴清亮而黏的尿道球腺液，或无阴茎勃起，而压迫会阴部流出的白浊液体（前列腺液），则不作遗精对待。童男或成年男子未婚者，或婚后性生活久旷者，偶有遗精，并无明显的身体不适感，则属正常生理现象。

1. 治遗精最便术

遗精一证，虽分有梦与无梦，但若遗精次数愈多，则体质愈虚，久而变成虚弱之证，可选用下列不用药的治疗方法：

方法1：每夜（晚饭后过一小时渐饥时）坐于椅上，两手用力撑于腰际，两足跟向地用力斜伸，鼻孔缓缓吸气，引至小腹，吸气两次，两足仍即收回原处，静坐十余分钟，再如前法伸足吸气二次，每夜须行三回，约过一月后，即不会再遗。

方法2：每夜临卧时，盘腿端坐于床上，以左手兜握阴囊，右手频缓匀摩小腹，约十多分钟，再静心涤虑，欲火自不上升，精关亦渐可坚固。

方法3：身宜侧卧一足，一手支颐、一手覆股上，闭口，以舌抵住上腭，静心安睡，自可精气流通，肾部坚固。倘防足屈易伸，可用布带绊住。

方法4：夜间盖被，虽在寒冬，足部不可多盖。恐足部过暖欲易生。

方法5：卧前洗足一次，然后用手掌摩擦足心，左右各摩十五分钟，使足心涌泉穴气流通，也可预防遗精。

按：上述五种方法，各有奇效。此外，节色欲、戒手淫、晨速起、夜勿饮，或阴部常用冷水灌洗，勿看言情小说等，均为防治此病要法。

2. 治遗精妙方

方法1：五倍子（炙）9克，煅龙骨9克，共研细末，以唾液调糊成丸，如桂圆核大，纳于脐中，外用布带扎紧，三日一换。

方法2：五味子49粒炒，卧前用盐开水泡，顿服，对有梦之遗精及无梦之滑精均有效。

方法3：剥取刺猬皮，炙酥后研细末，用白米稀粥调服6～9克即效。

方法4：取鲜紫花地丁捣烂为膏，贴敷于脐内，立可止遗。

方法5：鸡蛋一个，钻一小孔，纳入胡椒少许，用纸封其孔，候饭将熟时将鸡蛋插入饭内，熟后取食，每日一个，连用七个可断根。

方法6：十月霜后采韭菜子200克，微炒而为细末，食前以温酒或盐汤送服9克。

方法7：夜梦遗精者，用石菖蒲50克，白果14个，水煎汤滤去渣，加酒25毫升兑服。

3. 治梦遗盗汗

凡睡眠中即梦遗盗汗者，不论新久，均可用地龙400克，炒至微黄，研成细末，分作二十一包，七日服完，每日三次，于饭前以白开水送服。轻者以此一疗程可愈，重者不过二十个疗程。服药期间忌烟、酒及辛辣食物。

4. 遗精外治妙方

遇痨瘵阳强不倒，不能隔床，隔则遗精滑精者，取皮硝6～12克，将药放在患者两手心内，令其握紧，其药自化，一二次即愈。愈后如阳物不起，可用黄土、烧酒合成稀泥，糊于阴毛之际，一日即愈。

5. 荷叶治遗精

无论梦遗及滑精，均可用荷叶晒干，净50克，研为细末，每服9克，早、晚各服一次，以热米汤或酒送服。此方流传于民间很久，应用时无不奏效，轻者一二料，重者三料即愈。

6. 治心动遗精方

心动遗精者，即见到女色，或虽未见但一动欲念即遗精。可用莲心3克，研细末，放入辰砂0.3克和匀，以淡盐汤冲服，一次即愈。

7. 治肾虚遗精法

治法1：猪腰子一个，切开去除筋膜，放入附子粉末3

克，再用湿纸包裹，放炭火上煨熟，空腹时食下，食后再饮酒一杯，三五服即可愈，效验非凡。

治法2：鸡蛋1个，打破调匀，放入白果肉3粒，将蛋蒸熟，去白果不用，光吃鸡蛋，每日一次。

治法3：若肾气虚寒，遗精，日夜无度者，可用雄鸡肝1具，肉桂3克研成细末，拌入鸡肝内，放锅内蒸熟食下，一日一剂。

治法4：如时常滑精，阴茎中如有针刺感，可用破故子、韭子各50克，共研细末，每取9克，以水煎浓汁，去渣饮服，一日三次，以愈为度。

治法5：猪肚一个，内放入适量带心连衣的红莲子，放锅内煮极烂，杵成丸如梧子大，每以淡盐汤送服12克。

8. 早泄证治法

早泄是常见的男性性机能障碍疾病，一般以性行为过程中射精较早出现而命名。患者往往阴茎勃起后，尚未进入阴道，或进入阴道很快便射精。

治法1：五倍子50克，煎汤乘热熏阴部数分钟，待药液温热适中时，浸泡龟头数分钟，每晚一次。

治法2：地龙100克，茯苓175克，小茴香25克，共研细末，炼蜜为丸如弹子大，每服一丸，每日三次，连服一周。

三、脱精证治法

久旷之夫，与女骤然交接，或色欲狂人交接时乐极，精液一泻千里，无可遏止，是为脱精，俗称脱阳。此病最为凶险，宜速救治。如失治后，往往精出过多，元气暴亡，冷汗如雨，而死于女腹上，死后肢体绵软，犹似无骨。

治法1：脱精病交接时乐极，精液一泻千里，无可遏止。此时，女的不可惊惶失措，并切不可拔出阳物，在此千钧一发之时，宜以引针急刺男臀部，使其觉痛，其精即止，神效。所以，过去许多旅舍饭店中床钩上都备有引针一枚，即此故。精止后，还应服人参蛤蚧汤。

治法2：男女交感乐极，精脱而昏厥者，另一方切不可惊走下床，男脱则女以口哺送热气，女脱则男以口哺送热气，一连数十口呵之，则必悠然阳气重回，再以人参附子汤灌之。送气之法为先须闭口提丹田之气上来，尽力哺于对方口中，送下喉去，可救气绝于俄顷。

治法3：若交合时，男子精泄不止者，女急咬其人中，痛极自止。累效。

治法4：使人将其抱起坐之，以人之口气呵其口，若恐不能入喉，急以笔管通其两头，入病者喉内，使女子呵之，不必皆妻妾也，但属妇女均可，待醒后用人参附子汤灌之。如贫者不能得参，可急用黄芪200克，当归100克，附子15克，水煎亦活。

治法5：房事交媾后小腹硬痛，阴囊抽缩，四肢厥冷；或大吐大泻后，四肢厥逆，人事不知者，均可用葱白5根，捣烂炒熨脐上，再用葱白3~5根捣烂，用黄酒煮汤灌之；或可用炒盐250克，盛布袋中乘热熨脐上，再用生姜、葱白捣烂炒热，加酒熨之。

四、阴阳易证治法

凡大病初愈而行房事，男病传给女，女病传给男，都叫阴阳易病；或行房时因不谨慎，致受风寒，而变重病，亦属阴阳易，俗称夹阴伤寒，也叫房色风。

1. 治大病初愈阴阳易奇方

如大病初愈，即行房事，男病传给女，女病传给男。其人小腹里急，痛如针刺，牵引阴部，有热气上冲胸中，头重不欲举，眩晕等，宜取内裤近阴处剪下烧灰，男取妇人之裤，妇人病则取男子裤裆烧灰，日三次，小便即利，阴头微肿则愈。

按：本方取近阴处裤裆烧灰服者，藉其气以愈该病，有不可思议之效。

2. 治交合受风阴阳易

如男女交合时受风邪侵袭，引起背部恶风寒，身体困重，少气乏力，小腹里急，痛如针刺牵引阴处，气上冲胸，头晕膝软。

3. 治房色风法

男女性交时受风致小腹阵发性抽痛，全身酸痛，头剧痛，恶心呕吐，指甲紫蓝色者，为房色风。

治法1：鳖甲75克，龟板75克，朱砂2克，先将鳖甲、龟板放砂锅内炒透，放入少量醋淬过再炒，研成粉末，同朱砂粉拌匀，每以酒送服9～12克。

按：此方流传于福建民间祖传秘方中，疗效极佳。

治法2：老公鸡一只，破开后（勿落水）乘热合在脐上，用布巾扎紧，一日即愈。

治法3：野番豆根50～100克，水煎温服，盖被取汗即愈。

治法4：鱼鳞子草50克，水煎汤，化入白糖适量温服，盖被取汗即愈。

治法5：小金英根50～100克，水煎温服，取微汗出即愈。

治法6：当连子根50～100克，炒热，再煎水温服，取微汗出即愈。

五、缩阳证治法

缩阳又名阴缩、阳缩，即阴茎萎软内缩的证状。此证极险，常伴有小腹疼痛。若系女子，则表现为乳头内缩。

1. 缩阳急救方

如遇身冷腹痛，阳物顷刻缩尽之险症，须急将阳物夹住，以爆竹里的硝药擂丸，用高粱酒炖热调服3～4克，待药直入丹田，腹肚雷鸣，阳物即时挺出，即可回生。

按：火药硝研时轻缓，以免爆发。

2. 治缩阳症法

治法1：硫黄4克，研细末，以水和酒各半炖温送服。

治法2：老姜1块，去皮烤热，塞入肛门，阳物即时伸出。

治法3：如阴茎缩入，腹痛不可忍者，用韭菜蔸不拘多少，捶碎炒热，敷脐下一寸处。

治法4：如男子阳物内缩，或女子乳头内缩，可用童便、雄鸡血各1杯，乘热兑服即愈。

六、阳强证治法

阳强是指阴茎易举，甚至久举不衰的病证。常与遗精、早泄、消渴并见。

1. 治阳强法

治法1：如阴茎强硬不萎，精流不住，时时如针刺，捏之则痛者，可取韭子、破故纸各50克，研为细末，每服9克，煎水服下，每日三次。

治法2：丝瓜络100克，炒干研末，分三次服，以冷开水送下。

治法3：甘草15克，黑豆50克，煎水，当茶频频饮服。

治法4：河蚌壳50克，黄柏15克，桃仁10克，以河水久煎（约煎1小时），分两次顿服。

2. 阳强外治方

以皮硝适量，放两手心中，令患者用力紧握手掌，持硝化，阴茎即衰。

七、男子不育证治法

男性不育指夫妇同房一年以上，未采用任何避孕措施，由男方原因不能使女方受孕者，多因精液异常所致。

1. 治精清不育方

每日早晨空腹时食米粥油，即米粥将熟时之表面浮的厚汁皮，滚做一团者，再入锅炼，加盐少许调服。此汁最能滋阴补精。

2. 治精寒无子

每天晚间用丁香油抹于脐内，再以布鞋底烤热熨之，久用最效。

3. 治男子不育法

治法1：老黄母鸡或乌骨鸡一只，去毛及肠杂（有鸡卵留下），菟丝子150克（去尖，布包）或韭子100克，生姜5片，黄酒少许及其他调料，加水共炖熟三小时，再入盐适量，分三天食下，隔一周服一料，三四次即效。

治法2：羊睾丸一对或牛睾丸一枚，洗净，切片，加入枸杞100克，水煎煮半小时，再加少许姜、黄酒及酱油后，煮一刻钟，取下后放入少许盐和芝麻油。一次食完，隔十天再食一料，连食四、五次。

治法3：雌鲫鱼数尾，去鳞及内脏，留籽和鱼鳔，与花生米50克，加水和少量黄酒、桂皮、盐，共煮半小时，分一二次食，一周后再食一料，连食1~3个月。

第九节　气血津液病证

一、水肿证治法

水肿是体内水液潴留，泛滥肌肤，引起头面、眼睑、四肢、腹背甚至全身浮肿的疾患。引起水肿的原因很多，西医的急、慢性肾小球肾炎、肾病综合征、营养障碍、内分泌失调、充血性心力衰竭等均可出现水肿。

1. 治水肿奇妙法

治法1：田螺不拘多少，漂洗干净后，加香油一匙于水中，其涎自然吐出，取涎晒干为末，每服1克，酒调服，则水自小便下，气自大便出，肿即消，再服补养脾肾之药，免复发。此方最适宜治内有积热之水肿病证。

治法2：老丝瓜络三条去子剪碎，巴豆30粒去壳、两物同炒，炒至巴豆深黄色时，即去除巴豆，入黄米一碗同丝瓜络再炒，炒至米焦黄为度，取出研末过筛，以米汤调拌为丸如梧桐子大，每服12克，用薏米30克煎汤送服。

治法3：陈葫芦一个，陈糯米1.5千克酿成酒，待酒酿熟后，用葫芦瓢于炭火上炙热，再入酒中浸之，如此五六次，将瓢烧灰为末，每服 10 克，以酒送服。

治法 4：乌鱼（又叫黑鱼）一条，同冬瓜皮 100 克共煮，不放盐，连鱼带汤饮食；亦可用泥鳅与冬瓜皮共煮食服。

治法 5：鲤鱼 1 条，去肠杂，同赤小豆 100 克煮烂，加糖适量拌食。

治法 6：黄花菜根和叶晒干，轧为细面，每次服 20 克，食前米汤送服。

2. 截水肿法

治法 1：通身浮肿，以手按之仍起者，用葶苈炒研末，以红枣肉共捣为丸如梧子大，每服 15 丸，桑白皮煎汤送服，每日服二次，屡试屡验。

治法 2：西瓜一个，烧成灰研末，每用白开水送服 10 克，甚效。

3. 治病后水肿法

治法 1：老鸭子一只，去毛剖腹除肠杂，取厚朴 100 克放入腹内共煮熟烂食之，连食 3 只可愈。

治法 2：白茅根、赤小豆各 50 克，加水煮烂，去茅根，食赤小豆及汤。

4. 治营养不良性水肿法

治法 1：豆腐加红糖煮熟后，每天早晨空腹食下一碗，连用几周；或以陈蚕豆水煎服。

治法 2：气虚肿胀严重者，取大蒜十个捣烂，入蛤粉末拌和为丸，软硬适宜如赤豆大，每于饭前以开水送服二十丸，可利尿消肿而愈。

5. 水气浮肿外敷方

取大田螺、大蒜、车前子各等份，共捣烂制成膏，摊纱布上贴敷于脐上，则水从便下。

6. 治肾炎遍身浮肿方

活地龙（蚯蚓）100 克，犬尾草 50 克，先将活蚯蚓剖腹去土并洗净，再同犬尾草用开水冲炖半小时，加白糖适量服下。

7. 治一切水肿湿肿气肿四肢肿方

白色干鸡屎（腊月取之者更佳）500 克炒黄，以黄酒三大碗煮至一大碗，去渣，一时饮尽，不久腹中蠕动，泻一二次，次日用田螺两个，滚黄酒泡食之。如属小儿，用雄猪肚一个，入蒜头 4 两，每次食蒜五、六个，忌盐百日。

8. 治全身浮肿法

治法 1：患全身水肿，按之没指，气急喘满者，可用西瓜一个，将顶切开，把七、八枚大蒜（连紫色蒜皮在内）捣烂放入瓜内，搅匀后用姜片盖好，以麻线捆住，加水煮，一次将瓜瓤尽量服下，每一二日一剂。此方对肾性浮肿，糖尿病，黄疸，小便不利，膀胱炎都有很好疗效。

治法 2：花生 1000 克，蒜头 400 克（不去皮），辣椒干 100 克，加水煮极烂，将花生连汁服食，每天饭前服，忌食粥饭。

治法 3：小麦芽 6 克，炒黄，水煎浓汁去渣，一次服下，每日一二剂。可令小便如注，肿消。

治法 4：用大冬瓜一颗，切盖去瓤，取赤小豆填满瓜内，合盖，以纸浆泥巴封固，晒干，再用糯米糖两大筐，放瓜于糠内，烧着糠，煨至火尽，取出瓜切片，同豆焙干研末，加冷开水调成丸子如梧子大，每服 50 丸，煎冬瓜汤送服，每日三服，以小便利为度。此方治水肿极效。

治法 5：真白毫茶叶 100 克，鲤鱼一条（500 克以下），红白糖各 100 克，将鱼切开洗净，两物共砂锅内不加水盖住，并以白面封固，放大锅内蒸 4 小时，取出吃鱼。三天后，再取苏子、槟榔片各 50 克，共研末，加大枣肉捣和为丸，分六天吃完，一百天内忌吃白菜及咸、腥、冷、油腻等物，可吃小米粥、玉米粥等，需吃盐时，应先将盐炒焦再吃，此方屡试屡验。

9. 治水膨法

治法 1：如气郁不舒致水膨腹大者，可用鲫鱼（其他鱼亦可）200 克，冬瓜皮 200 克，将鱼去鳞及肠杂，放锅内同瓜皮共炖煮两小时，空腹时吃完，一日一剂。此方消水肿利二便，对久病体弱者尤宜。

治法2：猪肚一具，大蒜头1.5千克，共煎浓汤，将汤放新木桶内，令患者坐其上，至冷为止，每日一次，三日即止，水从小便出。

治法3：干袖子皮烧炭，放清水中浸泡，再用此水煮米饭吃，数次即消。

二、脚气证治法

脚气是以两脚软弱无力，脚胫肿满强直，或虽不肿满而缓弱麻木，甚至心中筑筑悸动，进而危及生命为特征的一种疾病。古人将脚气病分为"湿脚气"、"干脚气"、"脚气冲心"三种证候。湿脚气是两胫肿大沉重，软弱麻木而无力；干脚气则两胫不肿而反枯瘦，麻木酸痛；如见动则气短，心悸，进而喘促呕恶，甚至神昏者，为脚气冲心，病情危重。

1. 治脚气病奇妙术

脚气病初起不过两脚发肿，行路不便，其后缓缓加重，呼吸紧迫，若发展到冲心期，便难医治。宜从速采取下列各种方法，任选几种，必有奇效。

易地疗法：患病者一经觉察后，即宜迁往别处，安心静养，即便不服别药，亦可效。

吃赤豆饭：赤豆俗名红豆（不是半红半绿的），其形长圆，色深赤，一般粮店有售，不拘多少，买来煨熟作小点心吃，连吃一段时间，自见功效。

吃糯米粥：黑糯米1碗（如无黑糯米，用白糯米亦可）、绿豆半碗、大蒜头5个（独头蒜），三样东西一齐放在锅内，加水烧成五、六碗粥，每天以此粥代饭，惟不可吃咸的菜，宜淡食，各种咸味均不可进口。按此法轻者一周可愈，重者连吃一个月亦好。咸味要戒至痊愈为度，最好在愈后再吃此粥四、五天，以防再发。

吃淘米水：有脚气病的，每晨饮煮沸过的淘米水一大杯，可以防其再发；既在病时，连吃几天，亦可速愈，诚良方也。

2. 治脚气肿胀法

治法 1：赤小豆和鲤鱼共煮烂，淡食之。若水气肿胀，可用赤小豆 5 碗，加大蒜数枚，生姜 5 片，商陆根一条（捣烂），同煮烂，去药空腹时食豆，旋旋啜汁，令尽肿立消。

按：凡患脚气肿胀，若能以红豆煮食代饭最妙，水肿时，可以桑枝烧灰，再以水淋过，取其汁煮红豆以代饭食；患水肿腹大，动摇有声，皮肤藜黑者，用赤小豆同白茅根同煮，食豆，取消为度；如患湿气痹肿，用赤小豆同桑树根第二层白皮同煮，食豆。

治法 2：甘遂研末，酒调涂腹绕脐一周，内服甘草煎汤，其肿便消。

按：水肿脚气即俗称大脚风、沙木骽，水乡农人多患之。一肿不消，与寻常脚气发过即消者完全不同。此因伤络瘀凝气阻，风湿热邪夹杂留恋，日久不出所致。此病初起，必胯间结核而痛，恶寒壮热，渐而脚不行，至足即肿胀木硬，终身不便。

治法 3：葱白杵烂，和蜜调匀，敷胯核痛处，再以海蜇、荸荠同煎，至海蜇化尽，取汤吞服当归龙荟丸 9 克，即能消散。若年久者，以黄柏 400 克研末，海蜇 400 克勿漂煎汤，加葱须自然汁，三物和匀，制成丸如绿豆大，每日用茅根煎汤送服 9 克；外用杉木刨花煎汤，加皮硝 50 克化匀，频频洗；再以兰布浸盐卤裹束之，无不愈者。

治法 4：桃花 500 克，阴干研末，每用温酒调和细呷之，一宿即消。

3. 治脚气简便术

治法 1：每日于早起夜卧时，一手握脚趾，一手以掌心用力擦足心中央，数日后湿气即发为脚汗，由涌泉穴而出，病即去。

治法 2：盐 1.5 千克，炒热，以布包裹放胯间处，另以一包以脚踏之，冷则随换，夜夜临睡前如此用之，以脚热透为度。若盐中加槐白皮同炒更妙。

4. 治干性脚气偏方

干性脚气病初起两脚软弱无力，行动不便，下肢小腿麻木，渐至大腿，下腹及口唇周围也发麻，脚肚拘挛紧张，捏之作痛，伴心悸，小便减少，便秘等症。可用粃糠 100 ~ 150 克，橘子皮 6 克，水适量和匀，放锅中隔水炖 30 分钟左右，去渣，一日分二三次吃，连吃一个时期，非常灵验。

5. 治寒湿脚气法

治法 1：胡芦巴放酒中浸一宿，取出焙干 200 克，破故纸炒香 200 克，共研细末，以木瓜切顶去瓤，将药末放于内令满，再将顶合住插紧，放锅内蒸烂，捣丸如梧子大，每服 70 丸，以酒送服。

治法 2：古砖烧红，以陈臭米泔水淬之，乘热用绵布包作三块，用脚夹住，冷即再换，棉被覆盖，三五次即愈。

治法 3：商陆根切碎煮烂，每取 25 ~ 50 克，同绿豆再煮为饭，每日食之，以愈为度，极效。

6. 治脚气冲心法

治法 1：杉木节 200 克，橘叶 150 克，大腹皮 3 个，水煎，加入童便 1 杯，调匀含服。

治法 2：威灵仙研末，每取 9 克以酒送服，痛减一分，药减一分。

治法 3：白槟榔 12 个研细末，分作两次量，以热童便送服；外用附子研末加盐卤调涂脚心涌泉穴。

三、消渴证证治法

消渴是以多饮、多食、多尿，或尿中有甜味为特征的病证，相当于西医的糖尿病。

1. 治三消证简验方

口渴饮水不止为上消，饮水多小便多为下消，多食而易饥为中消，均可治以蚕茧壳 7 个（如无蚕茧壳可用蚕丝棉代之），煎汤代茶饮，常服甚效；或用五倍子 5 克煎水饮，或炼蜜为丸服，每日服二次。此外，每日可配合多食生萝卜或梨，或经常煮绿豆粥或汤食。

2. 治消渴妙法

治法1：如饮水多而小便不利者，用葵花根250克，煎汤早晨服；或取浮萍捣烂取汁兑开水温服。

治法2：生芭蕉根捣汁，频饮服。

治法3：晚蚕砂（即蚕屎）焙干为末，每用冷水调服6克，数服即效。

治法4：鲫鱼去肠杂，留鳞，将茶叶填满鱼肚内，用纸包裹煨熟，食数尾效。

3. 治消渴饮水

密佗僧100克，研为细末，放开水中浸。再蒸饼丸如梧子大，以浓煎蚕茧盐汤，或菇根汤，或酒送服，一日服2丸。每日增2丸，至20～30丸止，不可多服。如服五六天时出现恶心呕吐，即止后服。恶心时吃些干食物压之自定，此方甚奇。

4. 治消渴土方

患消渴阴虚骨蒸劳热者，取大冬瓜一个，去瓤，放入适量的黄连粉末，盖定再将冬瓜放盆内封盖，待瓜消尽，同研丸如梧子大，每服30丸，煎冬瓜汤送服。

5. 治消渴不止方

取冬瓜一枚，削去一些皮埋入湿地中，约一个月后取出。将瓜破开，取里面的清水日饮之，或将瓜洗净后烧熟搅汁饮之。

6. 治消渴饮多尿数方

治法1：凡消渴频频饮水，日夜不止，小便频数者，用活田螺五升，水一斗，每渴时即饮此浸过田螺的水，每日一换水。待田螺干净后将螺煮熟食之，若能并饮煮过的汁亦妙。

治法2：用糯米二升，煮稀粥一斗，待粥冷后，放入活田螺三升在内，拌过后经半日，即食粥，待食粥尽，即吐涎沫出。若不愈者，仍如法收田螺放冷糯米粥内饮之。定可见效。

7. 治糖尿病法

治法1：桑螵蛸100克，研细末，每服10克，开水吞服，至愈为度。

治法 2：猪胰子 1 个，薏苡仁 50 克，先将猪胰子捣碎，薏苡仁煎水，将煎的汤冲服猪胰子，每天服一个，连服十天。

治法 3：大枣十余枚，玉米须 20 克，同煎饮服，每日分三次饮服，每日一剂。

治法 4：芹菜 500 克，绞取液汁，煮一二沸后调白糖饮服，每日一剂。

治法 5：生山药 200 克，煎浓汁饮服，每日一剂。

四、汗证治法

中医认为汗证是指人体阴阳失调，营卫不和，腠理开合不利而引起的汗液外泄的病证。如时时汗出，动则益甚者为自汗；若睡中则汗出，醒来即止者为盗汗；如大汗淋漓，或汗出如油，四肢厥冷，呼吸微弱急促者为脱汗；如汗色黄而染衣者为黄汗。

1. 治自汗法

治法 1：如经常自汗不止者，可用烧酒经常擦身上，即可止汗。

治法 2：取郁金 500 克，研为细末，临卧时用水调匀，涂于两乳上即效。

治法 3：用粳米碾成细粉，盛于绢布包内，时时扑身上，可止汗出。

治法 4：百合 50 克，粳米 50 克，共煮为稀粥食服，每日吃一次。

治法 5：如食即自汗出，可用猪肝 500 克，切片，放瓦上焙干，研末，以米汤调拌成丸如梧子大，于饭前吃 20 丸，每日三次。

2. 治盗汗法

治法 1：五倍子适量（应去除蛀末），炙干研成细末，稍加些稀米浆调拌（或用唾液拌和，男用女唾，女用男唾），填入脐中，外用胶布或膏药贴住，勿令泄气，两次即愈，也可用五倍子粉醋拌填脐上。如再加入龙骨等份同研，如法用之，并可治梦遗滑精等症，神效非常，极为灵验。

治法2：临睡前用酸醋涂擦胸背部、腋窝处，极效。

治法3：韭菜根一把（约25克）洗净后，加水煎服，每日一次。

治法4：取经霜的桑叶晒干，研成细末，每以米汤送服20～30克，或以50克加水煎服，立可见效。

治法5：白芷50克，辰砂10克，共研细末，和匀，每服5克，以温酒冲服，屡验。

3. 治大汗欲脱法

治法1：治大汗淋漓、肢厥、头昏、面色苍白、心慌等，可用山萸肉100克，煎浓汁饮服，立可见效。

治法2：速取人参20克，以水煎服。

4. 治黄汗法

治法1：黄豆10克，红枣14枚，丝茅根20克，水煎服，每日1剂。

治法2：用生茅根100克，同瘦猪肉500克同煮熟作羹食，极效。

五、吐血证治法

吐血是血从胃中经口吐出或呕出，血色多黯红，多夹有食物残渣，并常伴脘胁胀闷疼痛的病证。吐血主要见于西医的上消化道出血，以胃十二指肠溃疡及肝硬化所致的食管、胃底静脉曲张破裂最多见，亦见于食管炎、急慢性胃炎等病症。

1. 治吐血奇方

鲜梨一个去核留皮，鲜藕500克去节，鲜荷叶全张去蒂（冬季用干叶亦可），柿饼一个去蒂，鲜茅根50克去心，大红枣十个去核，以上六味共煎代茶饮，数日即有功效。

按：此方对上消化道出血及衄血效果极佳，患此病者每逢四立、二至、二分等节气，先一日煎服，则永不复发，若夏季常服，可免疾病侵身。

2. 治吐血立愈方

白及 200 克，橘红 50 克，共研细末，用杏仁（去皮尖）20 克煎汤半杯冲服，二三次即愈。

3. 治吐血妙法

治法 1：临卧时用山羊血一小杯开水送服，功能引血归源，不过二三服，其血自止。

治法 2：用生鸭蛋 1 个去壳打散，稍加白糖，开水冲饮，三日内晨起及临睡时各服一枚，三日后每晨服一枚，极效。

按：此法对胸腹有热、大便干燥者亦效，产后妇女酌用。切勿用鸡蛋替代。

治法 3：猪肺一具，男用雌的，女用雄的，猪肺不可下水，用童便三碗灌入肺内，控干，以竹刀割去肺心，入铜锅内，烧炭以文火煎煮，入陈醋二碗，煎至水将干时，加生梨汁、甘蔗汁、人乳（或牛乳）各一碗再煎，待其酥烂，即将肺管去除，再加藕汁一碗熬成膏，备莲粉 500 克，将肺倒入簸箕内，莲粉拌干，制成极小丸晒干，贮于瓷缸中，每晨空腹时以开水送服 2~6 克，不可间断，服完即断根。制作过程中忌用铁器。

治法 4：鸡子一个打开，入三七粉 3 克，藕汁一杯，陈醋半杯，隔汤炖熟食，服三枚即止。

治法 5：烧柴草的锅底烟熏研末，以冷水送服 9 克，连服三剂即止。

治法 6：鲜蚕豆叶捣烂取汁，以老陈酒冲和服下，每日 1 剂。

4. 治虚劳吐血奇方

用桑树根之茎，洗净后刮去根上粗皮，去根中心，和瘦猪肉淡煨，连吃二三次即效，且可断根。

5. 治猝暴吐血法

治法 1：大蒜子 1 个，食盐少许，同捣烂成饼贴足心涌泉穴，男左女右；另用鲜仙鹤草 15 克，鲜藕节 50 克煎水内服。

治法 2：藕节、荷蒂各 7 个，蜜半杯，加水共煎，去渣温服。

治法 3：白萝卜 100 克，煎汤冲服青黛 6 克，每日 1 剂。

6. 治胃出血法

治法 1：雄羊头骨一个，去皮、肉、脑髓不用，将头骨置木炭火上烧黑，研成细末，放纸上置于地上退去火气候用。每服 6~9 克，以开水送服。此方治一切内因出血，也可治疗胃肠消化不良（以酒送服药末）。

治法 2：三角草根（即席草根）200 克（干品用 100 克），水煎内服；服后再用三角草根 200 克炖猪小肠内服，连服二三次，即可痊愈。

治法 3：铁树叶 500 克，炒焦成灰，存性，研为细末。成人每服 1，5 克，小儿减半。服时先用鲜菠菜 100 克，布包拧取液汁，加童便半杯，调和药面，临卧时服下，每晚服一次。轻者一二付，重者三五付即可愈。

治法 4：红姑娘 7 个，柿蒂 7 个，藕节 7 个，甘草 7 大片，水二碗煎至一碗，温服，忌腥辣物。

六、便血证治法

凡血从大便而下。或血便夹杂而下，或在大便前后下血，或单纯下血，均称为便血。下血鲜红者又叫肠风下血，暗红者又叫脏毒。

1. 治大便下血法

治法 1：患肠风下血，可用西洋参 10 克，同桂圆肉 100 克同蒸或炖，频频食下，神效。

治法 2：经霜后的茄子连蒂放瓦上，在炭火上烧存性，研为细末备贮。每于空腹时以温酒调服 6 克，一日二次。

治法 3：荆芥 100 克，同槐花 50 克共炒至焦黄色，研为细末，每次服 9 克，以白开水送下。

治法 4：松树干皮，削去外层粗皮，取里面白层的皮，切碎晒，焙干，研为细末，每次服 3 克，以茶水送下。

治法5：白萝卜不拘多少，以蜂蜜拌和再炙，任意食之。

治法6：旱莲草100克，放瓦上焙干，研为细末，每服6克，以米汤送服。

治法7：取茄叶适量挂炉灶出烟处熏干，研为细末。每取6克，以温酒或盐汤送下，每日服三次。如用隔年收贮的茄子叶研末服尤佳。

治法8：经霜后的丝瓜2个，放炭火烧存性，研成细末，每次服6克，空腹时以酒调下，每日早晚各服一次，治肠风下血极效。

治法9：荸荠不拘多少，捣烂榨取汁大半杯，加入好酒半盅调匀，于空腹时温服，服三日即见效。

治法10：若大便粪中夹鲜血，或泻血者，取乌梅和炒过的僵蚕各50克共煎浓汁，再加陈醋1匙调服，即效。

治法11：臭椿树皮（以生长于野畈田畔间的为佳）250克，洗净后置砂锅中加水熬浓汁，滤去渣后加入红糖1千克再熬成膏，每日早晚各服一汤勺，以开水送服，服完即愈，小儿用量酌减。

治法12：患肠风下血者，取扁柏叶500克，青州柿饼500克，先将扁柏叶炒过，再用蜜浸一宿，晒干研成细末，再将柿饼放炭火上烧透，研为细末，两物和匀，每服15克，以陈酒送下。每日服二次。

治法13：橄榄核于火上烧存性，研末，每服6克，米汤调下。

治法14：水芹菜绞汁，每天服2次，立止。

治法15：黑豆煮熟，连汤一起淡食便愈。虽多年便血者亦效。

2. 治便前有血土方

取石韦研末，每次用茄子枝煎汤送服6克。

3. 治热毒下血方

若因肠胃热毒蓄积致便血如柏油状，或因饮酒过伤及食热物所诱发便血，均可用赤小豆研末，凉开水送服15～30克，每日二三服。

4. 治肠痔下血方

如素患内痔，便下带鲜血者，可用苦酒2.5千克浸煮赤小豆1.5千克，煮熟后晒干，仍放于苦酒中浸，待酒尽干后，将赤豆研成末，每次以酒送服3~6克，日三服。

5. 治肠风下血法

治法1：因饮酒过度，酒毒蓄积致肠风下血者，用大田螺五个，烧至壳白肉干，研末作一服，温酒服下。

治法2：香白芷为末，每服6克，米汤送下神效。此方亦可治痔漏出血，改用煎汤熏洗。

6. 治脏毒下血法

百草霜15克，以米汤调露一夜，次早空腹服下。

7. 治便后有血法

治法1：用不见水豆腐渣（即未滤过水者）炒黄，清茶9~12克。便紫血块者，亦可以白糖汤下，红血块者砂糖汤下，日三次，虽远年患疮者，服下神效。

治法2：采桑树上的白藓花适量，以水煎服，或晒干研末用开水冲服，立可止，并止吐血。

治法3：取白鸡冠花和子炒后，每次15克，水煎服，数次即愈。

第十节　经络肢体病

一、痹证证治法

痹证是因感受风寒湿热之邪引起的以肢体、关节疼痛、酸楚、麻木、重着以及活动障碍为主要症状的病证，大体上包括了西医的风湿热、风湿性关节炎、类风湿性关节炎、坐骨神经痛、骨质增生疾病等。

1. 治顽固性风湿痹证法

治法1：顽痹肌肉麻痹不仁，手足筋骨挛缩者，可在六、七月份取河沙，置烈日暴晒令极热，令患者伏坐于沙内，冷再换之，取热彻通汗之意，颇为见效。

治法 2：取皂荚 500 克（须无虫蛀者），食盐 1.5 千克，先将皂荚挫细碎，同盐炒热，用青棉布包裹，乘热熨患处，甚效。

治法 3：取凤仙花、柏子仁、朴硝、木瓜各等量，加大量水煎汤洗浴，每天洗二三次，神效无比。

治法 4：通身麻木，关节疼痛者，用生川乌研末 12 克，薏苡仁研末 6 克，同粳米熬成粥后，再加水熬（时间越久越好），并放入生姜汁一二匙，蜜三匙，每服一匙，一天服三次。

治法 5：川芎 50 克，生姜 50 克，葱 1 握，水煎汤熏洗，每日一二次。

2. 治风湿瘫痪法

治法 1：老杨树虫蛀粪 250 克，干菊花（连枝叶梗）若干，桑树枝若干。先将病者房内泥地面长五尺宽二尺扫净，以药均匀地铺上，用火点燃药烧之，待烧净成灰即扫去灰烬，乘地热熨时喷上黄酒用稻草铺盖上，又喷洒于草上，再用干草铺上，即令病人脱尽衣服睡草上，盖被令取汗透为度，汗后缓缓去被穿衣，令病人坐密室内避风处调息数日，自能行走如常，极效。此法亦可用治陈年坐骨神经痛。

治法 2：黑料豆 1.5 千克，放入缸内，用童便浸泡（童便须泡过豆一指），夜泡日晒，每天换童便，如此泡晒九天，去童便，将豆晒干后研成细末，加入已熬熟的牛骨髓 1000 克拌匀，再加荔枝肉、核桃肉各 300 克，共捣烂如泥状，再放入石臼内，加炼蜜 50 克，捣匀捣细，制成丸子如小豆大，晒干收贮。每服 15 克，每日服三次，以黄酒送下，服完即愈。

3. 治历节痛风法

历节病以关节疼痛、肿大变形，以至僵硬不得屈伸为主要表现，相当于西医的类风湿关节炎、痛风等病。

治法 1：若遇历节风难熬，日轻夜重，诸药不效者，取壁虎 3 枚生研烂，蛴螬 3 枚研烂后再用纸包煨研，地龙（活蚯蚓生研）5 条，木香 15 克，乳香末 6 克，麝香 2 克，龙脑、1.5 克，共捣研成膏，入酒捣糊为丸如梧子大，每日空腹以乳香泡酒或木瓜酒送服 2~3 丸，半月收效。

治法 2：炭灰 5 升，蚯蚓泥 1 升，红花 9 克，和醋共炒热，棉布包作两包，轮流熨患处，甚效。

治法 3：先把米饭铺于患历节处，约半小时后撒给红雄鸡食之，良久取鸡的热粪封于患处，再将鸡伏病人床下，甚效。

治法 4：用三年以上的陈醋 2.5 千克，煮五沸后，切葱白 1.5 千克于内，再煎煮一沸即漉出，用白棉布或棉毛巾浸药液内，乘热裹患处，冷则再换，痛止乃已。

治法 5：取东向侧的侧柏叶（即上午晒太阳面的）适量，煮浓汁，再加入糯米曲米酿的酒适量，和匀后饮服，效果甚佳。

治法 6：松树叶 5 千克，加酒浸泡半个月至一个月，每日取酒汁 1 杯（约 50 克）饮服，极效，且补虚。

4. 治鹤膝风法

鹤膝风初起时仅膝关节酸疼，屈伸不利，久则关节日益肿大，而大腿肌肉日渐消瘦，局部痛而颜色不变，相当于风湿性膝关节炎。

治法 1：大何首乌 100 克，切片，以酒煎饮服，其渣捣烂敷于膝盖上，连用十天可愈。

治法 2：用尖嘴鳝鳜鱼数条，同白糖适量捣烂，敷于患处，外用纱布包扎，轻者三四次，重者八九次，即可保愈。

治法 3：酒糟 200 克，皂荚去子 1 个，芒硝 50 克，五味子 50 克，砂糖 50 克，姜汁半碗，上药同研匀，每天用此涂于患处，若再加些烧酒更妙。

5. 治风湿关节炎法

治法 1：因感风湿，全身关节酸痛，甚至腰膝酸软，步行无力，身体瘦弱，百药不效者，可用木通 100 克切细，取河水煎汁服之。服后一小时左右，周身发痒或发红点，不必恐惧，上下出汗即愈。

按：此处所用木通为木通科木通，不可用马兜铃科木通（即关木通），否则，用量不得超过 10 克，以免发生急性肾功能损害。目前，临床上用的大多属马兜铃科木通。

治法 2：臭梧桐 15～30 克，豨莶草 15～30 克，加水炖半小时，滤出液汁，加蜜糖 6～9 克，调匀服下，连服四、五剂可愈。

6. 治筋骨疼痛法

治法 1：取骡子修下的蹄爪甲，放瓦上烧灰存性，研为细末，用黄酒或开水冲服，立愈。

治法 2：若关节筋骨疼痛，可用生姜捣烂，再放锅内炒热，用绢布包裹放关节处，外用纱布扎定，过两宿取下，然后用陈小麦打碎，炒热盛布袋中包扎于关节上过一宿，一次即愈。

治法 3：大皂荚 500 克，煮烂去筋，与砂糖 300 克同捣和，裹敷于关节痛处，三四日后取去，即可收效。

治法 4：茵陈枝和叶炒热，烫敷痛处，极佳。

7. 治关节炎土方

患风湿性关节炎，四肢拘急不能伸屈，关节疼痛者，取苍耳子 75 克，用水浸泡一天，去水不用，取苍耳子，再加水久煎取汁分二三次内服。此方仅限于成人用。

8. 治鹤膝风土方

挖取过山龙根（即茜草根）鲜品捣烂，敷于患处，数日即愈。

9. 治关节肿痛方

取田螺 7 枚，杵烂涂敷患处，立可见效。

10. 治脚痛不能转动

金银花藤（即忍冬藤 100 克），炖瘦猪肉，以白酒调服，极效。

11. 治风湿性手足麻木方

取家麻一把，蘸烧酒频频擦摩手足关节处，即可自愈。

12. 龙马自来丹

此方专治手足瘫痪，麻木疼痛，不能屈伸，即用番木鳖 100 克，先用童便浸泡二十七天，再用绿豆煮水浸泡七天后，

炒去表皮的毛，加五灵脂、雄黄各 50 克，共研细末，每服 1
克，用蚯蚓煮水为引吞服。体弱者及小儿量减半。

13. 治全身酸痛方

取生卷柏 100 克，猪前脚 1 个，共煮极烂服食，二天服
一剂。

14. 治冷骨风方

采摘桐子树叶 250 克，切碎后炒热，盛布袋中，乘热包扎
于患处，冷后再换，数次即愈。

15. 治关节炎简便土法

患风湿性关节炎，全身关节疼痛，活动不利，甚至不能起
床者。

治法 1：辣椒根 100 克洗净，同猪脚加黄酒炖服。

治法 2：鹅不食草 250 克，酒饼（即酿酒的酒药）200 克，
和烧酒拌后捣烂蒸热，绞汁一杯内服，其渣缚敷于患处，半小
时后即能止痛，活动自如。

治法 3：番椒子树根生品 50 克，和猪脚加黄酒共炖服。

16. 治脚风痛偏方

观音串根 50～100 克，同猪脚加黄酒炖服。

二、头痛证治法

头痛是临床常见的症状之一。头痛剧烈，经久不愈，呈发
作性者，又叫"头风"。

1. 治卒然头痛法

治法 1：取白僵蚕晒干，研成粉末，每服 6～9 克，开水
送下，立可止痛。

治法 2：卒患头痛者，用皂角研末，以麦管将药末吹入鼻
中，得喷嚏则痛立止。

2. 治头痛妙法

治法 1：取大蒜七个，去皮。先将地面烧红，在地面上逐
个磨蒜成膏，另取僵蚕 50 克，去头足，安放在蒜上，外用碗
盖一夜，勿令透气，只取蚕研成末，嗅入鼻内，口中含水，

甚效。

治法2：乌头、南星各等份，用葱捣汁调拌，涂于头两侧太阳穴处，对年久头痛亦立可止。

治法3：大蒜一个去皮，捣烂取自然汁（亦可用生姜汁或葱白汁），令病人仰卧，垂头，将大蒜自然汁滴入鼻中，急令嗅入脑，眼中泪出即愈。

治法4：樟脑或冰片3克，放于白纸内卷作捻，点燃烧烟熏鼻，不久吐出痰涎即愈。

治法5：头痛剧烈不可忍者，以硝石研末或以远志研末，吹入鼻中嗅之，立可止。

治法6：患风头痛、畏冷者，用艾叶揉软如棉，以布包裹于头痛处，外用热水袋熨艾，使热气入内，良久即愈。

治法7：若头痛不止，可取杨梅研末，于饭后用薄荷煎汤送服10克；或用白梅肉捣成丸子，饭后嚼服一丸（约6克），用葱汁和茶水调和送服；或以杨梅末吹鼻中嗅之，取嚏即效。

治法8：生乌头去皮捣烂，用醋拌调和，摊涂于纱布上敷头痛处，不久痛即可止，每天晚上敷数次。此方治卒中恶风头痛尤妙。

3. 治头风头痛法

治法1：八月后取荆芥穗（药店有售）作枕头或铺床下，立春日去掉，一次即愈。

治法2：风气头痛剧烈者，用乳香、蓖麻仁等份捣和成贴，贴头两侧太阳穴，解发出气。

治法3：生半夏研末，加入少许百草霜（即烧柴草的锅底烟熏子），包入纸中作捻烧烟，就鼻内嗅烟入之，再口中含水，有涎出即吐去再含，对任何头风头痛，行两次即效。

治法4：头痛初发时，用手按头上，有酸痛处即以朱笔记印之。取斑蝥一个去头、翅、足，按所记印的痛处，外面用半边核桃壳或小蚬壳盖上，用布扎好，过一夜即起一小泡，用银针刺破出黄水即愈。其痛若失，愈后永不复发。

治法 5：头风头痛，百药不效者，取吴茱萸叶挫碎，加白酒拌匀，用绢布袋装好缝口，分作两包，放甑中蒸熟，乘热更换枕头，以愈为度。

治法 6：头风热痛者，用山豆根研末，香油调和涂于两太阳穴；也可用决明子炒研末，用茶调敷太阳穴，干则换敷。

治法 7：取葶苈子研末，倾入滚开水调和，等温热适中时，洗头，三四次甚效。

4. 治偏头风法

治法 1：素患偏头痛，发作时，取新白萝卜捣取自然汁，加入冰片少许，调匀，令患者昂头，以汁灌鼻孔，左痛灌左鼻，右痛灌右鼻，稍待片刻即愈，神效。

治法 2：取细辛 3 克，雄黄 0.6 克，共研细末，吹入鼻中，左痛吹左鼻，右痛吹右鼻，立效。

治法 3：川楝子适量，加烧酒少许炒之并捣烂，入布袋内包裹，乘热熨痛处，左痛熨左侧，右痛熨右侧，可除病根。

5. 治偏正头风法

治法 1：素患偏正头风，并夹头风连两太阳穴痛者，用白僵蚕研末，以葱茶水调服 9 克；亦可用白僵蚕、高良姜各等份研末，每服 3~6 克，临睡前用茶水送服。

治法 2：香白芷炒 125 克，川芎炒、甘草炒、川乌头半生半熟各 50 克，共研成细末；每服 2 克，用细茶、薄荷煎汤调服，数次即愈，愈则止后服。此方对顽固性头痛诸药不效者，疗效甚佳，一般服一二次即止。

治法 3：取鲜万年青根削尖，蘸朱砂末塞鼻孔内，左痛塞右，右痛塞左，两边痛则全塞，取清鼻涕下，一周即愈。

治法 4：偏正头风，痛不可忍者，取延胡索 6 克，青黛 6 克，牙皂 4 克去皮子，共捣为细末，用开水调和成丸如黄豆大。每以一丸水化开，灌入患者鼻内，左痛灌左，右痛灌右，另外再让病人口中咬铜币一枚，当有涎出即愈。

治法 5：若偏正头风遇阴雨天即发者，用桂心研末，烧酒调化涂于患者头额及顶部。

6. 治眉棱骨痛方

白芷、片芩酒炒各等份，共研末，每服 6 克，清茶调服。

7. 都良丸

治一切头疼痛，可用香白芷不拘多少，研末炼蜜成丸如梧子大，每服 2 丸，用荆芥煎汤送服；或用白萝卜汁浸白芷片令透，再晒干研末，每服 6 克，或以末嗜鼻。

8. 治头项强痛方

用木瓜两个，切顶盖去瓢子，加入没药 100 克，乳香 12 克，于木瓜内盖上盖缚定，放饭上蒸三四次，研烂成膏，每取 9 克，加生地黄汁半杯，与酒半杯调和送服。

第十一节　虫病

一、蛔虫病证治法

蛔虫病是蛔虫寄生于人体所引起的疾病。临床表现为脐腹阵痛，腹部虫瘕，泛吐清涎，面部白斑等，如蛔虫上窜胆道，发生胁腹剧痛，即为蛔厥。

1. 杀蛔虫法

治法 1：取青风藤叶适量，放入猪小肚内，煮熟服下，一二剂即可杀死蛔虫，并治蛲虫。

治法 2：取苦楝树的第二层皮，每次用 3 克，与李子树的根 3 克，共煎水饮服，一二剂即愈。

治法 3：石榴根皮 100 克，煮猪脚熟后吃，不久虫即死，从大便排出。

治法 4：取缫丝蚕蛹晒干，研烂绞汁顿服；如不在缫丝时，可用蚕蛹晒干，研细末，和入稀粥中服。

治法 5：使君子肉放炭火旁煨熟，于五更时分以使君子壳煎汤送服三五枚。

治法 6：绞取葱汁 1 小酒杯，和入真菜油 1 小杯兑服，一次服完，即可泻出肠虫。

治法7：人头发（烧灰）15 克，炒鸡蛋饭吃，对时即下。

2. 治胆道蛔虫症法

治法1：如胆道蛔虫剧痛者，可饮服四、五汤匙酸醋，待疼痛消失后，再服驱蛔药。

治法2：如蛔虫上攻心腹剧痛者，取薏苡根 500 克，洗净切碎，加水煎浓汁于食前服。

治法3：蛔厥腹剧痛者，取乌梅十余个，煎汤饮服。

治法4：川椒 3 克，研为细末，以开水冲服，即时痛止。

3. 治虫积验方

苦楝根（取东向伸引不露土者）去外粗皮及中心骨，共用 200 克，使君子去壳 100 克，生姜 150 克，水五碗，煎至三碗，滤去渣，再煎煮至一碗，加白蜜 200 克，又煎至一碗，露置一宿，次日早晨放锅内隔水炖开，空腹服下，一日服完，不吐不泻，虫从大便成团而出，多则两剂断根。如需服第二剂者，应隔几天再服。

二、绦虫病证治法

绦虫病古称寸白虫病，是由绦虫寄生于人体肠道，扰乱脾胃消化功能而引起的疾病。表现为大便排出白色节片，轻度肛痒，或有腹痛、腹胀、乏力、食欲亢进为常见症状。

1. 治寸白虫病法

治法1：苦楝子数枚，放于醇苦酒（即白酒和米醋和匀而成）中浸几天，取出用棉纱布包裹塞入肛门内，频换几次即可愈。

治法2：桑树根的第二层白皮适量（约 250 克），加水煎浓汁，于早晨空腹时一次服下。

治法3：马齿苋适量水煎一碗，和盐、米醋调匀，空腹时服下，不久虫即尽出。

治法4：榧子 49 枚，去皮，于月上旬每天早晨空腹时食七枚，七日服完，虫消成水。

2. 治绦虫病偏方

鲜南瓜子仁 100 克，研末，加糖或蜂蜜少许，酌加开水，于早晨空腹时食下，待两小时后，以槟榔 100 克煎水（煎前须浸泡一夜）成浓汁服下，再用番泻叶 30 克泡水或麻油 50 克，饮服导泻。

三、蛲虫病证治法

蛲虫病是由于蛲虫栖息于人体肠道下端，常于夜间从肛门爬出而引起的疾病。以肛门奇痒，夜间尤甚，影响睡眠为其症状，重者可扰乱脾胃运化，引起食少，腹痛，恶心，呕吐，消瘦，甚至脱肛等。

1. 治蛲虫简便法

治法 1：临睡前用热水加米醋洗净肛门，拭干后取韭菜一把，捣取液汁滴于肛门内及四周，

治法 2：用棉花球蘸麻油，于临睡前涂放于肛门处，次日早晨取出烧掉。至虫尽。

2. 治蛲虫妙法

治法 1：槟榔 30 克，击碎后加水一大碗，浸泡一夜再煎浓汁，空腹时一次服下，连服二三剂即可愈。

治法 2：花椒研末 3 克，调入鸡蛋内一个，用菜油煎熟后放在白纸上，贴于肛门口，隔四小时后取下烧掉，一日一次。

治法 3：黑白丑各等份，炒熟后研成粉末，用鸡蛋一个打开，入油中煎成块时，每取 3～4 克，药末撒在蛋面上，于早上空腹服下，隔三日再服一剂即愈。

治法 4：雄黄、花椒各等份，共研成细末，用菜油调匀，涂擦肛门，早晚各一次。

第三章　外科

第一节　外伤疾病

一、跌打损伤证治法

1. 治跌打损伤奇验方

各种跌打损伤，均可用马钱子（刮去表皮之毛，或入香油中炸黄，再用草纸包裹，用砖块压榨去油取霜）、乳香、没药、麻黄（去筋）各等份，共研成细末，放入瓷瓶内封固，勿令泄气。受伤时即可用白酒调药末外敷伤处；如伤处破烂流血，可以少许药末撒上。此外，还可用黄酒冲服药末 1～1.5 克，小儿酌减。

按：此方为江湖武林之神效九分散，老幼皆可使用。服药后有胸中作烦、周身微觉发麻之感，此系药力发作，略过片刻时分，自见功效。如服药后不见动静，过三小时后再服 1 克，无论何种重伤，服药顶多三次，皆能见效。但孕妇及体弱虚赢者忌服，只能将药末调敷伤处。

2. 治跌仆坠车伤痛

取玄胡 1 两，研成细面，每次服 9～12 克，用黄酒送下，尽量饮醉，再盖被取汗，汗出即愈。

3. 治跌打损伤法

治法 1：以布蘸冷水外敷，可散血止痛，另取栀子研成粉末，加面粉、陈酒调匀，敷在伤处，可获良效。

治法 2：先用热童便灌服，后以麻油、好酒各一碗，煎服，服后盖被暖卧一夜即愈。

治法 3：樟脑酒遍洒伤处，可止痛去瘀，屡试屡验。

治法 4：如通身被打伤，取大生蟹 1～3 次，捣极烂，以热酒冲服，以醉为度。

治法5：用未退胎毛的小鸡仔1～2枚，生捣成泥，加五加皮末适量拌匀，敷于损伤处，效验如神，且可接骨。

治法6：闹洋花树根皮适量，放入白酒中浸透，再蒸，蒸后晒干，九蒸十晒后放在新瓦上煅研为细末，大人服1.5克，小孩服1克。

治法7：用葱头捣烂炒热，敷于伤肿处，冷则再换，其消肿、止痛、散瘀，对已破或未破之伤肿，均有效验。

治法8：韭菜汁和童便调匀饮服，可散其瘀血。

4. 治伤外用土方

取绿豆淀粉不拘多少，炒黄，研成细面备用。遇外伤即用温开水将伤处洗净，再将绿豆粉用好醋调成软膏，摊在布上，贴于患处，五至七日即愈，不必换药。敷药后疼痛即止，有时发痒。此系民间祖传，看似平淡，但疗效极佳。

5. 救治跌伤气绝法

治法1：凡跌打损伤，如气已绝，牙关紧闭者，先用生半夏在两腮边擦之，牙关自开，急用热酒冲白砂糖100～150克灌入，愈多愈好，无论受伤轻重，服之可免瘀血攻心，至稳至妥，不可轻忽。

治法2：如跌伤气绝，不省人事者，急用生半夏研末，水调丸如黄豆大，放入鼻内，立能苏醒，男放左鼻，女放右鼻，醒后鼻痛，用老姜汁涂过，痛即可止。

治法3：一切伤损，从高坠下，或被木石砸伤，或坠马翻车等致瘀血凝滞，气绝欲死者，速用净土五升，蒸热，以红布重裹作二包，替换熨之，勿过热，恐伤皮肉，痛止则已。

6. 治妇人下部因跌伤流血不止

用灶上烟囱内烟熏（须烧柴草之烟熏，即百草霜），冲糯米酒服之即愈。

7. 治跌打伤筋法

治法1：韭菜捣烂，敷于患处，轻者一二次即愈。

治法2：生旋复花根用冷开水洗净，捣取汁，滴入伤口，并用捣烂的根渣敷于患处，每日换药二三次，敷至半月，虽筋断亦续，其效非常。

治法3：跌打筋断者，用螃蟹去壳及蟹黄，捣烂微炒，敷于伤处，筋即能连续。

治法4：于丝瓜开花时，清晨采肥厚的丝瓜叶，阴干研末，遇跌打筋伤，即以药末掺之，大妙。

治法5：新鲜葛根捣汁饮服，如无鲜品，可用干者煎汤饮服，仍用捣过的渣或煮过的渣屑敷患处。

8. 受打不痛方

取血管鹅毛7根，蚯蚓7条，煅过，再取乳香、白蜡适量，共研为末，好酒送下。

9. 治闪跌伤腰方

治法1：橙子核6克，制香附3克，共炒后研为细末，以酒送服，极效；亦可用白葡萄干1两，好酒煎服，重者服用两剂可愈。

治法2：老生姜一个，将里面挖空，把研细的雄黄末装入，再以一片生姜盖住，用线扎紧，放瓦上焙成焦黄，待冷后研成细面，放瓷瓶内封藏备用。遇闪腰时取药末撒于伤湿止痛膏上贴患处。

10. 治跌破头额方

取五倍子、白矾各等份，共研成细末，掺于伤处，可止血消肿；或用生半夏研末，醋调敷伤处，屡试屡验。

11. 治坠损呕血方

干荷花研末，以酒冲服，甚效。

二、骨折证治法

1. 接骨简效神方

无论从高处坠下，或骡踢马踏等致骨碎筋断，肿痛不可忍者，均可用硼砂、水粉、当归各9克为末混匀，每服6克，以苏木煎汤送服；外用生半夏、黄柏各6克共槌烂敷患处，七日即愈。或用蟹壳炙灰，用酒调服，尽醉为度，其骨自合。

2. 接骨法

治法1：松香500克，放锅内煅五天，取出后研成粉末，每次服3~4克，以开水冲服。

治法2：遇骨折或粉碎性骨折，取大生地200克，鲜生姜200克，先将大生地切碎，用酒泡透，再同生姜捣烂，敷于伤处，三天更换一次，可促进骨折愈合。

治法3：取杉木研成细末，用白砂糖拌入蒸化，并将药末和匀，摊在纸上敷患处，可作接骨续筋用。

3. 治脱臼秘方

脱臼后，先以手法托入，再取童子鸡一只，去其肠杂，连毛带血和入芥子末，捣烂涂伤患处，功能续骨疗伤，收效甚速。

4. 治筋骨损伤方

白米粉200克炒黄，加入乳香末15克，没药末15克，用白酒调匀成膏，摊贴于患处。

5. 治误断指头法

用降香末掺于断指处，再以消毒的丝棉包扎，七日内不可落水冒风，也不必再换药，一次即愈。

6. 治骨折土法

抓活大蛤蟆一只，捣烂如泥，敷于骨折处，外用竹片缚其骨，以纱布缠裹紧，自愈。

三、金属器械所伤证治法

1. 简便止血方

取桂圆核去黑皮，再研成细末（研得越细越好），遇刀伤出血，取药末撒于伤口，立刻能止血定痛，并能使伤口速愈。

2. 江湖治金疮方

凡刀斧损伤、跌扑打碎，可用下列黑白二药：

①黑药方：松木栎炭十数块烧红，乘热放于石臼内，杵细，另用红糖100~150克，铜锅内坐火上烊化，将炭末和入调匀，摊于布上，乘热贴于伤处，不可过热，必须使药膏温热

适中。再用纱布或帛布包扎紧，或用原药熨热贴之；如果属骨折损，须七日后方可解动；如伤处有青紫属血瘀结肿，则须换后面的白药敷之。

②白药方：白附子360克，天麻、白芷、羌活、防风、南星各30克，均生晒，研极细末和匀。凡伤处青肿者，以童便调药末涂敷；若伤处破损者，以少许干药末掺之。此方能止痛生肌、去瘀止血，且不忌风。

按：上述黑、白二药，系江湖伤科医金氏祖传秘方，功效神验奇效，按方修制备用，价廉功捷，非他药可及，不可忽视。

3. 治金疮法

治法1：凡金疮出血，叮用石膏、沥青等份研末干掺，伤处不可经水。

治法2：若因刀斧所伤，切不可落水，用生半夏研末，带伤处血敷上，立能止痛，且能生肌。

治法3：陈年石灰、韭菜各等份，共捣如泥，阴干，再研成细面，撒伤处，一日一次，对外伤出血极效。

治法4：用辣椒同胡椒粉槌烂，敷于伤处，随即可止血、止痛、生肌、收口。

4. 治杀伤不透膜方

用乌贼鱼骨或龙骨，研为细末，敷于伤口上，血立止即苏，且伤处无痛。

5. 治杀伤内膜未损方

急用葱白放锅内炒热，遍敷伤处，冷则再换，虽气绝者，犹可救活。

6. 救金疮出血过多方

若因刀伤或其他金属器械所伤，出血过多者，宜速将一把盐入锅内炒，再放入酒调匀服下，若待伤处血冷，则极其危险。

7. 止血无斑痕法

如头面跌破、手足割伤出血，可用极细嫩的白砂糖厚敷之，并用布扎紧，自能止血止痛，痊愈后自脱，且无斑痕。如属手足抓伤或细嫩损伤；可用白砂糖和些开水，调成糊状，搽伤处，愈后亦无斑痕。此法治暗疮、斑疮更妙。

8. 治金疮出血法

治法 1：用石膏、沥青各等份，共研末和匀，干掺于创口，勿经水。

治法 2：取老杉木皮烧灰存性，研末撒于伤处，或加入鸡蛋清中调匀敷伤口，一二日即可痊愈。此法并治汤火灼伤。

治法 3：取香白芷（药店有售）放口内嚼烂，再涂敷于伤处。

9. 治刀疮溃烂方

刀疮入水后，疮口溃烂不生肌者，用石膏 50 克火煅，黄丹 3 克，共研细末，局部洗敷。

10. 治金疮着水翻花法

韭菜汁调敷伤口两旁，以微火炙之；或用稻秆烟熏之，疮口水出即愈。

11. 治杀伤未收口方

瘦猪肉切厚片贴上，无论伤口大小，血流不止者，立效如神；或用猪皮亦可，此急救止血第一方也。

12. 治金疮内烂生蛆方

皂矾飞过，研为末，干掺伤口，其蛆即死。

四、破伤风证治法

破伤风为皮肉破损后所发生的痉证，其状寒热交作，口噤咬牙，角弓反张，口吐涎沫等。现代医学指出，破伤风是一种厌氧性细菌所引起的特殊性急性感染，引起全身或局部肌肉强直性或阵发性痉挛。

1. 治金疮中风口噤欲死方

取新竹子，两头切断，一头火烧，另一头以碗盛汁（此汁名竹沥，中药店也有售）1 碗，微微暖服，待口开再服他药。

2. 治破伤风法

治法 1：荆芥 15 克，黄蜡 15 克，鱼鳔 15 克（炒黄色），艾叶 3 斤，入无灰酒 1 杯，重汤煮一炷香，热饮之，汗出即愈，惟百日内不可食鸡肉。

治法 2：霜降后，到稻田内寻取灰色蚱蜢，同壳装入布袋内，晒干，勿受湿，应常晒为要。遇破伤风症，即取十余个，放瓦上煅存性，研末酒下立愈。

治法 3：草乌尖、生白芷研末和匀，每服 1.5 克，冷酒一杯，入葱白一根捣烂取汁和匀送服，隔一刻钟左右，再以葱白煮汁服，汗出即愈。

治法 4：威灵仙 15 克，独头蒜一个，香油 9 克，同捣烂如泥，用热酒冲服，汗出即愈。

治法 5：蜂房中自死的蜂 9 克，去除头、足、翼，炒黄后研为末，以白酒送服，一日一剂。

治法 6：雄鸡屎白 9 克，焙干后研末，以烧酒冲服；一日一剂。

3. 治破伤风土方

棉花子 150 克，放锅内炒至子仁成酱紫色，研碎过筛去壳；连须葱白 500 克，加水 4～5 碗，熬至 3 碗放暖瓶中备用；黑豆 100 克炒至大冒青烟时，将高粱酒 150 克倒入锅内，至听不到豆子的爆响为止，取出过滤去渣，留酱色酒液同棉子面和在一起拌匀，再冲以葱汤搅成稀糊状。同时将患者口撬开灌服，每日 1 剂，连服 1～2 天，服后盖厚被取汗。

五、烧伤证治法

1. 治汤火灼伤奇验法

凡火伤、烧伤、烫伤、腐蚀所伤等，其治法大概相同，所伤程度有三类：Ⅰ度受伤程度小，不过皮肤发红，微有疼痛；Ⅱ度较大且深，皮肤红肿发痛，兼起水疱；Ⅲ度伤重达皮下，皮下组织焦烂，且受伤面积占全身皮肤三分之一以上，或在胸上部，即有生命危险。因此，凡衣衫着火，勿奔逃，应当即卧地乱滚，待火势熄后，用剪刀剪开衣服，轻轻剥去。若烧坏的衣服与皮肉黏着，先用些菜油等润湿后，再剥，以免痛苦。像菜油、麻油、猪油、生豆油、淡盐水等都是最便最有效的润湿剂。但涂后外面再用棉花油纸包紧，即可不痛。如能再用下面专治汤火伤的奇验方尤妙。

治法1：生石灰1两，水1斤，将石灰浸入水中，约一天，用上面的澄清水和麻油各半调匀，敷于患处，上加棉花油纸，再用布包带包紧，要不透风，日换二次，即可缓缓收效；或用铅粉、鸡蛋白二物调匀，敷上亦妙。

治法2：凡汤火灼伤未成疮时，用小麦炒黑，研入腻粉，油调涂之，勿犯冷水，犯之必致烂。

2. 治油伤火灼法

治法1：被油火灼伤，痛不可忍者，用石膏研粉末敷之良。

治法2：好酒一盏，鸡蛋清3个，搅匀入温汤内顿熟，搅如稀糊，候冷用软笔蘸刷患处，半日觉痒，痒后即以杨梅树皮炙存性，研成细粉末，用香油调敷。

治法3：若油火灼伤成疮，可用贯众煅灰，香油调涂疮处，可立刻止痛。

治法4：陈年小麦炒成黑色，筛极细末敷患处。如皮已破烂，即干掺之；如尚未破，用陈菜油调涂，立刻止痛。

3. 治汤火烫伤法

治法1：秋葵花瓣不拘多少，用麻油或菜油浸泡捣成泥状，装入瓶内收贮，至次年花瓣腐烂，即可取出敷用，愈陈愈妙。

治法2：取地榆晒干，研成极细粉末，以麻油调匀外搽，或加入少量冰片。民间尚有用地榆研末，加入大黄末和匀，以麻油调搽，甚效。

治法3：若被火伤损肢体时，用鸡蛋煮熟，去白用黄，加生猪板油去筋膜，用量比蛋黄量稍多些，同捣烂敷患处，神效。

治法4：取南瓜半个或1个，放置于罐坛内密封固，待其自然腐烂化水，越陈越好。若被火烫伤，用此水涂于烫伤处，甚效。

治法5：黑猪毛一撮，煅后研末，用香油调患处。

治法6：滚汤或滚油烫伤时，先用生油搽伤处，再用生盐敷之，可立止痛，并免起泡。

治法7：取大米之壳；以火焗为灰（广东地区称此为牙灰），凡被滚水、滚油或滚汤等烫伤身上各处，即可用牙灰和冷开水搓成饼块，贴于伤处，待饼块干后，又换一块贴，则伤处可愈，且无破伤之痕，实乃奇方。

治法8：凡火伤，或滚水等致伤，切勿先用一切水或药物疗治，应急以碱水浸之，或频频搽之，自然患处不红不痛，且火毒不致攻心。如伤重者，应以碱水泡患处。此碱水非洋碱，乃杂木灰所做的碱水，杂货店有售，农村亦每每居家自制，尤其是端午节时，常制此种碱水用以做粽子用。

治法9：急取童便或白糖开水，或蜂蜜调开水灌服，免火毒攻心。切不可用冷水淋之，应先用麻油调搽，再用糯米淘水取汁，加麻油一茶杯，搅匀后挑起成丝时，用软刷蘸搽患处，即止痛，愈后无疤痕。

治法10：取茶杯一只，放入菜油半杯，再将生石灰一块浸入油中，石灰须与油平，待石灰水泡冷完后，再放入冷开水齐杯口，待石灰如面浆状时，即可使用。以此涂烫伤处，效果良好。

第二节　疮疡

一、疖证治法

疖是一种生于皮肤浅表的急性化脓性疾患，随处可生。发于夏秋季的叫"暑疖"或"热疖"；若暑疖治疗不当，致脓毒蔓延，可引起蝼蛄疖，或叫蟮拱头；多生于小儿头皮上。

1. 预防伏日生疖疮方

用使君子仁，在伏日时期让易患疖疮的小儿啖食数粒，服用量按年龄而定。七岁时服 7 粒生的和 7 粒煮熟或炒熟的，年幼者递减，年长者不加。如三伏服三次，则夏日无疖疮，秋不泻痢。

2. 治热疖方

取芭蕉根汁一茶盅，饮之可消热毒而愈。亦可用芭蕉干切成饼块，置于压榨器内压取大量液汁，用刷子蘸汁涂患处；如炎症剧者，以药汁浸，外用纱布作冷罨用。

3. 治软疖法

治法 1：石灰 15 克，鸡蛋壳 5 个，将石灰粉放于蛋壳内，烧存性，研为细末，以麻油调匀敷涂患处。

治法 2：猫头上毛、猪颈毛各一把，鼠屎一粒，烧存性研末，油调敷之，极效。

治法 3：芙蓉花 100 克，放适量醋内浸泡，待溶化后外敷患处；或将芙蓉花与仙人掌共捣烂，加少量盐，外敷患处。

治法 4：独头蒜 1 个，蜂蜜 9 克，放一处同捣烂，外敷患处，每日换药二次。

治法 5：虾蟆一只，剥去外皮，贴于疮上，收毒即愈。

4. 治头上生疖法

治法 1：大芋头捣烂，敷于疖上，每日换药一次。

治法 2：石灰粉 50 克，同煮熟的小米共捣烂，每以少许敷贴患处。

治法 3：孵过鸡子的蛋壳烧灰存性，研成极细末，以香油调匀后搽患处。

治法 4：乌梅烧炭存性，研为末，以香油调拌外敷患处。

5. 治蝼蛄疖妙术

治法 1：取古旧瓦片，火煅后放醋内淬七次，再研为末，以菜油调匀搽患处。

治法 2：鸡腿一付（黄色的），焙干研末，以香油调匀搽患处，对已破溃者可生肌，未破者可消肿。

治法 3：陈石灰、百草霜（即农村烧柴草的锅底烟熏子）各等份，共研细末，用香油调化搽患处。

二、痈证治法

痈有内痈和外痈之分，内痈生于脏腑，亦即内脏所生的化脓性疾患，其治法另列；外痈属生于皮肉之间的急性化脓性疾患，其特点是局部光软无头、红肿疼痛，易化脓溃烂，或伴有恶寒发热，一般不会损及筋骨，也不会造成陷证。

1. 预防痈疽法

治法 1：痈疽初起时，取忍冬藤（即金银花藤）鲜品 250 克（干者用 50 克），大甘草节 50 克，作一剂，用水三杯，煎至二杯，入无灰酒一杯，再煎十余沸，去渣，分三次服，能饮酒者可一次服完。另取藤捣烂，酒调敷患处，中间留头出毒，药汁干后再涂搽。

治法 2：大甘草 1000 克，捶碎，河水浸泡一夜，尽可能糅合浆汁浓稠，再除去筋渣，用绢布过滤，滤液放锅内慢火熬成膏，用瓶收贮。用时每服一二匙，以酒或白开水送服。此膏称国老膏，治一切痈疽，能消肿逐毒。

治法 3：远志不拘多少，用米泔水浸泡捞出后捶去心，晒干，研作细末，每以酒调服 9 克，用泡过此药的米泔水澄清液送服，药渣尚可敷患处；

2. 治痈初起法

治法 1：麻油 250 克，放入银器内煎二十沸，加纯醋一碗，分五次服，一日服尽。

治法 2：带泥土的山药、蓖麻子、糯米各等份，共研细末，捣匀敷患处即散。

治法 3：赤小豆研末，水调和涂患处，频频调涂，即可使毒散痈消。

治法 4：蚌蛤烧灰研末，以米醋调匀，涂敷患处，干后再涂。

3. 治痈未成脓妙法

治法 1：取鲜山慈菇捣烂，去除茎梗，敷于患处，外以纱布包扎。

治法2：痈疽初起尚未成脓时，取蝌蚪一百个左右，加入雄黄50克研末，拌匀晒干，放瓶中密封备用。用时以白糖开水调药外搽患处，每日3次。

治法3：绿豆粉200克，乳香50克，共研细末，凡痈疽外皮明透者，每服6克，以甘草煎浓汤送服。

治法4：将贝母100克去心锉细，一半生的晒干，另一半微炒，共捣研成细末。如痈生于上半身则食后服，生于下半身则食前服，每次服6克，以酒调下。此方兼治一切无名肿毒。

治法5：取甘草50克微炙，加酒500克，同浸瓶中，再取黑铅一片熔成汁，投酒中淬后再取出，如此九次，令病人饮其酒，以醉为度，寝后即愈。

治法6：野菊花连根茎，洗净后捣烂，以酒煎热服，取汁，再以药渣敷患处，即效。

治法7：黄蜀葵花，加入食盐掺拌，收贮于瓷瓶中密封，则经年不坏，每用时取出敷于痈肿处，则痈自消；若已成脓则自溃。如无花用根叶亦可。

治法8：仙人掌去刺30克捣烂，加生石膏100克研末，共调匀，外敷患处，每日换药二次。

治法9：紫花地丁连根，同苍耳草各等份，共捣烂取汁，以酒一杯调药汁服下。

治法10：生菖蒲捣烂，贴敷患处；如无生品，以干品研末，水调涂之。

4. 治痈疽作痛简便法

治法1：鲜杏仁去皮研磨过滤，取汁，加入轻粉少许，以麻油调搽，神效。

治法2：龙牙草（即仙鹤草）捣汁饮服，药渣外涂擦患处，甚妙。

5. 治痈疽不溃法

治法1：如痈疽来势险恶，坚硬不溃者，用刀在痈肿上划成十字，用面粉加水调成稠糊，厚敷周围，使其比疮口高出一寸半左右，再将梧桐泪汁填满，用米醋滴泪上，不久自热，勿令滚出面外，次日用金银花煎汤洗净，再如前用一次，只用醋洗，不痛，烂肉自去。

治法 2：天仙子适量，研细末，以好醋调匀，外敷患处，每天换药 1～2 次。

治法 3：蚕茧已出蛾者，烧灰以酒冲服，可使痈肿溃脓。

治法 4：皂角刺烧灰，每以酒冲服 10 克，另嚼食葵子三五粒，可促使痈肿破溃。

治法 5：如痈疽坚腐不化，可用蜈蚣 10 条，斑蝥 30 只，巴豆 3 粒，雄黄 10 发克，先将蜈蚣、斑蝥微炒，巴豆压去油微炒，再将上药共研成极细末，每以少许放药膏上，贴患处。

按：此方能迅速去腐而不痛，对根盘坚硬者可使软化溃脓。但所用药物均极品，不可用于疮口已溃烂者，且每次用药量宜少，用药时间不宜过长，以免经伤口吸收中毒，切忌入口。

6. 治痈疽溃烂法

治法 1. 活鲫鱼 1 条，头发 1 握，加水共煎浓汁，滤去渣，再放大桐油 1 两熬后，入松香、樟脑适量，成膏备用。遇痈疽溃烂者，先用白胡椒面撒疮上，两天后烂肉自落，再将上药膏摊纱布上贴之。

治法 2：丝瓜一条，捣取汁频频抹之，或以丝瓜根熬水饮用，其渣敷疮口。

治法 3：桐叶加醋拌过，蒸后贴患处，可退热止痛，生肉收口，极验。

7. 提毒方

痈疽溃后以及其他肿疡，可用天仙子去壳，研成细粉（研至无声为度），将药末干掺于疮口上，盖以膏药。天仙子以产于广东者良。

8. 治腰痈偏方

白萝卜 3 个，豆腐 500 克，黄烟叶子 150 克，胰子 1 块，先将萝卜蒸烂，合其他几物共一处捣烂，敷于患处，数日即愈。如痈已破者，用土蜂子窝 1 个焙炭研末，香油调搽。用药期间，忌食发物半月，断欲一月。此方亦可用治背部疮疡。

9. 治膝上生痈方

若膝部生痈、红肿疼痛者，用连须葱头切碎，以糯米饭蒸熟拌敷，重者五六次必消。

三、发证治法

发即痈疽之毒发于外的意思。既包括发于皮肤肌肉间的有头疽，其状初起局部皮肤上即有粟粒样脓头，焮热红肿胀痛，易向深部及周围扩散，脓头相继增多，溃烂后状如莲蓬蜂窝，指捺有脓不流，相当于西医的"蜂窝组织炎"；也指由疖、痈、有头疽因毒邪未能控制，向四周蔓延而成，即痈疽之大者；或是毒邪聚于肌肤，初起无头，红肿明显，边界不清（即无名肿毒），以后皮肤湿烂，全身症状较重的疾病，相当于西医"急性蜂窝组织炎"。根据发生部位的不同，生于头部的叫玉顶疽、玉顶发、透脑疽等；生于颈后的脑疽，包括天柱疽、玉枕疽、对口发；生于背部的背疽，包括发背、搭手（生背部两侧的背疽）等。

1. 治有头疽法

治法1：生天南星、五倍子各20克共研细末，另取白蜜100克，放锅内溶化后，将前二药末用冷开水调匀，倒入蜜中，略熬片刻，搅匀，至药蜜充分融合后取起，冷后成软膏备用。用时将药膏摊纱布上外贴患处；如已成脓溃烂者，先用PP粉化水（即过锰酸钾溶液）洗净疮口，再贴膏药，每天换药1~2次。

治法2：大蒜1500克，猪肉100克，葱适量，共煮烂分三天服完，外用烧熟的葱捣烂外敷患处。

治法3：生牛肉500克，油石灰200克，捣烂后摊纱布上，贴于患处，每日换药一次。

2. 专治搭背手搭腰脚等症

治法1：小枣、杏仁、葱尖、大麻子各7个，文火烧透，加轻粉少许，同捣如泥，和蜜糖调匀，摊在白布上，连换药数次自愈。

治法 2：搭背初起，红肿痛而未溃者，用赤石脂研成细末，用冷水调成糊状，敷于患处四周，轮流数次，可止痛消肿。

3. 治发背妙法。

治法 1：发背属痈疽中之大患，不可误服凉剂，以免毒攻内腑。可用瓜蒌 5 枚，取子去壳，乳香 5 块如枣大者，共研细末，以白蜜 500 克同熬成膏，每服 15 克，温黄酒化服，灵效。

治法 2：用陈海蜇皮，浸于米泔水内，略半小时后取出，照疮口之大小，剪成圆块，用银针触成多孔，贴于疮口之上。一待干燥，即另换一块，再贴原处，照此试行，不数日疮口即能平复。

4. 治发背初起未成及诸热肿

以湿纸榻上，先干处是头，著艾灸之，不论壮数，痛者灸至不痛，不痛者灸至痛，及至其毒散，不散亦免内攻，真神妙之法。

5. 发背去腐肉法

治法 1：大黄鳝 1 条，焙干并研成粉末，加冰片少许，调匀后敷于患处，外面盖上药膏，第二天腐肉即去。

治法 2：取五倍子、贝母、白蜜各等份，先将五倍子、贝母研成极细的粉末，用白蜜调匀成膏，于破溃流水的患处贴上药膏，用纱布外裹，3～8 次即愈。若病重者，配合蒲公英 15 克，紫花地丁、金银花各 12 克，煎水内服。

6. 治对口疽法

治法 1：番瓜蒂切碎，鲫鱼 1 尾去肠杂，将瓜蒂放于鱼腹中，用线缝好，挂在树上日晒夜露，八十一天后取下，放瓦上焙干，研成细末备用。用时将药末用鸡蛋清调匀，敷于疮的周围，连续涂之，甚效。

治法 2：生于颈正中处之对口疽，其治可于夏秋之间取茄子蒂不拘多少，悬挂于檐下有风处吹干，遇生对口疮时，将一大铜盘放杉木好炭上烧烟尽，将茄蒂放炭火内烧烟，令病人仰卧床边，另置一椅把头搁住，露出疮口，以铜盘位置紧对疮口，任听茄蒂烟气熏之。良久，疮口自开，即有一线红血流下盘中，不可移动，恐其断而不续，须待红丝流尽自断，则疮毒尽矣，用生甘草、金银花煎汤内服并洗疮口，收功屡试甚验。

治法3：用红糖、煤炭灰，二者混合捣匀，敷患处，如已成脓者可使自然出脓而愈，未成者使红肿消散。

治法4：地骨皮50～100克研为末，和猪脊髓150克共捣匀，摊于纱布上贴患处。

7. 治一切奇疮无名肿毒法

治法1：皂荚去子、弦及筋，捣烂，调好醋和匀，敷于患处立愈，不愈则再敷，数次即可见效。

治法2：芙蓉花或叶、或根、或皮，捣烂涂敷患处，立可消肿，如已成脓者则可溃脓，溃者有收敛之功，奇效。若再加入赤小豆粉敷之，更妙。

治法3：赤小豆研细末，用鸡蛋清调敷，其效甚妙。

治法4：大蒜子数枚，捣烂，同糯米饭共槌匀，敷患处。

四、无头疽证治法

无头疽是一种初起无头，发于骨骼及肌肉深部的肿疡，其发无定处，多生于胁肋及四肢，皮色不变，漫肿，不红不热，酸多痛少，难消、难溃、难敛。发于四肢的有附骨疽、咬骨疽、多骨疽、股胫疽等，相当于西医的"化脓性骨髓炎"；生于关节的有肩中疽、干疽、疵疽等，相当于西医的"化脓性关节炎"；生于趾（指）的，使骨节脱落的脱疽，相当于西医的血栓闭塞性脉管炎，部分坏疽；发于颈项、腰胯、二膝深部，可因肿硬如石，从内溃烂而成逆证的石疽，相当于西医的瘤和慢性脓肿。

1. 治附骨疽法

治法1：闹羊花根200克，洗净后熬汁，滤去渣，临用时加青壳鸭蛋清调匀，涂敷患处，每日5～6次。

治法2：取狗头骨烧烟熏患处，日二三次；另取蒲公英1

两煎水服，每日一剂。

治法 3：红螺壳适量，烧成炭，取 50 克，加人中白 15 克，冰片 4 克，共研细末，用麻油调成稀糊状，外敷患处，每日换药 2～3 次。

治法 4：连头大葱白半斤，大蒜子 250 克，米醋 1500 克，先将葱蒜捣烂，同醋熬膏，摊贴患处。

2. 治骨髓炎溃不收口法

治法 1：葵花子仁适量，生熟各半，共研细末，用蜂蜜调成膏状，外敷患处，每日换 1 次。

治法 2：蜣螂虫 7 只，大麦 6 克，共捣烂外敷患处，如局部无渗出液，用冷开水调药如糊状，再外敷，日换药 2 次。

3. 治多骨疽法

治法 1：多骨疽者疮不时出细骨，发无定处，属深部肿疡。取大蛤蟆 1 只，乱头发 1 把（卷如鸡蛋大），猪油 200 克，共煎枯去渣，待凝如膏，先以桑白皮、乌头煎汤洗，拭净，干后用煅龙骨末掺疮四周，以前药膏敷之。

治法 2：蜣螂炙枯，研细末，每用 3 克，和干姜末 2 克共研细末调匀，掺入疮孔内，次日自有骨出，骨尽自愈。

治法 3：鲫鱼 1 尾去肠杂，加食盐于腹内令满，外用线扎紧，加水一杯放瓷锅中煮至干焦后研末，猪油调搽。

治法 4：以密佗僧研末，每用 10 克，调桐油 100 克，摊布上贴疮处。

治法 5：疮愈又复发者，用芜菁子捣敷，布包裹，每日换药一次。

4. 治井泉疽奇妙术

井泉疽又叫慢心锐毒，初起时心口窝有块，渐大高肿，若毒陷则难治。急以本人两手十指量取线，长短共剪若干条，一条放于喉管正中处，双环至背脊之中，看两线头合拢处尽头为中穴；又以本人中指之中节用竹片量准作寸许长，放在中穴之左右，各偏一寸，各以墨记分三穴，如伞之形状，每穴用艾三团，一齐火灸，灸毕痊愈。

5. 治落头疽奇法

落头疽生于脑后，由小到大，属阴证，切不可服寒凉药。可用麝香 3 克，胡椒 50 克，共研细末，用炼蜜和为两丸，病在左放左手，在右放右手，病在中，则男左女右，紧握住，用布带将手指捆拢，不紧不松，捆六小时左右，再换如前，日夜不断，用至数丸，自能收口生肌。

6. 治穿掌疽法

凡手足心忽然肿胀，或痛或不痛，或烂或不烂，名穿掌疽，又叫托盘，或擎疽。

治法 1：生附子切片贴之，煎水泡之更妙，如忽然作痛或作痒，仍照旧泡之，或加轻粉 0.3 克贴之。

治法 2：鲜桑叶 250 克，捣烂如泥，敷于患处，对已烂者效佳。

治法 3：水煮马粪，频频洗之。

7. 治脱骨疽法

此病为生于手足指节、指头上，或生于指缝间，初起色白痛极，或如粟米起一黄泡，渐至皮色由紫红变成黑色，久则溃烂，节节脱落，延至手足背腐烂黑陷，痛不可忍，相当于西医的血栓性脉管炎。

治法 1：取土蜂窠一个，放旧屋顶瓦上炙焦，研细末，加冰片 0.6 克，用陈醋少许调匀，敷于患处，应手而愈。

治法 2：大甘草不拘多少，研极细粉末，以香油调匀，厚厚地敷于患处，一日一换，不可间断，十日愈。另取金银花、元参各 150 克，当归 100 克，甘草 50 克，水煎服，连服十剂，永无后患。

治法 3：大葱白 2500 克，熬水，每日泡洗二次。

8. 治石疽法

石疽初起一核，渐大如拳，石硬不痛，日久见红根则难治，若生斑片，不久即溃烂，溃后三日放血而死，若现青筋可治，相当于西医的瘤或慢性脓肿。其治可内服阳和汤，外用鲜商陆根捣烂加盐少许敷之，数日作痒，半月皱平成脓，以银针穿破，用千金脱里散加熟地、生芪各 50 克煎服十剂后，用阳和解凝膏贴患处，空出穿针之眼使脓易流出。

五、痄腮证治法

痄腮是发于两侧颐部肌肉不着骨处（即腮腺部）痛肿，又叫大头瘟，相当于现代医学的"流行性腮腺炎"。若红肿化脓者叫发颐，即西医的"化脓性腮腺炎"。

1. 治痄腮法

治法 1：若腮间突然红肿热痛者，用鲜菊花叶捣烂，敷于红肿四周，一二日即消。

治法 2：用赤小豆研细末，和蜂蜜拌匀，涂于患处，一夜即消。如再加入芙蓉叶则更妙。

治法 3：用石灰炒热，再放于阴地内待冷，冷后再炒热，再放冷，如此七次后，研末，用醋调拌，敷涂患处，立可消去。

治法 4：活蚯蚓十余条，加白糖拌入，以碗盖好，约半天至一天即化为水，用鸭毛蘸此水搽涂于患部。或用蚯蚓泥，加侧柏叶煎的浓汁共捣碎，敷于患处。

治法 5：青黛 6 克，研细末，用鸡蛋清调涂患处。

治法 6：苎麻根 15 克，赤小豆 15 克，共研末，加蜗牛 5 只共捣烂如泥和匀，用鸡蛋清调匀，敷涂于患处，二日一换。

2. 治穿掌腮毒方

若腮颊肿痛发热，没有及时治疗而致溃烂穿腮者，用鲜桑叶捣烂，含于口内迫近患处，咽下津液，多次后可愈。

3. 治腮漏久治不愈方

治法 1：取夜合花树皮不拘多少，煎汤，待凉后洗患处，并随时含于口内，再用药渣捣烂敷涂于患处，外用纱布包扎。

治法 2：白萝卜捣烂取汁，放锅内熬成稠膏，摊贴于患处，一日一换，数次即愈。

治法 3：取大黄 100 克，白及 100 克，赤小豆 50 克，共研成粉末，先用米醋 200 克煮沸，再将上药粉放入调匀成糊，用时取药糊涂敷患处，外用纱布包扎，隔五六小时换药一次，二三日内取效。

六、臁疮证治法

臁疮俗称烂腿，西医谓"下肢溃疡"。此病好发于下腿胫之前缘，溃烂流脓，或出血，烂处恶臭。妇女患此病者，旧时称为"裙边疮"，每因月经来潮时增剧。其疮面往往呈紫色，疮口之边缘高起如堤样，累月经年很难收口生肌，此为难治之症。

1. 治臁疮外涂方

治法1：以未经炼制的新鲜蜂蜜适量，和动物的生血（如猪、羊、鸡、鸭之血均可），先将蜂蜜厚涂于棉布上贴患处，外以绑带缚住，一日后取下，再用动物血厚涂于局部，用布包扎，每日早、晚各换一次，两法交替使用。

治法2：先将棉纸量疮大小裁成十二张，四角以纸捻钉住听用；再以麻油100克，川椒49粒，入铜勺内煎成黑色，将川椒捞取起，再入槐枝一寸长者49根，再煎成枯黑色取起，再次入黄蜡50克，加轻粉0.6克，枯矾3克溶化于内，再将前面裁成的棉纸放入油内稍煎，立刻取起，但须令油渗透，勿使纸成焦黄色。贴时先将槐枝、葱、椒煎汤，洗疮部，用药棉拭干净后，用所制成的纸对齐疮口全部贴之，外面用胶布或用油纸一张敷盖，绢布紧缚，每周去纸一张，待纸取尽，则疮自愈。

2. 统治臁疮、裙边疮及烂脚丫方

凡患臁疮、裙边疮及烂脚臭（即香港脚）者，可用生豆腐渣捏成饼如疮大小，先用清茶水洗净疮口，用药棉拭干净，然后用豆渣饼贴上，外用纱布缠紧，一日一换，其疮即渐小，肉渐平。此方并可治脚上糜烂出水，即现俗称的香港脚或脚气，贴三次即可愈。随用随验，且不费钱，唯用时注意豆渣不能见生水。

3. 治下肢溃疡法

治法1：若臁疮（即下肢溃疡）久烂不愈者，用年久的灶

内黄土研细末，放入黄柏、黄丹、赤石脂、轻粉各等份，共研细末，以清油调成糊状，摊布上贴之，如痛痒切勿动，过数日即愈。

治法2：棉子炒脆，研成细末，填满疮内，以布扎好，数日内勿动，自然结痂而愈。

治法3：炉甘石浸入童便内一天，再取出阴干，再浸再阴干，如此九次后，研为细末，以猪脂调匀，搽患处，甚效。

治法4：白萝卜捣烂，贴于疮处，一日一换，待毒血去尽，再用松香50克，杏仁30粒去皮尖，黄丹24克，轻粉1.5克，旧破玻璃9克，共用火焙，研为粉末，用麻油调匀，搽于疮处，一日一换，数次即愈。

治法5：小虾30只，去头足壳，同糯米饭研烂，隔一层纱布贴疮上，另用纱布罩缚住，一夜即解去，再用葱白、川椒煎汤洗净疮口；用白菊花叶贴疮上，一日一换，待液出尽，逐日用苦楝根煎汤洗之，并以普通膏药贴之。用药期间忌食发物。

治法6：取韭菜地里的蚯蚓泥，干研成粉，加入轻粉少许，以香油调拌，搽患处。

七、疔毒证治法

疔疮多发生于颜面及手足等处，其形如粟，坚硬根深，如钉之状，局部稍有肿胀疼痛，属急性化脓性疾病。因其所生部位血管丰富，炎症反应剧烈，且发病迅速，如不及时治疗，或处理不当，毒邪易于扩散，往往有引起"走黄"危险，即疮头向四周浸润扩大，眼睑、颜面俱肿，伴见寒战高热等症状，又称"疔疮走黄"。

1. 消疔简便方

取白矾（研末）9克，葱白7茎，共捣烂如泥，分作七块，每以热酒一杯送服一块，服后可再饮葱白煎汤一杯，然后盖厚被睡，不久即汗出而愈，其效如神。

2. 治疗疮初起法

治法1：无烟煤一块，放入少许冷水研磨，再以新刷蘸涂患处；或用生铁粉面加好醋调涂疗疮四周亦可。

治法 2：白芷 3 克，生姜 50 克，擂酒一杯，共煎温服，取汗即散

3. 治疗疮奇验方

治法 1：白菊花叶、黄连根同捣烂取自然汁一小杯，以温酒兑服，或用酒煮沸服亦可（但不如饮生汁为妙）。如肿毒较重者，除多饮药汁外，其药渣再敷于患处，留置疮头在外。服药后即盖被睡卧取汗，其毒自散。

按：此方至稳便至灵，慎勿轻视。如无生品，可改用干白菊 200 克，甘草 12 克，酒煮浓汁温服。

治法 2：用黑坏不堪食的栗子连壳放在瓦上煅枯，海螵蛸去甲，各等份，共研成细末，一半用蜂蜜调拌，涂敷患处，另取一半药末用金银花煎汤送服，每次服 6 克，日服二次。

治法 3：葱白剥开，加入白矾末少许，再合上用棉线扎紧，放入水中煮极软，取出去棉线，捣烂敷于疮处，涂四周留疮顶。

治法 4：取香蕉根适量，洗净后捣烂取汁，加入开水（或以白糖化水）冲服，每日服三次。

4. 治疗疮肿毒法

治法 1：取艾叶一把，烧成灰放入竹筒中，用冷水淋取汁，用此液汁加入少许石灰拌成糊状，先以针烧红，冷后刺疮至痛，再上药糊以少许点药三遍，每次间隔 10～30 分钟，可使疗疮根头自拔。

治法 2：抓活虾蟆一只，剖开肚取肝脏，敷于患处。若疗毒已走黄，再取虾蟆心一个捣烂，用开水冲服。

治法 3：白芷 50 克，研成细末，用陈醋调匀，搽敷于患处，可消肿止痛。

治法 4：桃花晒干研为细末，同猪油捣拌匀，敷于疗疮处，即解毒消肿。

5. 治疗疮恶肿法

治法 1：取老葱、生蜜共杵烂，先将疗刺破，再用药贴敷，隔 2 至 4 小时后，去药，其疮头出，即以醋汤洗之，

神效。

治法 2：石灰、半夏（生品）各等份，共研成细末，以水调敷患处。

治法 3：生黄豆嚼烂，再敷于疮处，极效。此法尚可用治指节生疮，累见效验。

治法 4：荔枝肉、白梅各 3 枚，捣烂作饼，贴于疮上，疗根即出。

治法 5：以鸡蛋调香油煎好，用酒冲服，可预防疔毒攻心。

6. 治疗毒法

疔疮伴见发寒热或呕吐，皮肤现粟米状小疮，痛痒异常者。

治法 1：黄菊花叶（如没有叶，用根亦可以）一大把，捣汁一杯分二次开水冲服下，药渣敷于患处。

（按：白菊花根叶亦可用治，方法相同）

治法 2：嚼黄豆不觉豆腥味者，即为疔疮毒发。可取菊花、甘草各 200 克，水煎二大碗，一次服下，发汗即愈，病虽险可救。

7. 治眉疔法

疔疮生于眉间者，以柚子、红糖同捣烂，敷于患处，立可消肿止痛。

8. 治面疔及人中疔法

若颜面部或人中部生疔疮者，疮毒极易扩散，切不可挤压。

治法 1：以雄鸡的鸡冠血点上，其效如神。

治法 2：鲫鱼一尾煅存性，生明矾 2 克煅存性，共研细末，以茶油或其他菜油调匀，涂患处。

9. 治反唇疔法

生于唇部及口角的疔疮，往往使唇外翻，故称反唇疔，又叫翻唇疔。

治法 1：白菊花片捣烂，敷于患处，数次即愈。

治法 2：山慈菇一个，加陈醋于石上磨浆，用刷子蘸取汁涂患处，疔疮中间留顶，每日涂数次。

治法 3：用雄鸡的鸡冠血点之。

治法 4：乌桕树叶或根一把，加入适量的水捣烂取汁饱饮，再用椿树叶 4 两捣烂，和酒半两饮之。

10. 治唇上生疔妙术

若唇上生疔疮时，令其将大腿弯曲，于弯线中有紫筋脉，用银针刺出血即愈。

11. 治马嘴疔法

生于口角处或上下唇中间，唇口坚硬肿胀疼痛，使口难以张开，状若马嘴。

治法 1：用猫尿搽之，可迅速消肿止痛。取猫尿的方法可用老姜摩擦猫的鼻部，猫即可尿。

治法 2：巴豆一粒去壳，大米饭数粒，二物同捣烂，敷于疔上，立时拔疔而愈。

治法 3：白菊花叶捣烂，加入少量黄糖调和，敷于患处。

治法 4：取蜘蛛一个，捣烂生涂于疔上。

治法 5：取生姜一茎，入少量蜂蜜同捣为泥，再贴于患处。

治法 6：用雄鸡冠血搽之即消。

12. 治手心生疔

疔疮生于手心，又叫托盘疔，症虽险但治疗亦易。即用家中种植的白菊花一棵，连根带叶，洗净后加水少量捣烂取汁，再入少量红糖饮之。令出汗，并用药渣敷患处，即可消肿止痛，其他症状也随之而消。

13. 治蛇头疔

蛇头疔是生于手指顶端的疔毒，肿胀形如蛇头故名，即现代西医所称"脓性指头炎"。可用猪苦胆汁一个，加入少量白矾粉末，共调匀后涂敷于患指上即愈。

14. 治红丝疔

红丝疔多发于四肢，因有细红丝一条，可迅速向上走窜，故名。其治可用山白菜一味，放入口中嚼细后，贴于疮上。此法流传于四川省。

15. 治血疗法

血疗即疔疮流血不止。

治法1：芝麻油一杯服下，每日三次。

治法2：将银器于火上焙热，乘热烙疮上，即可止血。

16. 治羊毛疗

羊毛疗属于疫疗，多因接触畜类或畜类的皮毛而生，疮形如脐凹陷。可用黑豆、荞麦面等份，共研成细末，先挑破疔疮，再将药末掺上即愈。

17. 治疗疮走黄法

疗疮走黄即疗毒走散之意。为生于皮肤上的疗毒由血分内攻脏腑的一种危急证候。其疮顶陷黑无脓，肿势漫延，可伴见寒战、高热、烦躁不安等症状，相当于现代医学的"脓毒败血症"。

治法1：急取芭蕉根茎捣烂取汁饮服，忌食猪肉。

治法2：取陈年经久的苔菜阴干研末，用香油或蜂蜜调拌，敷于疗疮上，即可消肿收口而愈，无有不效者。

第三节　痰核

一、瘰疬证治法

瘰疬多生于颈项，甚至连及胸腋，常结块成串，累累如贯珠之状，故名。俗称"疬子颈"或"老鼠疮"。一般将生于项前的或延及遍身红活易溃者叫痰疬；生于颈项两侧的或遇怒即肿的叫气疬；核痛红肿的叫血疬；生于耳根的叫蜂窝疬；小而多痒的叫风疬；绕项生者叫蛇盘疬等。瘰疬初起其核如指头大，一枚或数枚不等，皮色不变，按之坚实，推之能动，不热不痛，逐渐增大，有的互相融合成块，并渐感疼痛；如皮色渐转暗红，按之微热或有波动感者，为内脓已成，以后破溃成脓清稀。此病相当于西医所称的颈部淋巴结结核。

1. 治瘰疬初起妙法

治法1：鳖甲50克，研极细末，以香油调匀，敷于患处，三四次可愈。

治法2：豆腐泔水盛于锅内，煎煮成极浓稠的膏如浆糊状，以此膏涂于纱布上厚厚的一层，敷于患处，外用胶布固定。用后感觉甚痒，隔1日换1次，连用一二周，不效再用，一月必效。

治法3：活的大螺蛳二三个，红矾少许，先将螺蛳口盖揭开，将红矾装于螺蛳内，再埋于地下一尺深左右，七八天后取出，夏天可少埋几天，将螺蛳肉取出捣烂，以此涂抹于结核处，经久自愈。

治法4：瘰疬初起，可用烟杆中黑油烟或凤仙花叶捣膏涂敷，三日即效。

治法5：野菊花连枝叶捣烂，煎酒饮服，其渣敷于患处，即自消。

治法6：用鲜金丝荷叶，捣烂取汁，用鸡毛蘸汁涂敷患处，干即再涂，三日愈。

2. 专治颈项瘰疬良方

治法1：取多年陈地粪缸积垢，置瓦上用炭火炙酥脆，研成极细粉末，每10克中加入冰片2克，和以香油或菜子油调匀，敷患处，不久自愈。

按：瘰疬生于颈项间者，其病既痛苦又危险，此方对未溃或已溃者，均有神效。

治法2：芋头刮去外皮，切片晒干，研为粉末，以开水泡粉成浆，一小半吃，一大半敷患处。敷于病上的将干时即揭去，再换新的，如此更换多次可愈。

治法3：用紫玉簪花连根茎花叶不拘多少，入石臼捣极烂，将渣汁倾入布袋，绞下第一次汁；再将渣放入石臼中，加陈醋适量捣极烂，再绞下第二次汁；余渣再加醋再捣，绞三次汁；将三次汁混合放入一砂锅中，以慢火熬成稀膏，搽患处，十余次即可愈，且不复发。

治法 4：无论已溃未溃，均可取壁虎放瓦上炙焦枯，研细末，每夜以黄酒吞服一条，十余次即可治愈。

治法 5：每日取略带白色的老鼠屎 7 粒，须拣两头尖的，加橘红 3 克，和水一小杯放饭锅上蒸，取其汤分两次，早晚饮服，七日即消。

治法 6：鲜狼毒（以生于山野坟墓处者佳，其叶尖而长，实似榆树，厚而大，其根即为狼毒。大者如碗，小者如酒盅，其汁浓而白，俗称猫眼。只能用鲜品，干者无用）捣烂取汁，用鸡毛蘸汁涂患处，一夜即效。

治法 7：野蝎虎 1 个，鸡蛋 1 个，将鸡蛋开一孔，去蛋黄留蛋清，把蝎虎装入蛋内，和纸糊好，放炭火上炙干研末，再用香油调匀，涂抹患处，甚效。

治法 8：黑铅 150 克炒成灰，用醋调拌，摊于布上贴患处，外用胶布固定，一日一换，半月后患处不痛不破，内消而愈。

治法 9：荔枝核、桂圆核各等份，放瓦上焙存性，研为细面，每次以开水冲服 50～100 克，一日三次。

治法 10：萆薢 500 克，用醋和酒各半浸后再煮，煮酥后取出晒干，研为细末，以麻油调匀，敷于患处，无论已破未破，均可治疗。

治法 11：野杨梅 500 克，苍耳草 500 克，均切碎后，同浸泡于酒中，约一周后听用。每服此酒 1 杯（约 50 克），每日服二次，连服半月至 1 月，可逐渐消退。

按：野杨梅即覆盆子，苍耳草又名野茄棵。

3. 治痰核法

治法 1：痰核结毒深不易溃，未溃之时忌贴凉膏及服凉药。可取五倍子入砂锅内炒黄，研为细末，以好醋调膏，贴患处，换药五、六次即愈。

治法 2：捉活蝙蝠炙成灰，和菜油调匀敷患处，三次即愈。

治法3：大南星磨酸醋调敷患处，数次结核自消。

治法4：芭蕉根捣烂敷于患处，立奏奇效。

治法5：于三四月间取蝌蚪，捣烂，加冰片适量拌匀后封存于瓦罐内，勿令泄气，约一周后即可用。对于痰核初起者，敷数次即愈。

4. 治瘰疬溃烂法

治法1：黄柏研末，麻油调成稀糊状，敷于患处，一天一换。

治法2：取新出窑的石灰一块，滴水化成粉过筛，用生桐油调匀，摊于纱布上涂敷患处，敷前应以花椒和葱煎汤将疮口洗净。

治法3：全蝎（去钩足）150克研为细末，核桃肉150克捣成泥状，两物共和匀做成丸子如绿豆大，每次服3克，每日分早晚二次服，以白酒送服，七日可愈。

治法4：瘰疬溃烂流窜者，可用荆芥根下端煎汤外洗良久，再用银针刺疮口紫黑处，再洗三四次，用韭菜地里的蚯蚓于五更时捕捉十余条，放瓦上炙红研末，加乳香、没药、轻粉各2克，穿山甲9片，再炙焦，共研为细末，以香油调和敷患处。

治法5：瘰疬溃烂者，用黑色蛤蟆一个，去肠杂放瓦上焙焦，研为细末，以香油调敷患处，忌用铁器制药。

5. 治瘰疬疮口不收口法

治法1：淡豆豉嚼烂作成饼，盖于疮上，再用艾叶揉软作壮灸之，觉微痛即止，隔日再灸。

治法2：若疮口已合，旁边再出口，出脓不止者，取猫头骨烧灰存性，研末以香油调匀，敷于疮口；或用蜘蛛十四枚，烧研敷之。

6. 独立丸

斑蝥（炙）3克，生甘草30克，共研细末，和匀后用米糊或面湖为丸如绿豆大，每日早餐后吞服一粒，开水送服。此方对瘰疬无论已溃或未溃者，均可应用，并治蝲蛄毒。

按：斑蝥系剧毒药，服用量不可过量，孕妇及有肝、肾疾患者忌服。

7. 蛇蛋散

鸡蛋1个，蛇蜕1条，将蛇蜕缠包鸡蛋，外面抹一层用麦糠和泥调成的稀泥，如松花蛋状，再放炭火上烧半个钟头，令烧透，待冷后去泥，将蛋和蛇退研成面，一日内分三次服完，以黄酒为引送服，常服即愈。忌辛辣食物，禁房事百日。此方对各种瘰疬结核均有效验。

二、流注证治法

流注是指发于肌肉深部的多发性脓肿，因其邪毒流窜到哪里，就在哪里发病，故名。本病之特征为初起漫肿微痛，皮色如常，结块不甚显著，好发于四肢躯干肌肉丰厚的深处，其发生无固定部位，也容易走窜，并有此处未愈，他处又起的现象，相当于西医的"多发性、转移性肌肉深部脓肿"。

1. 治流注法

治法1：于春夏之交，多取奶奶草洗净，悬挂于屋檐下风干，愈陈愈佳。初起时，取干茎二三根与鸡蛋一枚（用针刺七孔）和水煮熟，光吃蛋，一二次即愈。

治法2：露蜂房一个，和鸡蛋一枚（用针刺数孔），加水煮极熟，去蜂房，取蛋与汤食服。此方无论对初起或已溃，用两三次即可治愈，极效。

治法3：用大石榴数枚阴干，收藏几年，每个石榴内放入蜒蚰两三条，将甜酒500~1000克煮透石榴，候酒汁浸于石榴内，取出放瓦上焙干存性，放地上冷透后研成细末，收贮备用。用时每用温开水送服3克，每日一服，数次即愈。未生育妇人不宜多服。

2. 治九子疡法

九子疡为头上生疮肿，一发九个（疮肿多发性）故名。

治法1：若九子烂痒者，取壁虎子2个（焙干研末），冰片3克，共装入鸭蛋内调匀，用纸将鸭蛋口糊好，埋在土内约三周后取出，去壳，放蛋于瓦上焙干研末，以麻油调匀搽敷患处，数次即愈。

治法 2：活鲫鱼一条，剖腹去肠杂，将皂角研烂装入腹内，外用湿纸包裹，放炭火中煅存性，研为细末，每用蜂蜜和酒醋适量调匀，敷于患处。

治法 3：天葵子 50 克，炖瘦猪肉 250 克，熟烂后吃肉喝汤。

治法 4：泽漆（俗称猫儿眼草）加水熬成稠膏，搽患处，此法治初起未溃者甚效。

三、流痰证治法

流痰是中医所指全身骨与关节结核的泛称，俗称骨痨或穿骨流注。属寒性脓疡。本病可随痰流窜至脊柱、膝、踝、肩、肘、腕等全身骨与关节间，壅阻而发病。初起仅患处隐隐酸痛，不红不热，皮色如常，继则关节活动障碍，动则痛加甚，溃后脓出清稀伴有豆腐花样物质。为外科顽固难愈的病证之一。

1. 治流痰方

藤黄研末，掺膏药上贴之。如患处坚硬不红之阴证，即按上药贴之；若局部已红者用大黄麻汁，调藤黄末敷之。

2. 断背丸

凡流痰（骨及关节结核）已形成冷脓肿及瘘管时，用断背丸治疗效果卓著。即取乌龟 1 只，用铅丝将龟扎好，外用鲜荷叶包裹，再涂泥土包裹，放炭火上煅存性约 2 小时，煅时切不可流气，取出放阴凉处去泥土，把龟研成极细粉末，再压成 0.5 克一片的片剂，每日服三次，每次服 1~2 片。

3. 治骨结核法

治法 1：韭菜地的白颈蚯蚓活者数十条洗净，加适量石灰同捣如泥，敷于患处，外用纱布固定，每日换药 2 次，早晚换药

治法 2：大乌龟 1 只，雄黄 15 克，胡椒、山甲片各 9 克，

先将药末放入龟颈内，用绳缚住，盐和泥巴拌匀严封裹，放炭火上煅存性，去泥后研细末，水冷为丸如黄豆大，每服 3～5 丸，每日服 2 次。

治法 3：蜈蚣 3 条，全蝎 9 克，共研细末，炖鸡蛋（去壳）3 枚吃，每日服 1 次，一周为一疗程。

治法 4：鲜鹅不食草 200 克，白糖和醋各 50 克，共捣烂取汁，以米酒或米醋兑药汁，分两次开水送服，儿童减半。另取鹅不食草 250 克，用酒或醋炒热，外敷患处，外用纱布包扎，1 小时后除药，每日用药 1 次。

第四节 瘿 瘤 岩

一、瘿病证治法

瘿是发生于颈部结喉处的疾病，因其如缨络之状而命名。瘿有气瘿、肉瘿、石瘿、血瘿、筋瘿之分。气瘿是发生于颈前结喉的两侧，呈弥漫性肿大，边缘不清，皮色如常，按之柔软，偶有结块的非化脓性甲状腺肿；肉瘿是发生于结喉正中附近的半球形肿块，能随吞咽动作而上下移动的良性肿瘤，相当于西医的甲状腺瘤或囊肿；石瘿相当于甲状腺癌，较为少见；筋瘿与血瘿多属气瘿与石瘿的合并症。

1. 治气瘿法

治法 1：用自然铜（药店有售）贮于水缸内，每日饮食均用此水；或以火烧自然铜，吸其烟气，常此则其瘿自消。

治法 2：生南星一枚，研极烂，滴七、八滴醋于内拌和，如无生品，用干品研末加醋调拌亦可。先用针刺肿处，再将上药贴之，微觉痒，常贴极效。

治法 3：生南星一枚，醋少许，将生南星加醋在石上磨汁备用。用时先以生姜煎浓汁，乘热熏洗瘿肿部，再拭干，以药棉蘸南星汁搽上，十余次即可愈。

治法 4：海藻 500 克，以布袋装好，放入酒 1000 克内浸之

（在春夏季浸二天，秋冬季则浸三天），每服 25～50 克酒，每日三次。酒服完后药渣晒研末，每服 3 克，每日三次。此药至多服二料即可愈。

治法 5：鲜荸荠 150 克，陈海蜇 50 克，海带 10 克，共煎汤，连荸荠、海带一同吃下，每日一剂，连服一个月可愈。

治法 6：牛蒡子根 1 蔸洗净切片，加水三碗，煎至一半，分三次服，一日一剂。

治法 7：猪气管 1 具，海藻 100 克，同煮烂，连汤带肉分两次服完，一日服一次，连服数剂。

2. 治甲状腺功能亢进法

治法 1：山药 100 克，猪瘦肉 150 克，干海带（不必洗）50 克，共煮烂当菜吃，一日一剂。

治法 2：紫花地丁 18 克，皂角刺 10 克，青木香 6 克，瘦猪肉 100 克，共煮，服汤吃肉，其药渣不用，一日一剂，连吃一周即愈。

3. 治腋下瘿瘤方

取长柄葫芦烧存性，研末，以醋调匀，搽于患处，以消为度。

4. 治肉瘿法

治法 1：五倍子 500 克，放砂锅内炒黄，冷后研为粉，每天临睡前用米醋调成膏状一团敷于患处，第一天早上洗去，连用 1～2 个月可痊愈。

治法 2：黄药子 500 克，烧酒 2.5 千克，先将黄药子捣碎放入酒内装坛封固，外用糠稻火围烧 4 个小时，待坛捡后再浸入水中一周，取出滤取液汁，每次服一小杯，每日服三四次。有肝肾损害者忌服。

二、瘤、岩病证治法

瘤即肿瘤，随处可生，或发于皮肉之间，或发于筋骨之间；岩即癌，为恶性肿瘤。

1. 治发瘤方

发瘤即为生于皮肤间的囊性肿块，因其内含粉质、毛发，故名。可用针刺破，挤尽粉发，用生肌药敷之自愈。

2. 治肉瘤法

肉瘤为发于皮肤间的肿核，为一种良性肿瘤。

治法 1：每日晚上临睡时用熟饭敷上，冷则再换，如此更换三五次后再睡，久而自愈。

治法 2：铅线（即电灯保险丝）一段，先将肉瘤用酒洗后，再用铅线将瘤自根部扎紧，涂擦油脂包好，次日再将铅线扎紧，逐渐扎紧，可自行脱下，无痛无血。

3. 治粉瘤法

治法 1：石灰一块如钱币大，糯米 70 粒，同盐水化一夜，加入朱砂少许，先将瘤挑破，再用药点于上面。

治法 2：蜘蛛网缠住瘤根，次日另换再缠，换五次，瘤即自消，内有结实小白粉块，用手取出，不痛不痒。

4. 系瘤法

先用芫花根洗净，捣烂取汁（不可遇铁器），用生丝线浸汁中一夜，再阴干，以线系扎于瘤上，一夜即可落，顶多用三次，落后再用龙骨、细茶、诃子研末敷于疮口。如瘤无根，可用芫花煎浓汁浸之。

5. 枯瘤法

以铜绿研末，先用草竹尖刺瘤破，再将药末掺上，外用膏药盖贴住。

6. 止癌痛法

治法 1：鼠妇焙干 100 克，加水煎二次，取液汁二碗，混合后每天分 4 次口服，对晚期肝癌肝区痛有效。忌食酸辣腥味。

治法 2：癞蛤蟆一只，去内脏，将雄黄 30 克研末装入其腹内，并加温水少许调成糊状，敷于肝区痛处，外以布扎固定，敷半天后取去。此法对肝癌止痛效果极佳。

治法 3：冰片 30 克，浸于白酒 500 毫升内，待溶化后涂于痛处，一日十余次，对晚期癌症疼痛有良好效果，但若局部溃烂者禁用。

治法4：鲜蒲公英捣烂取汁，涂敷于痛处皮肤，外以纱布盖住，中间夹一层凡士林纱布，对肺癌引起的疼痛有效。

7. 治肺癌法

治法1：葵树子150～200克捣碎，亦可加入半枝莲50克，同瘦猪肉100克加水煎煮3小时，取浓汁饮服，一日一剂。

治法2：铁树叶200克，红枣10个，水煎温服，一日一剂。

8. 治胃癌法

治法1：鲜半枝莲1000克，乌龟壳一只，猪肺一叶。先将半枝莲加水煮取浓汤，分作三天饮服，每日饮三次；再用龟壳及猪肺放瓷器内烧灰研细末，并用干半枝莲50克煎水送服，每日一剂。

治法2：荸荠根500克，洗净切碎，加水以微火煎煮3小时，去渣后放入肥猪肉50～100克，再炖一小时饮服，一日一剂。

治法3：活壁虎10个，放入好酒500克内浸泡7天后，每次饮酒50克，每日二三次。

治法4：七叶一枝花50克，卫茅根25克，白花蛇舌草50克，水煎汤分二三次饮服，二天一剂。

9. 治肝癌法

治法1：取鲜猕猴桃根，100～200克，同瘦肉100克共煮汤，每日饮服一剂。

治法2：佛田草150克捣烂，冲入少量冷开水后，绞取液汁，加冰糖隔水炖开，分两次服下，一日一剂。

治法3：凤尾草15～30克，水杨梅根90～20克，水煎服，一日一剂。

10. 治直肠癌法

治法1：败酱草、白花蛇舌草各50克，煎水灌肠，一日二次。

治法2：鸦胆子仁、大黄粉、蟾酥各等份，研成细末，装入 0.3 克的胶囊内，每次服一粒，每日三次。

11. 治唇癌法

治法1：青皮烧灰研末，以猪油调拌和匀，涂于唇上，再以青皮灰研末 3 克，用酒调服，每日三次。

治法2：硫黄、白矾、朱砂、麝香、水银、黄柏共研细末，用腊月猪脂调和，先洗净嘴唇拭干，再涂药。

第五节　肛门病

一、痔疮证治法

痔疮是常见疾病，有内痔、外痔、混合痔之分。内痔是指直肠下端，肛门齿线以上，黏膜下痔静脉丛扩张、屈曲和充血而形成的柔软的静脉团，其症状为流血、脱出、疼痛、瘙痒以及带黏液、便秘等；外痔发生于肛管齿线以下，是痔外静脉丛扩张，或静脉破裂，或反复发炎纤维增生而成，其痔赘生皮瓣逐渐增大，按之质较硬，一般无疼痛、出血，仅觉有异物感，偶在发炎后才觉疼痛；混合痔即内痔部分和外痔部分形成一整体，其症状亦具有内外痔两方面的症状。

1. 治内痔立效方

治法1：白果 200 克，黑木耳 100 克，与大肠头（猪肠和羊肠均可）共炖熟，吃二三次即愈。

治法2：冬青树叶 250～500 克，煎汤熏洗肛门，即可取效。

治法3：莲蓬头 4 个，加水煎煮半小时，放盆内，令病人坐上熏洗。

2. 治内痔出血法

治法1：干白茄子 2 个，烧成炭，研为细粉，每服 6 克，一日三次，于饭前以开水送服。

治法2：蚕豆叶适量，捣烂取汁，以热黄酒冲服，每次半杯，一日二次。

治法 3：柿饼炭 150 克，棕炭 50 克共研细末，以米糊调丸，每服 6 克，开水送服，一日三次。

治法 4：高粱花焙干研末，每以黄酒调服 10 克，一日三次。

治法 5：韭菜根洗净捣汁，每次用半小杯加等量童便或温开水冲服，数次即愈。

3. 治血痔法

治法 1：生豆腐渣，放锅内炒干研为末，每服 10 克，以白糖开水送服，一日三次。

治法 2：新槐花炒干，研为细末，每以酒调服 9 克，每日三次。

治法 3：棉花籽炒至焦黄，去壳，研为细末，以陈米煮浓汁加黑砂糖调成丸如梧子大，每天早上用开水送服 10 克，服至三个棉花籽可断根。

治法 4：贯众去皮毛，切碎焙干，研为细末，以醋糊丸，每服 6 克，早、晚空腹时以米汤送下。

4. 治外痔法

治法 1：粗盐 500 克，炒热后装入两个布袋内，趁热坐垫，冷即再换，立可愈。

治法 2：生瓜子菜 400 克，黄柏研末 12 克，川黄连研末 12 克，雄黄末 12 克，蜜糖 50 克，共捣匀，敷于痔上，一日二换，数次即愈。如属内痔可用草乌研末，以口水调匀点肛门，痔即反出，仍用前方敷治。

治法 3：鳖甲、五倍子煎汤，熏洗患处，每日一二次，甚效。

5. 治痔疮法

治法 1：鲜菊花或菊根（用开水洗净），加黄糖及有鳞鱼（除鲤鱼不用），共捣烂，放入肛门内，或贴患处，速愈。此方并治颈疮、面疔及蛇头疮。

治法 2：取河中螺蛳数枚，以明矾研末点其肉即化为水，以此水涂痔疮，数次即愈。

治法 3：猪腹部肥肉 250 克，加马齿苋 1 把，放少许盐，用碗装好，放锅内隔水蒸熟，全部食下，食一二次即愈。

治法 4：臭梧桐叶，煎汤，乘热洗患处，数次即愈。

治法 5：五倍子 4 个，皮硝 1 撮，水二碗煎浓，先熏后洗。

治法 6：皂矾、矾红等份，研为细末，以唾液调丸贴于肛门痔上，坐十分钟，痛止即去药再坐。

治法 7：先用皂角烧烟熏之，再用鹅胆汁（鸡、鸭、牛胆亦可）调白芷粉末涂之即效。

治法 8：鲜菖蒲根 250 克左右，洗净后加水煮沸，乘热熏洗患处，每日分早、晚二次。

治法 9：樟树皮、鳖甲壳各等份，晒干研末，以麻油调和，敷于痔上，一日二次。

6. 治痔疮溃烂流水方

取枣树皮适量，加入少许冰片，共研细末，撒于患处，一日二次，数日即愈。

7. 治酒痔法

治法 1：因长年饮酒，积热成痔者，取青蒿叶研为末，每服 9 克。若便前出血者，以冷水调服；便后出血者，以酒调服，神效。

治法 2：取冬青树叶煎汤，乘热熏洗，一日二次，甚效。

8. 治混合痔法

治法 1：先以槐树枝、柳树枝各一把，切碎，加水煎沸，乘热洗患处，再用艾灸七壮；立愈。

治法 2：木瓜研成粉末，以鳝鱼身上的涎液调拌，贴于痔上，外用纸护住，一日一换，数次即愈。

治法 3：用冰片 0.3～0.6 克，以葱汁调化搽之，特效。

9. 治痔神效方

对于痔疮每治不效者，可用五倍子煎汤，乘热熏洗。不论年久或初起，照方施治，三五次断根。此方得自江湖所传，勿轻便忽之。

二、肛裂证治法

肛裂是指肛管的皮肤全层裂开，并形成慢性感染性溃疡。多因粪便干硬所致，其排便时肛门疼痛，常伴有小量出血，血附在粪便表面。

1. 治肛裂简效方

取杏仁 10 个，焙黄后去皮尖，捣烂如膏脂，于便后用温水洗净肛门后，将药敷上，一日一次，如一日数次大便，则应作数次敷洗。

2. 治肛裂妙法

治法 1：鸡内金焙干研末，加冰片少许，共研匀，外掺患处，或用麻油调匀涂敷。

治法 2：白及粉、石膏粉各适量，加冷开水调和成糊状，再用药棉或纱布蘸药糊后置肛裂处，外用纱布包扎固定，一日一换一次，连用半月可愈。

治法 3：槐角粉、白及粉各 50 克，用凡士林调成软膏，于便后用热水洗后再涂上膏药，每日一次。

治法 4：猪胆汁三个，加红糖适量，熬膏，摊布上，贴患处。

三、肛瘘证治法

肛瘘是肛门附近及直肠下部所发生的瘘管，其一端通于肛管内病灶（肛窦），形成肛瘘的内口，另一端通于肛门周围皮肤，形成肛瘘的外口。本病属于中医的"痔漏"，俗称偷粪老鼠。

1. 肛瘘外治法

治法 1：甘草 200 克，研成细末，再抓 30 条蜒蚰（俗称鼻涕虫）放入甘草末内，装入瓶中，待七天后（蜒蚰已化为水）取出再研细，用桑皮纸将药末卷入捻成细条，插入瘘管，一日一次。

治法 2：鲜鲫鱼一条，去肠杂，内放满白矾，再将鱼放瓦上焙焦存性，研为细末，每以少许撒在瘘管内，每日二三次。

治法3：陈大蒜梗一把，放瓦器上煨成灰，待冷后加入少许冰片，共研匀，敷于瘘管上，一日七、八次，连服一周可愈。

治法4：羊胆2个，枯矾、蜂蜜各15克，三物共一处捣和，涂敷患处，一日三次。

治法5：用蛋黄油（即煮熟的鸡蛋黄入锅内炒焦后压出的油）温热时塞入瘘孔内，如疮口大的可涂上，或用纱布蘸贴上，每日一二次，能快速收口、止痛，约四、五天后，脓水即尽，持续用一月后即可痊愈。

治法6：款冬花放口内嚼烂，敷于痔瘘处，一二次即愈。

2. 痔瘘内治法

治法1：金银花及藤（即忍冬藤）阴干，研成细粉，每以酒送服10克，一日二次，甚效。

治法2：白莲花芯100克，焙干，黑丑100克研末，当归20克炒研末，调和研匀，每服6克，空腹时以酒送下，三服即可除根，忌食发物。

治法3：猪胆一个，加入荞麦面，捣和成丸，每服3～6克，一日二服，数次即愈。

治法4：乌鸦雏一只，去毛及内脏，不着水洗，放砂锅内，加生姜200克，隔水炖烂，一次吃下，一日一次，数次后其瘘管即可脱出而愈。

四、脱肛证治法

脱肛是指直肠黏膜、肛管、直肠全层和部分乙状结肠向下移位，脱出肛门外，多见于体质虚弱的小儿和老年人。

1. 治脱肛法

治法1：大肠脱肛落下三五寸时，取活大用螺二三枚，用井水（或自来水）养几天去泥，再取鸡爪黄连适量，焙干研末，放入螺肉内，待其肉化为水，先用浓茶水洗净肛门，再用软刷蘸螺所化之水扫肛脱处，并以软布托上，自然不再复发。

治法2：蓖麻根9克，猪直肠一条洗净，加水煎煮熟，作两次温服，不论新病或久病，均有特效。

治法 3：鳖头一个，烧成灰，用麻油适量调匀，外涂患处，一日二次。如脱肛重者，再用蓖麻子七粒研烂，敷于头顶心（百会穴），待肛收后即将蓖麻子洗去。

治法 4：石榴皮 150 克，白矾 15 克，煎水熏洗，一日三次。

治法 5：磁石研成细末，用面糊调匀，涂于头额部囟门上，待肛收后即洗去。

治法 6：收取狗涎，以纱布或鹅羽毛蘸涎涂肛上，即自收。

治法 7：田螺一个，入冰片 0.2 克，螺肉即化为水，取水抹直肠头，即可缩入。

治法 8：糯米一碗，煎浓汁，滤去米，待温时洗肛，再用砖一片放火中烧通红，用醋沃之，再铺一块棉布，令患者坐布上，如灼烫则再加几层棉布，可令肛自收而愈。

2. 治虚冷脱肛方

治法 1：田螺去壳洗净 100 克，红参 10 克，同猪肉共炖服，一日一剂，连服数日即愈。

治法 2：石灰炒热，用棉布包裹，令患者坐其上，冷即换，数次即愈。

3. 治久痢脱肛法

治法 1：用诃子、赤石脂、龙骨各 9 克，共研为细末，以茶水和匀，敷肛上，再用绢帛揉入。

治法 2：黄连 3 克，研为细末，用冷水和匀，涂于肛上即收。

4. 治脱肛长年不入方

取生铁 1000 克，水一斗，煎煮至五升，乘热洗之，每日二次，连用半月至一月可愈。

5. 治小儿脱肛土方

取鳖头数个，用线穿串起来悬挂于当风处，风干，再置瓦上煅，研为细末，加入冰片少许，研匀，以麻油或茶油调拌，敷于患处，每日一次。此为江南民间治小儿脱肛的极效单方。

第四章　妇科

第一节　月经病

一、痛经证治法

妇女在行经前后，或正值行经期间，小腹及腰部疼痛，甚至剧烈疼痛，伴面色苍白、冷汗淋漓、泛恶呕吐，并随着月经周期发作者，称为"痛经"，或叫"经行腹痛"。

1. 治痛经法

治法1：若月经来潮时，腹痛腰痛，乳房胀痛，头痛，经行不畅，量少或周期落后，经色黑或淡者，均可用番红花（又叫藏红花）1～3克，香附3～6克，先将香附研成细末，再将番红花用滚开水泡入杯中，并加盖盖封半小时，以此汤送服香附。月经来潮初，觉腹痛时即服一包，隔四至八小时再服一回，番红花可泡二次。

按：番红花产于西藏等处，价钱较贵，如没有可改用红花，药量用6～9克。此方不仅治痛经，亦可用治神经性胃痛。

治法2：全当归一支（或用干品15克），煎浓汁，每次经行前连服几天，即可止痛调经，并治一切经期不调病，疗效确切。

治法3：妇人小腹中痛，气冲上不得卧，百药不效，渐至骨瘦如柴者，可用白芍100克，香菌50克，猪外肾一对，煎汤，再用滑石、白矾各1.5克，共研为末，以豆腐衣包之，以前面煎的药汤送服药末，一剂即可愈。

治法4：葫芦瓢及子焙干研粉，每次用3克，冲入红糖水中内服，于月经初时连服四日，每日服二次。

治法5：益母草75克，月季花7朵，胡椒15粒，先用酒炒益母草的月季花，再加水煎沸，并加入胡椒，每日3服。

治法6：食盐250克左右，葱白250克，生姜150克切碎，共炒热装入布袋中，乘热熨下腹部，凉后再炒再熨，每日3次。

2. 治寒气痛经法

如行经腹痛，伴四肢厥冷，小腹拘挛，畏寒，面色苍白者，可用小茴香6克，生姜三片，煎汤频频服下，每天早晚分别煎服一次。也可用艾叶10克煎水，加红糖适量温服。

3. 治血瘀痛经法

如行经腹痛如刀绞，伴月经色暗有块，可用山楂焙焦30克，向日葵子15克，加红糖一大匙共加水煎服，每日服二次。

4. 治经后气痛法

取丝瓜一条，烧存性研成粉末，每天早晚饭前以黄酒调服9克。

5. 治虚寒痛经方

青核桃1.5千克，黄酒2.5千克，黑糖500克，浸数日后晒干，每当经前三四天始，一天吃一二枚核桃。

二、月经不调证治法

月经不调是指月经的周期或经量出现异常。以月经周期改变为主的有月经先期、月经后期、月经先后无定期以及经期延长；以经量改变为主的有月经过多、月经过少等。

1. 治月经不调法

治法1：小对月草（又名小对叶草）10～15克，以水煎服，每天一剂。

治法2：挖取映山红的根茎，洗净后每以15克煎水服，每天一剂，于经来之日起，连服四、五天。

治法3：白颈蚯蚓放瓦上焙焦，研成粉末，每以15～30克用甜酒冲服，一天一剂。

治法4：采月季花，每天以15克泡水服，连服一周。

治法5：取棉花子250克，放锅内炒焦后研成粉末，再分作14包，每天早晚各服1包，以开水化红糖水送服。

2. 治月经前期法

治法1：干芹菜30克，加水2杯，煎成1杯，温服，每日一剂，连服六天。

治法2：益母草50克，旱莲草12克，水煎服，一天一剂。

3. 治月经过多法

治法1：荠菜50克，于月经期以水煎，分早、晚二次分服，每日一剂。

治法2：豆腐250克，加好陈醋150克一同煮熟，饭前服下，于月经期每天服一剂，连服三天。

治法3：陈莲蓬壳烧炭15克，棉花子烧炭10克，共研成细末，分2次以黄酒冲服。

4. 治经期延长法

治法1：若经期延长，淋漓不净者，取艾叶5克，以醋炒过，煎汤去渣，其汤中加入两个鸡蛋黄，并搅匀后温服，一天一剂，连服四、五天。

治法2：木贼草10克，煎水服，于月经期每天服一剂，连服四天。

治法3：若经行不止，取红鸡冠花晒干为末，每次用水煎6克，并以少许黄酒兑服。

5. 治月经先后无定期法

治法1：丹参10克，金橘饼3个，甜酒酿1匙，每于月经净后水煎服，每日一剂，连服3天。

治法2：月季花10克，加红糖100克水煎后去渣，再加入陈酒25克，一次饮服，于经净后连服三天。

治法3：香附300克，研细末，用陈醋调匀和丸，晒干，每次用黄酒送服10克，于饭前服下，一日一剂。

6. 治月经过少法

治法1：红花6克，益母草15克，红糖15克，于经期水煎服，一日一剂。

治法2：月季花30克，干漆10克，麦秸5千克。先将麦秸烧灰，再用水3碗搅拌麦秸灰，并过滤，过滤的汁分2次用于煎煮月季花和干漆，于经期一日一剂饮服。

三、闭经证治法

闭经是指女子过了十八岁后，月经仍未来潮，或曾来过月经，但又中断达三个月以上，而并非受孕者。

1. 治室女经闭法

治法1：白鸽一只去毛和内脏，上好血竭50克，研成细末，将血竭末装入鸽的腹内，外用针线缝口，以黄酒、清水各半将鸽煮熟，连汤带肉服用。

治法2：茜草9克，陈酒一盅，水煎服三剂，如未通，再服三剂。

治法3：老鼠屎（即两头尖）15克炒香，阿胶200克，同炖，以好甜酒冲饮之。

2. 治经闭土方

土方1：经闭时间长，甚至达一年以上不行者，伴腹痛、腰酸、四肢沉重、寒热往来者，用芥菜子200克，研成细面，每以6～9克，热黄酒冲服，服后可出汗或微感腹痛，连服十余日可痊愈。

土方2：月经久闭不通者，取蚕砂（即蚕屎）200克，放入砂锅内炒至微黄，再加入白酒500克，煎一刻钟左右，去渣，每日早晚各温服25～50克，渐渐即通。

3. 治月经久闭法

治法1：丝瓜络煅后研成细末，每以酒送服9克，早晚各服一次。

治法2：月季花根10克，老母鸡1只，隔水炖熟，分2天服完，吃二三料即愈。

治法3：益母草50克，加红糖水煎服。

治法4：猪肝100克，切开装入柏子仁10克，放锅内蒸熟食之，连食三天。

治法5：韭菜汁1小杯和童便适量，共炖五分钟，乘热服下，一日一剂，连服三剂可愈。

4. 治原发性闭经法

土牛膝根 50 克，水煎后去渣，再冲入黄酒适量内服，一日一剂。

5. 治体虚闭经法

田鸡 4 只，黄豆 150 克，共炖熟食之，1 日 1 剂，连服三天。

6. 治血虚闭经法

胎盘一个，去除筋血洗净，放瓦上焙干，研成粉末，每服 9 克，以黄酒调服，每天服 2 次。

7. 治经水不通方

石榴根一把，浓煎汤一碗，空腹时热服二次，或以白芥子研末，饭前以黄酒冲服 6 克，数次即愈。

四、崩漏证治法

妇人在不行经期间，如阴道大量出血，或持续下血，淋漓不断者，称为"崩漏"，亦称"崩中漏下"。

1. 血崩立效丸

剥取野兔皮，烧存性．研成细末，用适量的黄蜡熔化合药末为丸（蜡的用量在化开以后，以沾住药面为准），每丸重 9 克左右，每用一个砸碎，黄酒送服，一次就好，此间忌吃荤腥、生冷，勿着寒凉。

2. 治血崩色紫黑方

妇女血崩，流血不止，日寸下紫黑血，脸色苍白，四肢无力，腿软浮肿者，可用向日葵蒂一个，放入烧柴草的火堆里烤成炭，取出研成细末，分作四包，轻者仅需一包，重者服完蒂一个即愈，以黄酒调服。

3. 治崩漏法

治法 1：陈莲蓬壳 15 克，棉花籽 9 克，共炒黑研为细末，以童便冲服。

治法 2：取烧柴草的锅底烟熏（即百草霜）9 克，热酒冲服。

治法3：荸荠1~2个烧存性，研为细末，以黄酒或甜酒调服。

治法4：取陈年棕叶烧炭，加烧柴草的锅底烟熏各50克，共研为细末，每次3~6克陈酒冲服。

治法5：用侧柏叶烧成炭9克，地榆9克，水煎空腹时服，此法有滋阴、凉血、止血之功。

治法6：棕炭、乌梅炭各2克，研成细末，以黄酒送下。

治法7：取乡村烧山草的锅灶下的黑烟熏（百草霜）6克，以狗胆汁拌匀，分作两服，用当归泡酒送服。

治法8：百草霜50克，香京墨25克，共研末，每用9克，先将猪肝一叶劈开，将药末放在肝内，用纸裹煨熟后细嚼，温酒送下。

治法9：肥羊肉1.5千克，加水煮后，再放入生地黄、干姜、当归各150克，共煮熟饮服。

治法10：丝瓜囊少许焙成黄色，研成细面，以黄酒冲服。

治法11：地榆50克，侧柏叶15克，水煎服后，血崩立止。

治法12：贯众一整个，浸于醋内一天，取出后用炭火烧之，烧干后又浸于醋内，待浸透后又烧，如此多次，烟尽成炭取出研末，待冷透火气，每服6~9克，以黄酒冲服。

4. 治血崩不止方

治法1：用陈棕、棉花籽两味烧灰存性，研成细面，每以黄酒送服6克即止。

治法2：刚多年烟杆，紫色油透者截一寸左右，烧成灰研末，以黄酒调服，下喉血崩即止。

5. 治血崩百药不效法

治法1：若血崩不止，诸药不效者，可用甜杏仁皮烧存性，研成细末，每服9克，空腹时热酒调下，可立止。

治法2：女贞子15克，当归身9克，北沙参9克，新会皮9克，莲肉15克，丹参9克，绵芪9克，各研成粗末，用小雌鸡1只，以粗麻线勒毙，去毛及肠杂，将药末放入鸡腹内，煮

2 小时，去药食鸡及汤。对于诸药不效，骤然崩注者，服用每屡试屡验。

6. 治老年崩漏法

治法 1：老年妇人经水不断及血崩者，可用黄芪 25 克，龙眼肉（即桂圆）20 粒，红枣 20 枚，煎水代茶饮，根据病情，剂量还可重些。

治法 2：陈阿胶 50 克，米粉拌炒成珠，全当归 50 克，红花 15 克，冬瓜子 15 克，井水煎服。

7. 治功能性子宫出血验方

贯众炭 30 克，乌贼骨 12 克，共研细末，每日用开水冲服 2 次。

8. 治大崩不止方

西洋参 50 克，水煎连渣服下，再用黑母鸡肉炖棕根服之。

五、经行吐衄证治法

如月经来潮前一二天，或正值经行时，出现有规律的吐血或衄血，每伴随月经周期发作，常可导致月经减少或不行经，似乎月经倒行逆上，从口鼻而出，称为"经行吐衄"，俗称"倒经"或"逆经"。

治法 1：用韭菜绞汁 1 杯，童便一杯，冲和温服，甚效。

治法 2：秋葵花根 30 克，洗净后水煎服，1 日 1 剂。

治法 3：红花 10 克，生地 12 克，童便 1 杯，先以前 2 味药煎水，去渣，再兑童便服下，1 日 1 剂。

治法 4：先用京墨磨汁服，再用当归尾、红花各 3 克，水一杯煎成一半，温服，其经即顺。

治法 5：鱼胶切炒，新棉花烧灰各等份，共研细末，每服 6 克，用米汤送服。

治法 6：用腊月的甘蔗尾煮水服，二次便可好。

六、月经前后诸证治法

月经前后诸证是指在经行前后出现一些全身症状，如头痛头晕、烦躁失眠、胁肋胀痛、浮肿腹泻、身热等。

1. 治经到潮热不食法

若经行时胃口不开，不思饮食，潮热者，只取雄鸡头顶鸡冠血，调酒服下，立效。

2. 治经行食物即吐法

先以木香、雄黄各5克，草果、乌梅各3克，研细末，醋和米汤为丸如弹子大，每天早上含于舌下化服一丸，再服其他消食药。

3. 治经来呕吐

丁香、干姜各2克，白术5克，共为细末，每天早上以米汤送服。

4. 治妇女季节性手指拘急抽搐法

治法1：鸡蛋壳2个炒黑，海螺6克微煅，当归50克，共研成细面，每服9克，以开水或黄酒送服，每日三次。

治法2：大鲫鱼十条，去鳞洗净，煮熟，每次食一条，并将剩下的鱼骨积在一起，放瓦上焙干研为末，每服25克，以黄酒冲服。

第二节 带下病

带下是指妇女阴道内流出的一种黏稠液体，其液体如涕如唾，绵绵不断，通常称为白带。女子在发育成熟期，或经期前后，或妊娠初期，白带或相应增多，不作病论。如带下量多，或色、质、气味发生变化，或伴全身症状者，即称带下病。

1. 治赤白带下法

治法1：取鲜马齿苋绞汁100克，加入鸡蛋清搅拌，另加水半杯。放锅内隔水炖熟，临睡时食下，常服即愈。如没有鲜马齿苋，可用干品50克煎汁，冲白糖开水服。

治法2：葵花阴干为末，每以6克空腹时温酒冲服，赤带用红酒，白带用白酒。

治法3：取鲜胡桃叶七枚，红枣9枚，煎水内服，一日一剂。

治法4：鲜凤尾草3棵，瘦猪肉适量，水煮稍微点些盐食，1日1剂，连服4天即愈。

治法5：鲜山葡萄根250克，红糖100克，将葡萄根洗净加水煎浓汁，再放入红糖调匀，分二天服完。

治法6：莲蓬30个，莲根、莲子各适量，加水五碗，煎至三碗服之，若一剂不止，再服一剂，连服三剂可除病根。

治法7：用冬瓜2～3枚，每日煮食10～15千克，频频饮服，颇见奇效。如系血淋，用干柿饼烧存性，研末，以米汤送服，亦神效。

2. 治白带法

治法1：棉花子炒黑去壳研末，用米饭糊调配成丸子，每服9克左右，以糖开水送服。若外用白矾水洗阴部亦妙，或以白矾研末，每日取0.9克，分三次服下，甚效。

治法2：取大墨鱼（即乌贼鱼）一个，把稻蒿7条插入其口内，将口朝向上，置于缸中，酒、水各半炖熟后服用。

治法3：海粉（属海中藻类物质）50克，冰糖50克，冲适量开水炖服，二三次即可获愈。

3. 治顽固性白带法

治法1：白带经久不愈，伴见疲乏、胃口不佳、消瘦等症者，取向日葵茎（干枯）切片煎水，每日用量9～15克，加入红糖调服。

治法2：白带日久不愈，身体虚弱者，取艾叶15克，鸡蛋2个，先将艾叶煎汤去渣，再将鸡蛋打入汤内煮熟，每日临睡前服之，数次即愈，疗效良好。

按：此方对于经水淋漓不断、日久不愈者亦有很好的疗效，但方中艾叶应改用艾叶炭9克，鸡蛋3个，以上3碗同煮，蛋熟后剥壳再放入汤内，煮至汤剩一碗为止，连汤一次服完，轻者日服一剂，重者日服两剂，连服两三天即可愈。

治法3：用白棉树第二层皮1两，同瘦猪肉同煮食之，数次可愈。

第三节　妊娠疾病

一、妊娠恶阻证治法

在妊娠的早期出现恶心呕吐，头晕厌食，甚至食入即吐，称为妊娠恶阻，亦叫子病、阻病等。

治法 1：若妊娠三四月，出现恶心呕吐者，取烧柴草的灶心土一撮（切不可用烧煤炭的），生姜三片，以水煎数沸，待汤澄清去渣温服。城市内若找不到灶心土，可到中药店购买，即中药伏龙肝。

治法 2：番石榴叶 2 片，洗净后嚼烂吞汁。

治法 3：丝瓜络 9 ~ 12 克，水煎服，日服三剂，轻者连服 2 日，重者连服 5 日愈。

治法 4：柚子皮适量，煎汤徐徐饮服，可渐收效。

治法 5：糯米 250 克，生姜 100 克，先将生姜捣烂取汁，拌入米内，置锅内炒至米熟透爆裂则取出，随意嚼食。

二、妊娠腹痛证治法

妊娠腹痛即指妊娠期中发生以小腹疼痛为主证的疾病。如腹痛久而不止，可致胎漏胎动不安，甚至发生堕胎小产。

1. 治妊娠腹痛简效法

治法 1：大红枣十余枚，烧焦后研成末，以童便调服，腹痛立止。

治法 2：扁豆适量，煎水内服，每日 1 剂。

2. 治扑跌动胎腹痛下血方

砂仁不拘多少，放熨斗内慢火炒熟，剔除筋膜并研为细末，每以 6 克热米酒送服，功效甚速。

3. 治妊娠腹痛小便不利方

花椒 15 克（炒），食盐 15 克（炒），葱白 3 根（切碎炒），共捣一处，乘热贴于脐窝，待尿通取去。

4. 治妊娠腹痛呕吐方

莲房一个烧灰研末，以温黄酒一小杯调和饮服，一日一次。

三、胎漏、胎动不安证治法

如怀孕以后，阴道仍不时少量下血或时下时止，或淋漓不断，但无腰酸腹痛及小腹下坠等症象者，称为胎漏。如先感胎动下坠、腰酸腹痛或坠胀不适，继而或有少量阴道下血者为胎动不安。

1. 治胎漏简便法

治法1：妊娠期间，因房事不慎致经水复来，胎动不安者，取赤小豆一把，水煎兑黄酒50毫升温服，数次即愈。

治法2：因风热致妊娠漏血，可用条黄芩炒焦，防风各等份，共研作细末，黄酒糊作丸，如梧桐子大，每服6克，一日三次，于饭前白开水送服，三四次即愈。

治法3：妊娠数月，经水时来，或因房室伤胎者，可用赤豆所发的芽（即赤豆牙）研末，温酒服下一小杯，日三服，得效乃止。

治法4：蚕壳炒熟磨成粉末，每取12克加冰糖少许调服，数日可愈。

治法5：干南瓜蒂4~8个，水煎服，一日一剂。

2. 治跌扑伤损引起的胎动不安

凡因跌扑致少腹疼痛，胎动不安，取当归15克，川芎6克，水煎以黄酒冲服。如跌扑伤重，另加青木香3克，益母草6克。

3. 治怒动肝火致胎动不安

因争吵发怒，引起胎动腹疼，经水峻下者，取柴胡6克，炒山栀6克，川连炭3克，用水一碗，煎至半碗，一次服完，一二剂即愈。

4. 治房事致胎动不安

妊娠期间，因夫所动，致胎动、烦闷困绝者，以竹沥饮一大匙，立愈。

5. 胎动将坠危险经验方

怀生地 100 克，酒拌微炒，砂仁 50 克，水和酒各一杯，同煎分 2 次服，即可愈。

四、滑胎证治法

凡连续三次以上自然发生堕胎、小产者，称为滑胎，即西医所谓"习惯性流产"。

1. 钉胎丸

如习惯性堕胎，每于怀孕三四月即堕胎者，于受孕两月后服下方：杜仲 400 克（用糯米煎汤将杜仲浸透，再炒去丝），续断 100 克（酒浸后焙干），共研细末，以山药 250 ~ 300 克为末，作糊丸如梧桐子大，每服十丸，空腹时米汤送服。

2. 治滑胎易产法

治法 1：墨鱼（即乌贼鱼）200 克漂净，母鸡 1 只去肠杂，黑豆（炒半熟）250 克，共煮熟烂，空腹时食服，三天服一料，连服数料。

治法 2：老母鸡（长 4 ~ 5 年者）一只，米适量，先将母鸡煮烂，再取汤煮米饭食之，分三次食完，半月 1 次。

治法 3：桃奴（即秋后干在树上的小桃）7 个，鸡蛋 7 个，共加水煎煮，7 个蛋一次食下，每月 1 剂，在习惯流产之月份前，加服一剂。

治法 4：猪尿脬 1 个，莲肉 30 克，白术 30 克，将莲肉放脬内同白术煮烂淡食，隔日 1 剂，在习惯流产月份之前连服七剂。

五、胎死不下证治法

胎死腹中，不能自行产出者，称为胎死不下。本病既可发生在妊娠期，也可出现在临产期，当诊察明确，并急下死胎，以免影响孕妇的安全。

治法1：唇红舌青，母活子死，用真鬼目不拘多少，要黄色去毛，研极细粉末，每服3克，以酒一盏煎至八分，服下立产，此天下第一方也。

治法2：皮硝6克（体壮者用9克，如在冬天寒冷之月，还应加熟附子1.5克），酒半杯，童便一杯，同煎二三沸温服。

治法3：子死腹中，月数未足者，用大黑豆三升，以醋煮浓汁，顿服立出。

治法4：蓖麻子2枚，巴豆1粒，麝香0.3克，研贴脐中并足心，但勿用之过早，且在胎下后即用温水洗去。

治法5：芝麻油2杯，蜂蜜2杯，入热汤和匀，服之即下，如未下者再服1剂。

治法6：新鲜羊血1小杯，乘热内服。

治法7：红花10克，以白酒适量煎煮，取汁内服。

治法8：如子死腹中，孕妇气欲绝者，急用灶心土研末9克，水调匀服下。

治法9：朴硝研细末25克，以童便调服即效，并令临产妇两手各握石燕一枚，立验。

六、妊娠小便淋痛证治法

妊娠期间小便频急，淋漓不断，点滴涩痛，小腹拘急等症，称为妊娠小便淋痛，又叫子淋。

治法1：如怀孕后小便淋痛者，以水和泥拌和成糊，敷于脐下二寸处，甚妙。

治法2：葵花根30克，车前子20克，水煎服，每日一剂。

治法3：用桑螵蛸为末，每服6克，于饭前以米汤送下。

七、妊娠小便不通证治法

妊娠期间，小便不通甚至小腹胀急而痛，以致心烦不得卧者，称为妊娠小便不通，古称转胞。

治法1：葱白细切，和食盐共炒热，放入布袋中，乘热熨脐腹部（自脐部顺次向耻骨部熨之），冷则再换，数次即通。

治法2：用香油涂手，入产门内抽起其胞，则尿出如注，胀急即解。

治法3：淡豆豉9克，枇杷子7个，水煎服，每日一剂。

治法4：花椒（炒）15克，食盐（炒）15克，葱白（炒）3根，共捣匀作饼，贴脐窝处，至小便利后取去。

八、妊娠肿胀证治法

妊娠期间，肢体面目或全身发生肿胀者，称妊娠肿胀，又叫子肿、胎水不利。

1. 治孕妇子肿法

治法1：田螺适量，大蒜杆100克，先将田螺洗净后同大蒜杆同煎煮成浓汁，一次服完，每日一次，至肿消为度。

治法2：鲜黑鱼一条（约500克左右），去鳞及肠杂，再将赤小豆200克与鱼同放锅内煮熟，饮汁，二日服一剂。

治法3：大蒜瓣10克，赤小豆100克，先将大蒜捣如泥，再将赤小豆煮烂取汁，冲大蒜服，每天服一次，连服三天。

治法4：冬瓜皮适量，煎水内服，每日服1~2次。

治法5：玉米须50克，煎水内服，每日1剂。

2. 治妊娠阴门肿痛方

甘蔗头5节，莲子去心7粒，炒绿豆7粒，共煎汤饮服，其渣捣汁再服，数次即愈。

九、妊娠痫证治法

妊娠后期或正值分娩时或偶于分娩后1~2日，忽然发生颈项强直，目睛直视，牙关紧闭，口吐白沫，眩晕倒仆，四肢抽搐，不省人事或少时自醒，醒后复发，甚至昏迷不醒，反复发作者，称为妊娠痫证，又叫子痫、子冒、子晕，亦有叫妊娠风痉、儿风、儿晕、儿痉者。

治法1：将猪杀死后，即取出猪胆，乘热将胆囊刺破，取胆汁令妊妇吞服。如已昏迷者，可放入竹管内灌入。

治法2：用缩砂仁和枳壳各等量，共炒黑后研末，每取10

克，以热酒调服，如不饮酒者，用米汤送服。

治法3：豨莶草100克，水煎服，1日1剂。

第四节　临产诸症

1. 临月易产法

以榆树白皮焙干研为末，每以9克开水冲服，日服三次；或常吃香油拌豆腐皮。

2. 临产不痛方

茉莉花泡开水代茶饮服，于产前一个月开始服用，可免临产剧痛。

3. 催生易产法

方法1：兔头骨和毛髓，烧作灰，研末，以酒送服3克妙。

方法2：芫花根剥皮，以绵包裹，稍点麝香，套入阴户三寸即下。

方法3：干益母草20克，水煎服；或以鲜品捣汁后再煎服。

方法4：令产妇两手各拿一枚海马，捏紧即验。

4. 治妇人难产法

治法1：难产经日不者，以云母粉15克，温酒调服，入口即产，不顺即顺，万无一失。

治法2：陈麦草，须取露天者为妙，如无亦可用草帽之麦草，每用50克，洗去尘土，剪寸段长，煎汤服下，治难产极效。

治法3：鳖甲烧存性，研末，酒服3克，立出。

治法4：春日采取兰花，贮瓷罐中勿见风，遇难产时，煎汤服之，胎立下。

治法5：生牛膝50克，酒浸杵烂，龙眼肉300克，煎浓汁，冲入酒内服之即产。

治法6：蓖麻子7粒，去壳捣为泥，分作二饼，贴产妇左右足心，不一时胎即下，神效。

治法7：如临产子宫已开，而阵缩微弱时，取白蔻仁2粒，急性子（即凤仙花子）6克，将急性子煎汤送服白蔻仁。

5. 治胞干难产法

治法1：如宫开已久，羊水已流过多致难产者，以参芦3个，驴乳或羊乳煎服。

治法2：难产日久，浆水下多，胞干胎不得下者，取香油、白蜜各一碗，火上煎微沸，调滑石末50克，搅匀服下，外以油、蜜涂母腹上。

6. 治逆产横生（胎位不正）法

治法1：陈艾揉作丸，在产妇右脚小趾尖上灸三壮。

治法2：妇人旧头绳1条，烧灰，加人参50克煎服，自然顺下，实有不可思议之妙。

治法3：芒硝末6克，童便温和冲服，无有不效。

治法4：胎儿手足先出者，以盐半分涂儿手心或足心，仍抹油轻轻送入推上扶正，持儿身转即顺。

治法5：取过秋的高粱根阴干，烧存性，研为细末，临用时取50克以酒送服。

第五节　产后病证

一、胞衣不下证治法

胎儿娩出后，经半小时以上胞衣滞留腹内不能自然娩出者，称"胞衣不下"。

1. 治胞衣不下法

治法1：干荷叶9克，开水冲服；或用生鸡蛋2个，好陈醋烧滚冲服。

治法2：无名异9克研为末，鸡蛋清调匀，陈米醋一茶盅煎滚冲服即下，如不下，再服一剂必下。

治法3：莲蓬烧灰，兑甜酒冲服。

治法4：用热酒泡红花9克服下。

治法5：芡实叶子焙干研末，兑白开水冲服即下。

治法6：灶心土研末，用醋调匀，纳脐中，再取甘草9克煎汤一碗饮服即下。

2. 胞衣不下外治法

治法1：生姜200克，火葱一把，共捣烂煎水，贮于桶内，令产妇坐于上面，待热气熏蒸，外用热毛巾敷于少腹上，神效。

治法2：米醋一大碗，明矾15克，放瓷碗内煮滚，取竹筒一根开水烫过，以一端插入脐带断口内，用白线扎紧，另一端朝向碗口，以药汤热气经竹筒入胎衣内，衣可立下；也可仅以明矾粉经筒吹入脐带内，胎衣自行坠落。

治法3：大葱一把，用两碗水煎大葱，捞出葱捣烂成糊，敷于膝盖上用布包缠，再服葱汤半碗，二小时内自见功效，并治难产。

治法4：向日葵壳、葵子房一个，配黄牛粪、赤土适量，合捣匀成饼，贴于两足底心，胞衣一下，即将药饼取去。

治法5：生鸡仔一只，破开去肠杂，敷脐上，并用生鸡毛煮水放盆内，令产妇坐上熏之即下。

3. 治数日胞衣不下灵验方

用蓖麻7粒去壳，研烂后涂敷于足心，旋即胞衣便下，下后应迅速将蓖麻仁洗去，极为灵验。

二、产后血晕证治法

妇人新产后，突然发生头晕目眩，不能起坐，或心下满闷，恶心呕吐，或痰涌气急，甚至神昏口噤，不省人事，称为"产后血晕"。

1. 治产后血晕法

治法1：韭菜一把，切碎后放入有嘴的瓶内，再以醋三碗煎滚后倒入瓶内，将瓶嘴塞入产妇鼻孔，旋即自醒。

治法2：如胎儿娩出后，产妇即昏迷不语者，急用银针刺眉心，得血即生，再服药。

治法 3：以丈夫的小便研浓黑砚一碗灌下，可保无恙；用热童便灌之亦效。

治法 4：干荆芥穗捣细末过筛，每用 6 克，和童便一杯，调匀后热服立效，如口噤者灌鼻中。

治法 5：产后血晕，狂言失志者，用紫绯 50 克研细粉末，每以酒调服 6 克。

治法 6：用好醋一碗，将炽红的木火炭数块淬入醋中，即将醋气熏患者口鼻间，旋即苏醒；如出血不止者，可取木火炭淬过醋的上面一层带泡沫的液汁喝下，极验。

治法 7：熟山羊肉 21 克，血余炭（即人的乱头发烧成的灰）9 克，用童便和滚开水冲服。

2. 救临产晕厥不省人事

用生半夏（如黄豆小一块）研成细粉，吹入临产妇鼻中，得嚏即苏。

3. 治产后下血不止法

治法 1：若产后下血不止，或血气攻心，心闷，面青，身冷欲绝者，取新鲜的热羊血 1 碗（约 150 克）灌服，极效。

治法 2：乌鸡蛋（如无乌鸡的，其他的也可）3 枚，醋 250 克，米酒 100 克，和匀搅拌，煮数沸，分三四次服下。

治法 3：莲蓬壳 5 个，香附 100 克，各烧存性，研为细末，每服 6 克，以米汤送服，每日两剂。

三、产后腹痛证治法

分娩后，发生与产褥有关的小腹疼痛，称为产后腹痛。如胎盘娩出后，因子宫收缩复旧，常有阵阵腹痛发生，称为儿枕痛。

1. 治产后腹痛法

治法 1：如产后恶露不尽，腹部作痛者，用山楂肉 50 克，血灵子 6 克半生半熟，打成粉末，每取 1.5 克，用山楂肉煎水兑酒少许冲服。

治法 2：制香附 15 克，山楂炭（即焦山楂）15 克，浓煎顿服。

治法 3：陈艾 1000 克焙干，捣绒后铺于产妇脐上，以绢布或毛巾盖住，上用熨斗或热水袋熨之（不可灼伤皮肤），待口中艾气出则寒气散去，腹痛自止。

治法 4：螃蟹一只，捣烂和酒冲服；或用一只螃蟹烧存性研末，空腹时和温酒调服，也可用隔年的蟹壳烧灰，以酒调服。

治法 5：取鲤鱼鳞烧灰研末，每取 3 克以酒调服能破滞血。

2. 治产后腹胀方

麦芽一合，研末，和酒服下，良久得矢气之自通。

四、产后痉证治法

产褥期中，突然出现项背强直，四肢抽搐甚至牙关紧闭，角弓反张者，称为产后痉证，又叫"蓐风"。

1. 治产后中风痉证

治法 1：若产后感受风寒，发热，心中烦躁，痉挛，谵语者，取荆芥（青布包）50 克，乌鱼（不过 500 克重）1 条，先将乌鱼去肠杂、鳞甲，不洗，再将荆芥包入鱼腹，加姜、葱少许，不加油、盐，蒸熟后吃鱼肉喝汤，轻者一天，重者二三天即愈；

治法 2：若产后中风，口噤抽搐，或角弓反张，四肢强直者，用鸡矢白（即雄鸡粪）50 克，大豆 250 克，共炒黄，以酒沃之，再煮一二沸待豆沉下，取汁随量饮服，取汗避风。

治法 3：黑驴蹄一个，焙焦研成粉，以黄酒冲服，发汗则愈。

2. 治产后破伤风特效方

若产后破伤风，角弓反张，牙关紧闭者，用大葱 2 千克，带根须放锅里煮一沸，捞出滤去水，用布将葱包住，待不烫皮肤时，放在病者大腿上，叫病者侧卧，两腿夹住，盖被取汗即愈。

3. 治产后惊风发痉

治法1：产后角弓反张者，用荆芥穗焙干研末，每取6克，以黑豆炒焦，乘热放入酒中，取酒调服荆芥穗，若牙关紧闭者，可撬开灌服，或灌鼻中。

治法2：鸡蛋清3个，调荆芥末9克服下。

治法3：产后中风，口噤身直，面青，手足反张者，用竹沥灌饮一二大匙即可苏。

五、产后大小便不通证治法

产后小便点滴而下，甚至闭塞不通，小腹胀急疼痛，为产后小便不通。

1. 治产后尿闭法

治法1：鼠妇7个，熬研末，以酒调服。

治法2：瓜蒌适量，加水煎煮，令产妇坐浴，每日二次。

治法3：橘红9~15克，研末，以温酒冲服。

2. 治产后尿闭外敷法

四季葱一大把，肉桂研粉适量，共捣烂混匀，敷于脐下三寸关元穴处，一日换数次，至通为止。

3. 治产后大便秘结法

如产后大便五六天不通者，不可妄服药，可采取下列治法。

治法1：蜂蜜一大匙，开水一杯，兑匀和化后空腹服下，每日服一二次。

治法2：大麦芽炒黄，研为细末，每服9克，以滚开水送服，与粥间服也可。

治法3：芝麻油二三匙，放饭锅上蒸一刻钟，一次服下，不久自通。

4. 治产后二便不通法

若产后大小便不通者，可用豆豉50粒捣细，盐9克炒黑，大葱2根，鲜生姜片30克，共捣碎，放锅内炒热，以布包裹，乘热敷于脐上熨之，冷则再换。

六、产后遗尿证治法

治法 1：猪尿胞一个洗净，猪肚一个洗净，糯米半升，放入尿胞内，再将尿胞放入肚内，同煮熟，稍加酱油、盐及调料食之。

治法 2：鸡矢烧灰，以黄酒冲服，每服 3～6 克。

治法 3：桑螵蛸炙过 25 克，龙骨 50 克，共研细末，每以米汤送服 6～9 克。

治法 4：大鲤鱼一条，去鳞，用油炸酥脆，加油、醋、姜、葱拌匀蒸食之，隔日再进一剂。

治法 5：雄鸡胃及肠一具，洗净后烧灰，研成细末，每服 9 克，以温酒送服。

治法 6：紫荆皮 15 克，水和酒各半煎煮，温服，一日一剂。

七、恶露不下证治法

胎盘娩出后，胞宫内的余血浊液停留不下，或下亦甚少，并伴见小腹疼痛等症，称恶露不下。如胎盘娩出后，经阴道排出胞宫内的余血浊液超过三周仍淋漓不断者，称为恶露不尽。

1. 治恶露不下法

治法 1：豆腐锅巴（即豆腐浆锅内所结的焦粑）适量，研细，热黄酒冲服，每日一次。

治法 2：生藕捣烂取汁一杯，放热开水中炖温服下，每日一剂。

治法 3：烧柴草的锅底黑烟熏（即百草霜）6～9 克，以热酒调服。

治法 4：经霜茄子 1～2 个，切片后煎煮饮服，每日一剂。

治法 5：山楂切片 15 克，炒后水煎，加适量砂糖调服。

2. 治恶露不尽法

治法 1：益母草 30 克煎汤，和热童便兑服。

治法2：铁秤砣烧红后，投入五升酒中，再用此酒煮当归150克，煎至二升，去渣，每服一小杯，服时再将酒温热。

治法3：桑树枝一条，用薄锯多处锯截，取锯屑一撮，以醇酒冲服，每日二次。

3. 治恶血冲心法

治法1：产后血气攻心痛，恶露不尽者，用灶心上研末，每以酒调服6克，泄出恶物立效。

治法2：荷叶炒香为末，每服3~6克，以开水或童便调服。

治法3：郁金烧存性，研米，每服6克，以米醋调服。

治法4：产后恶血冲心，心痛、气闷欲绝者，用桂心研为末，以狗胆汁和丸如芡子大，每服一丸，热酒调服。

八、产后感冒证治法

1. 治产后感冒法

治法1：雪梨皮一个，红糖200克，同炒至焦黄，再加水二碗，熬成一碗，热服，服后盖被睡，出汗即愈。

治法2：荆芥末10克，以豆淋酒吞服，也可用童便冲服。

按：豆淋酒为以黑豆50克炒熟，乘热浸入老酒内，冷后即成。

治法3：产后月内伤风者，可用芥菜头煎水饮服，甚妙。

2. 治产后风邪

用猪心一枚，同豆豉汁煮食之。

3. 治产后发热法

治法1：黑豆一茶盅，炒至烟起，再放入连根葱头五个同炒，随入酒一盅，水一盅半，煎成一盅，温服出即愈。

治法2：高粱花6克（早晨采集后阴干），放铜锅内炒黄研细末，以杉木嫩皮100克，红糖6克，小黑豆200克共煎汤，送服高粱花粉。

治法3：花椒500克，醋500克，同炒热装入布袋中，令患者坐在上面熨之，出汗即愈。

治法 4：猪腰子一对，去白色筋膜，切成薄片用少量盐和酒拌过，先用粳米 100 克，加葱、椒共煮粥，盐醋调和，再将腰子铺碗底，以热粥盖之，稍炖一会吃下，每日空腹时吃一次，极妙。此方对虚热效果尤佳。

4. 治产后感寒战栗方

如产后受风感寒，出现恶寒战栗者，用萝卜缨杆叶不拘多少，煎水频频饮服。

九、产后褥劳证治法

产后虚弱喘乏，寒热如疟，头痛自汗，肢体倦怠，咳嗽气喘，胸中痞闷，或腹绞痛者，称"产后褥劳"。

1. 治产后虚羸

如产后失血过多，或中风、体虚腹部冷痛，自汗出，可用羊肉 500 克切片，如平常烹调之。若产后大虚，心腹绞痛厥逆者，则用羊肉 500 克，加入当归、芍药、甘草各 20 克，水煮连汤带肉饮食。

2. 治产后血虚调补法

豆腐浆一碗，豆腐衣一张，生鸡蛋一个，蒸熟桂圆肉十多个，光将豆浆豆衣煮沸后，倾入鸡蛋、桂圆肉，再加白糖调和，每晨服一次，功能补血养精，见效极速。

3. 治产后褥劳法

治法 1：猪肾（即猪腰子）一对，剔除筋膜，切细末，盐酒调拌，先用粳米 150 克，加葱和白胡椒粉少许煮粥，盐醋调和，再将猪肾铺于盆底，以热粥倾于上盖之，再煮成粥食之。

治法 2：生鸡卵三枚吞之，再饮童便一杯。

4. 治产后虚热法

大豆三升熬熟至微烟出，取出放瓶中，以酒五升倒入，封口，经一日以上，每服酒一小杯，温覆，令少汗出，身润即愈。

5. 治产后虚汗法

治法 1：猪油、姜汁、白蜜各 1 杯，酒半杯，共煎，每服一盅。

治法 2：小麦麸、牡蛎等份，共研细末，每以猪肉汤调服 10 克，每日二服。

6. 治产后自汗方

人参、当归各 10 克，研成细末。先取猪腰子一个去膜，切小片，加水 3 碗，糯米 100 克，葱白 2 茎共煮。待米熟，取汁一杯，放入药末煎至大半杯，饭前温服即愈。

十、缺乳（附：回乳）证治法

1. 生乳法

方法 1：妇人产后若无乳，用莴苣 3 ~ 5 枚，煎汤服，或研成泥开水调服，立下。

方法 2：母猪蹄一对，与适量通草同煮食，并饮汤汁，便有乳。

方法 3：鲢鱼同冬瓜皮并煮，食鱼饮汤，乳汁当如泉涌。

方法 4：赤砂糖煮豆腐，以醇酒兑服。

2. 治乳汁不通法

治法 1：丝瓜连子烧存性，研细末，每以 6 ~ 9 克黄酒调服，服药后即覆盖被取汁。此法治乳汁不通，其效甚速。

治法 2：鲤鱼头一个，烧灰研为末，每取 9 克以酒冲服。

治法 3：赤小豆煮汁，或煮粥服食，俱效。

治法 4：白蚕焙干研末，以酒冲服 6 克，约一刻钟后服芝麻面冲开水 1 杯，梳头十余次，乳汁即如泉，

治法 5：石膏 50 克，水 2 升，煮三沸徐徐饮服，连服三日。

3. 治鼻塞不通不能下乳法

槐叶碾碎，以乳妇自己的唾液调药，贴囟门，厚厚地敷上，其乳汁自通。

4. 治乳闭吹乳

贝母 7 个，葱头 7 个，共捣烂作七丸，左乳闭塞右鼻，右乳闭塞左鼻，时时换即通。

5. 治乳汁患少法

治法 1：因偶食咸而少乳者速改作淡食，并用熬熟的猪油以开水冲服，乳汁便多。

治法 2：通草炖猪蹄，熟烂后食之，勿用盐酱，乳汁自多。

6. 治乳汁患多法

炒麦芽 10 克，煎浓汤饮之，自饮一次，自然乳汁适宜而止。如以炒麦芽煎汤多量饮服，或研末冲服，可以回乳。

第六节　妇科杂病

一、不孕症证治法

凡生育年龄的妇女，配偶生殖功能正常，婚后夫妇同居两年以上，未避孕而未怀孕者，或曾有孕育，而又两年以上未怀孕者，称为不孕症。

1. 调经种子方

香附、当归、川芎、白芍、吴茱萸、柴胡各 3 克，熟地、黄芪、干姜炒黑、苍术、益母草各 2.4 克，加黄酒和水煎，空腹时饮服，每于行经日后服四贴，甚验。

2. 种子丸

千年健 24 克（阴干），当归 200 克，枸杞 100 克，益母草 150 克，共研细末，炼蜜为丸如芡实大，每于空腹时服 9 克，后用饭压。

3. 嗣子汤

鹿衔草 100 克，菟丝子、白蒺藜、槟榔各 15 克，细辛 3 克，辛夷、高良姜、香附、当归各 10 克共煎汤饮服。

4. 治宫寒不孕法

吴茱萸 40 克，川椒 40 克，共研细末，炼蜜为丸如弹子大，每取一丸用药用纱布包裹纳入阴户中，连用一月可受孕。

5. 治年久不孕法

治法 1：鸡蛋一个，开一小口，放入藏红花 1.5 克搅匀，封口煮熟，经期末始服，一日一个，连服七枚，待下月再服一次，即可受孕。

治法2：覆盆子（酒炒）12克，杜仲（盐炒）9克，水煎加红糖调服，于经前一周始服，连服半月，每日1～2剂，下月再如法服一次，即可受孕。

二、阴伤证治法

1. 治女童阴伤出血法

治法1：取赤石脂研细末，干掺于阴门处，不久血止而愈。

治法2：以人的乱头发烧炭，研细末，再用青棉布烧灰，和匀调涂伤处。

2. 治性交辄痛法

治法1：黄连6克，牛膝4克，甘草4克，煎水洗阴部，日四次。

治法2：如性交过渡致阴肿痛者，取桑根白皮切碎100克，干姜50克，桂心50克，大枣30枚，以酒1千克煮沸，每服半杯，服后盖被取汗即愈，不愈再服。

3. 治性交阴伤出血法

治法1：如每次性交后阴道出血者，以莲蓬3个，甘草3克，水煎服，连服九次即愈。

治法2：妇人接交，出血作疼，可用熟艾揉碎，以绢布包裹纳于阴道内；或用乱发、青棉布共烧灰掺之，其血自止。

治法3：如房事后阴痛者，以地榆15克，煎水于饭前饮服。

治法4：桂心20克，伏龙肝30克，共研末，每以酒送服3～6克，一日三次。

4. 治小户嫁痛法

治法1：如女子初嫁新婚性交后，阴门痛者，取牛膝15克，酒3杯煮至2杯分三次服下。

治法2：冬青叶、小麦、甘草各15克，水煎汤外洗之。

治法3：乌贼鱼骨2枚，烧为屑，每以酒送服3～6克，一日三次。

三、子宫脱垂证治法

子宫脱垂又叫阴脱、阴痔、茄子疾等，是指子宫从正常解剖位置向下移位，甚至完全脱出阴道口外。

1. 治子宫脱垂法

治法 1：子宫脱垂俗称吊茄带，取嫩前胡、马鞭稍、薄荷叶、六月寒、陈艾叶各等份，共捣成绒状，加黄酒再捣，每以少许敷于头部囟门穴，外以布包扎，一天一换。

治法 2：苦参 15 克，当归 15 克，天葵子 9 克，升麻 15克，共煎水服；外用蛇床子 50 克，苦参 15 克煎水洗。

治法 3：蓖麻叶生熟各半（一半生叶，一半炒过的熟叶），共捣烂，每以适量贴于头顶百会穴，每日换 2 次。

治法 4：红蓖麻叶 50 克，加盐少许共捣烂，炒热后加入米酒 50 克调匀，睡前热敷于脑部囟门，每日换一次。

治法 5：鳖头骨（或用乌龟头）2 个，五倍子 15 克，将鳖头骨烧灰存性，同五倍子共研成细末，先用温开水清洗外阴，再将药末撒在消毒过的纱布上，盖在已脱出的子宫上，用手将子宫托入，再用丁字带包扎固定，每日换药一次。

治法 6：蓖麻仁 49 粒，去壳，雄黄 5 克，共捣成膏，分作二份，一份贴头顶百会穴，另一份贴脐中神阙穴，以纱布包裹，一日一次。

治法 7：水仙花瓣、红糖共捣极烂，敷之神效。

2. 治产后阴脱法

治法 1：蛇床子研末，装于布袋中，放笼内蒸熟熨阴部；或用蛇床子 250 克，乌梅十余个，共煎水洗阴部。每日洗五、六次。

治法 2：先用温开水洗软，再取雄鼠粪烧烟熏之即入。

治法 3：乌龟头 5 个，烧存性研末，每以开水送服 6 克。每日服三次。

四、阴痒证治法

妇女外阴及阴中瘙痒，甚至波及肛门周围。痒痛难忍，坐卧不宁，称为阴痒，又叫阴螶。

1. 治阴痒土法

治法1：雄黄5克，研成细末，每取1克涂在鸡肝上，纳入阴道内，一日换二次。

治法2：取新鲜牛肝一具煮熟，乘热切成阳物状，另以竹签刺无数孔，乘热纳入阴道中，约半天后取出，则小孔中有细白虫。再用杏仁捣烂，滚开水冲入，以汤洗之；或用棉球蘸杏仁水塞入阴道中，如此三五次即愈。此方治阴道滴虫症甚效。

治法3：杏仁不拘多少，烧存性，研烂，以绵裹纳阴道中，每日二次，极效。

治法4：鲜牛粪放在新瓦上，下加木炭火烧之，令患者蹲其上熏之，一日2次。

治法5：枸杞根适量，煎水频洗外阴。

治法6：桃树叶洗净250克，同蛇床子50克共煎汤，熏洗外阴部，每日一次。

2. 治滴虫性阴道炎法

治法1：鸡骨烧灰，鳗鱼烧灰各6克，百部20克，共研细末，以旱烟油调和，搽阴道内，一日二次。

治法2：土槿皮10克，石榴根皮6克，蛇床子10克，雄黄3克，共研细末，用棉花做成桐子大的圆球，以线扎好，再蘸药末外用消毒纱布包裹，并涂上甘油，塞入阴道，每日换药一次。棉球上的线头应留于阴道外，以便牵出更换。

治法3：鲜桃叶适量，捣烂后炒热，用消毒纱布包裹，待冷热适宜，塞入阴道，隔三小时后取出，每日1~2次，连用十天可愈。

五、阴蚀证治法

外阴及阴道内生疮溃烂，如虫之蚀，痒痛难忍者叫阴蚀，义叫阴疮、阴烂等。

治法 1：狼牙草 200 克，加水 4 升煮，再以棉花蘸浸汤中滤汁，外洗阴部，一日四次即效。

治法 2：大蒜茎 5～10 根，煎水外洗，每日一次，连用一周，甚效。

治法 3：藿香 10 克，生黄精、大黄、白矾各 15 克，加水煎煮，坐浴，每日一次。

治法 4：萹蓄草连根洗净，煎水外洗。

治法 5：鲜猪肝切成条，放香油中微烫过，外面再抹上樟脑、川椒粉末，插入阴道，一小时后再换一次，数次即效。

治法 6：阴疮烂痛者，用杏仁烧黑，研成末，再用肥猪肉煮汁调成膏，外敷。

治法 7：牛角烧存性、紫草各等份，共研末过筛，再加冰片适量，调匀后撒在棉球上，塞入阴道糜烂处，每天换药一次。

治法 8：枯矾粉 20 克，五倍子粉 20 克，用甘油调成糊状，以带线的棉球蘸药糊放入糜烂处，每隔 12 小时取出，三天用药一次。

治法 9：煅牡蛎、滑石（水飞过）各 10 克，陈蚌壳（煅）6 克，人中白（煅）3 克，煅龙骨 6 克，冰片 0.6 克，共研细末，掺于阴中。

第七节　乳房病

一、乳头破碎证治法

乳头破碎即乳头皲裂，俗称乳癣。其状乳头皮肤裂伤或糜烂，是哺乳期妇女的常见病，易发展成乳痈。

1. 乳头破碎外治法

治法 1：取猪油、黄腊各 50 克，放热锅内化开，再加研得极细的贝母粉 20 克和匀如糊状，并酌加香油适量和匀备用。每于喂奶后涂上药膏，喂奶前用温开水洗去，以免引起小儿腹泻。

治法2：秋后冷露裂开的茄子数个，阴干后烧存性，研成细粉，以水调匀敷于乳头上，一日三次，极效。

治法3：龟板炙酥，研为细末，加冰片适量研匀，以麻油调拌搽乳头。

治法4：荸荠洗净。捣汁频搽患处。

治法5：白芷100克，晒干后研磨成细粉。再加入乳汁适量煮沸，待冷后抹涂乳头，每日二三次。

治法6：胡萝卜叶放瓦上焙成焦黄，研细末。以香油调搽，每日二三次。

治法7：橄榄核适量，煅灰研细末，入香油调匀，敷涂患处，一日三四次。

治法8：鸡蛋油涂患处，亦妙。

治法9：若乳头干裂，又有孩子吃奶时可先用三枚煮热，去壳及白，取蛋黄熬焦压出蛋黄油，待冷后，加入鹿角霜少许调拌，搽于乳头上，一日二三次，甚效。

治法10：妇人乳房旁裂缝疼痛者，取白芷研末3克，同鸡蛋黄油调匀，涂于乳头上。

治法11：乳头干裂者，取丁香捣烂，敷于乳头上，立愈。

2. 治乳裂内服方

取鸡矢白适量，放锅中炒干，研成细末，每以酒适量送服3克，一日1~2剂，三日即可愈。

二、乳痈证治法

乳痈是乳房部最常见的外科急性化脓性感染疾病。往往发于产后尚未满月的哺乳妇女，如在哺乳期发生的，叫吹乳痈；在怀孕期发生的叫内吹乳痈。乳痈之状局部红肿热痛，甚至化脓溃烂，与西医的"急性乳房炎"一致。

1. 治乳痈初起法

治法1：用鲜韭菜一束，开水泡过后，捣烂敷于患处，外用纱布盖上，胶布固定。轻者一次即愈，重者不过二三次。

治法2：玉簪花叶几张，放开水锅内煮成半熟，贴在患处，冷了便换，将换下的叶又稍煮一下再用，如此更换数次即愈。

治法 3：活小鲫鱼 1 条，去肠杂，腹内装满山药或芋头，同捣烂敷涂患处，觉发痒时，便是将愈之征。

治法 4：柳根刮去皮，捣烂后炖温，用布袋装好，放乳房上，乘热熨之，冷则再换，如此多次极验。

治法 5：取葱白炒后捣烂，放布袋中，乘热熨乳房，冷后再换；另用葱白绞汁饮服，效验如神。

治法 6：生半夏 6 克，葱白 2 根，同捣烂揉成团子，塞于患乳侧鼻孔内，每日二次，一次塞半小时，二三次即可愈。

2. 治乳痈未成脓醉法

治法 1：取石膏 50 克，煅红，放地上出火毒后，研细末，每服 9～15 克，以温酒送服，再添酒饮半醉，睡醒后再进一服。此方叫一醉消，对乳痈初起未成脓者极效。

治法 2：上贝母、紫河车各 9 克，研末用砂糖拌匀，以酒调服令醉，盖被取汗即愈。

3. 治乳痈已成脓法

治法 1：鲜蒲公英全草 250 克，鲜马齿苋 100 克，用冷开水洗净，共捣烂榨取液汁，兑白酒温服，分三次饮服，其药渣加白矾末研匀，敷于患处，三日即消肿溃脓。

治法 2：大戟、甘遂各 50 克，共研为细粉，用蜂蜜调匀，敷贴于患处，一日二次，可溃脓。

4. 治乳痈已溃法

治法 1：取玉簪花叶适量，用温开水洗净，捣烂后敷于患乳上，一日二次。

治法 2：山核桃、全蝎各一个，将核桃劈开，把全蝎放入，放火上烧成炭，共研成粉，一次服下，以元酒送服，一日一剂。

5. 治急性乳腺炎法

治法 1：南瓜根 2 个，水煎半小时，滤取汁，加红糖冲服，一日一剂。

治法 2：芭蕉叶打烂成绒，鲜芦苇根捣取汁，加黄酒适量共和匀，敷于患处，外用纱布包扎固定，一日换药二次，数次即愈。

治法 3：红矾 1.5 克，巴豆霜 2 克，共捣匀，以面糊调成小丸子如绿豆大，每取一丸，放纸筒内点燃，并从烟孔吸其烟，一日二次。

治法 4：急性乳腺炎初起，可用鲜菊花根茎叶 150 克，洗净捣烂，加水煎煮，分两次服下，其药渣敷患处，一日一剂。

治法 5：老蔻仁 1 粒，葱白 1 根，共捣拦，塞于鼻内，一日二次。

治法 6：仙人掌一块，荷叶 50 克，共捣烂，加入冰片 1 克，再研匀，敷于患乳上，一次即愈。

治法 7：若急性乳腺炎局部红肿尚未化脓时，可用猪胆汁加红糖，并兑少许水，共熬成膏，涂搽于患乳上，外用布包固定。

治法 8：妇女乳房阻塞，红肿疼痛者，取南瓜蒂把 6 克，丝瓜瓤连子 15 克，藕节 10 克，血余炭（即人头发烧的灰）3 克，共焙干，研为细末，每服 9 克，以酒送服，一日二次。

三、乳癖证治法

乳癖是发生在乳房部的慢性非化脓性肿块，不同年龄的妇女，皆可发生，相当于西医的乳腺增生病。

1. 治乳癖法

治法 1：白芷、雄鼠粪等份，晒干，共研为细末，每取 12～20 克用好酒调服，服后再饮酒至半醉状，再盖被睡，醒后即可愈。

治法 2：巴豆（去皮取仁）、黄蜡各 150 克，先将黄蜡放锅用文火溶化，再把巴豆仁倒入炸之，约炸十分钟，待巴豆成深黄色为度，捞取巴豆，去除黄蜡液不用，并迅速将巴豆放竹筛内不停地振动，勿使相互粘连。每次吞服 3 粒，以温开水送下，每日二三次。服药半月，停药一周后再服半月，极效。服药当以开水将巴豆仁囫囵吞下，切不可咬烂。初服者仅有肠鸣，轻度腹泻者，不妨。

治法3：活鲫鱼一条，鲜山药一根（约250克），共捣烂，敷于患处，外用纱布包扎，一两次即可愈。

治法4：内以陈皮炒过研末，加黑糖调服，每次10～15克，每日三次；外用生猪脂切片贴患处，热即换，一日三次，连用一周可愈。

2. 治乳腺增生法

治法1：全蝎200克，瓜蒌20个，先将瓜蒌切开，把全蝎分别装于瓜蒌内，再入瓦上焙干存性，研为细末，每次服3～6克，一日三次，以温开水送服，连服一月可愈。

治法2：柳树根削取上皮，捣烂熬热，放入布袋内，频频熨乳上，数日即愈。

治法3：桂心、乌头、甘草各等份，研为细末，以酒调匀，敷涂于乳上，一日二次，数日可愈。

治法4：山楂、五味子各50克，麦芽100克，加水煎煮，分作四次服，一日二次，连服半月可愈。

治法5：芒硝100克，生南星20克，露蜂房20克，乳香、没药各15克，共研细末，以猪油调成膏状，每取少许摊纱布上，敷于乳上，一日敷一次，一次敷两小时。

四、乳岩证治法

乳岩亦即乳癌，是妇女常见的恶性肿瘤之一。其状乳房部结块，高低不平，坚硬如石，像山岩一样，故名乳岩。

1. 治乳岩法

治法1：乳岩初起者，用槐花炒黄，研为细末，每服20克，以黄酒冲服，一日二次，可令岩块消散。如乳中生硬块，渐大如鸡卵，硬如石，七八年后破烂，一破之后，宜用生蟹壳数十枚，放砂锅内焙焦，研成细末，每服6～9克，以陈酒冲服，不可间断。亦可用龟板数枚，炙黄研细末，同黑枣肉捣和成丸，每服9克，用金橘叶煎汤送服，也极奇验。

按：蟹壳方颇有效，但不宜多服，多服则每易至头昏作呕，且蟹壳胶蟹肉最易堕胎，有孕之妇慎勿误投。

治法2：冬至口取小鲫鱼，将其背剖开，每条放川椒7粒于内，悬挂于屋檐下风干，满四十九日后取下收藏，忌经妇女手，放瓦上焙存性，研末，以陈酒冲服，盖被出汗取效。此方并治一切乳症初起。

治法3：陈年老南瓜蒂烧灰，内以无灰酒送服9克，一日二次，外用麻油调灰涂乳上。

治法4：山慈菇3克，胡桃肉3个，共捣烂，以黄酒送服，以散为度。

治法5：仙人掌30克，螃蟹一个，共捣烂，敷患处，外用纱布包定，一日换二次。

治法6：壁虎32条，白酒500克，香油500克，麝香3克，先将壁虎放白酒内浸一天，再放香油内浸一天，取出后放瓦器上焙干，加麝香共研成细末，分成60包，一日二次，每次一包，以开水或温酒送服。

治法7：臭椿树根50～100克，水煎煮1～2小时，每日服一剂。

治法8：鲜小蓟草连根200克，洗净捣烂绞取汁，兑陈酒饮服，每日分两次服下。若再以水仙花根捣烂外敷，效更佳。

治法9：水菖蒲根1000克，海金沙叶500克，共捣烂，放锅内稍熬，再取少许摊纱布上，敷于患处，一日二次。

2. 治乳腺癌破溃腐烂法

治法1：绿矾（或铜绿）、烟油垢（即旱烟管内的油垢）各适量，共研匀，摊布上，敷贴于破溃处，一日二次。

治法2：黄麻叶捣烂，敷于患处，一日换二次。

第五章　儿科

第一节　初生儿病证

一、保婴法

1. 治初生儿不啼法

凡婴儿初生落地，啼声即发。有不啼者，俗称草迷，或称萝生。多因产女临产时生育艰难，以致儿生气闭不通，或产时值天寒之际，儿气为寒所逼，故婴儿生出后常身温而迟迟不出现呼吸或断续微弱而不啼哭，皮肤呈青紫色。

若由气闭而呼吸微弱者，速以葱一束，鞭其背部，使气通则啼；如无葱，也可用手轻击之；如由寒所逼，急用棉絮包裹，抱于怀中，且勿断脐带，用纸捻蘸油点火于脐带下来回熏之，令火气由脐入腹，寒得温散，气得暖通，啼声自出。若仍不出声，令取猫一只，用青布蒙裹其头足，让一妇人拿住，使猫头置儿耳边，却以手捉住猫头，再以口齿咬破猫耳，猫遂大叫一声，婴儿即醒，开门发声，眼即开，遂得长生。

2. 治初生儿不乳法

治法1：初生儿不乳，多因腹中脐粪未下，腹胀呕吐者，以生大黄3克，黑丑3克，白丑3克，人参3克，槟榔3克，共研细末和匀，每以蜜水调服0.5~1.5克。

治法2：如婴儿腹胀不乳者，可令儿母以温开水漱口，呾儿前后心、手足心及脐下共七处，以见皮红赤为度，不久便通即愈。

治法3：因寒气所伤，不乳，面色青白者，取陈皮3克，桔梗3克，炮姜1.5克，砂仁1.5克，炙甘草1.5克，木香1克，共研细末，每服1.5克，以红枣煎汤调服。

3. 治初生儿眼不开法

初生儿目多眵，状如溃烂不开者，多因其母饮食厚味炙燥之品，热毒熏蒸所致。

治法1：喂奶的产妇每天以银花、连翘泡开水代茶饮。

治法2：用羯羊胆汁少许点眼，可有神效，如用熊胆，其效更佳。

4. 清胎毒法

方法1：小儿落地时，用橄榄一个烧灰研末，朱砂0.1克，和匀，再令产妇嚼生芝麻一口，吐唾和前药末，放布内包好，置儿口中，待其咂一个小时，方可喂乳。此药可清肠胃秽毒，令儿少疾及出痘稀少。

方法2：淡豆豉煎浓汁，喂饲三五口，其毒自下，又能助脾气，消乳食。

方法3：初生时，绞取韭菜汁数滴灌入，即吐出恶水，永无诸疾。

方法4：生甘草9克煎浓汁用棉花蘸汁滴入儿口中，令咽入，其毒可清。

方法5：如初生儿因胎毒太盛，眼红肿烂者，用蚯蚓粪捣烂涂敷囟门，干即再换；或用人乳拌蒸川黄连研为细末，点少许于眼边。

方法6：如胎毒致阴囊浮肿或溃烂者，用苏叶少许研末，撒于患处；如患处干者，可用香油调涂。

方法7：胎毒盛，致皮肤上生毒疖者，用活蛤蟆一只，去爪剥一整皮，贴于疮上，一次即愈。

5. 治初生胎寒法

如初生儿面色青紫，身冷，口噤不开者，即为胎寒。

治法1：当归研为末，每用小豆大小的量，以乳汁调下，白天服二次，晚上再服一次。

治法2：白僵蚕、木香、肉桂、陈皮、槟榔、炙甘草各1.5克，水煎取汁，用棉蘸汁滴儿口中。

治法3：煮梨叶浓汁，缓缓喂服。

6. 治新生儿无皮法

如初生时遍体无皮色赤，但有红筋膜者，乃受胎未足，以米粉用绢袋包好，扑小儿周身数日即生肤；或以伏龙肝研末，鸡蛋清调涂。

7. 治婴儿鳞体法

用白僵蚕去嘴，研为细末，煎汤浴之，数次后，即会如蛇蜕脱去而愈。

二、脐风证治法

脐风又叫锁口风，即西医所说的新生儿破伤风。系因初生儿断脐用具不洁及助产人员双手不净所致，表现为撮口聚面、四肢强直、阵阵抽搐，多在婴儿出生后4～7天内发生，故又称"四六风"，或"七天风"。

1. 预防脐风散

枯矾、硼砂各7克，朱砂0.6克，冰片、麝香各0.15克，共研匀备用。凡小儿降生后洗过，即用此药散搽脐上，待换褓布时，仍搽一二次，即永无脐风之证。

2. 治脐风便验法

凡小儿犯撮口、荷包风、鹅口风、脐风，以及牙龈生白点即马牙，作痛啼哭，不吃乳者，观其口内硬坚之处，或牙龈边有白点，急用银针刺破出血，再用墨少许调薄荷汤，涂于儿口内，或用乳汁调白僵蚕末少许灌下，其口即开，然后再用生姜捣汁和面，温热贴脐上包住。

3. 单枪白龙散

如初生儿牙关紧闭，不能饮乳，亦不出声，手足痉挛者，取白僵蚕放瓦上，以微火焙脆，研极细末，每用1克，以蜜调和，白开水送服。

4. 治脐风欲死法

取大蒜捣烂，安脐中，以熟艾灸蒜上，至口中有蒜气为止，仍以蒜汁滴鼻中，不久即醒。

5. 治新生儿破伤风法

治法1：土鳖虫（洗净，去头足）2个，捣烂，敷脐，外用布带包扎，1月1换。

治法 2：辰砂（水飞）1.5 克，僵蚕 3 克，炒蛇蜕皮 3 克，麝香 1.5 克，上药共为末，用蜜调敷唇口。

治法 3：过路黄 7 根，排风藤 10 克，乱发一团，大葱 7 个，共捣绒，加适量桐油和匀作饼，贴肚脐上，1 日 2 次。

治法 4：生地、生姜、葱白、萝卜子、田螺肉各等量，以开水烫过，共捣烂，涂敷脐周一指厚，抱住得矢气而愈。

6. 锁口开启方

治法 1：丁香 1 克，柿蒂 3 个，全蝎尾 3 个，水煎服，1 日 1 剂。

治法 2：地柏枝（即乌蕨）10 克，人奶适量，前药捣烂，泡开水 1 小杯，和等量人奶，滴入患儿口中，10 分钟 1 次，每次 20 滴。

治法 3：红蓖麻根 1 克，两面针 3 克，水煎服，每天一剂，5~7 人为一疗程。

治法 4：炙蜈蚣 1.2 克，蝎尾 0.6 克，僵蚕 1.8 克，朱砂（水飞）0.3 克，各研细末，和匀，用竹沥调拌吞服，每次 0.9~1.5 克，每日 2~4 次。

治法 5：脐风者，小腹有青筋一条，从会阴处上升，上端有两叉形可见。以艾揉成团，灸青筋头两叉尽处三至七壮，青筋消去即愈。

三、脐湿证治法

脐湿是由于断脐后护理不当，水湿浸润脐部所致的脐孔湿润不干、稍有红肿的病证。

治法 1：龙骨、枯矾各 6 克，共研为细末，撒脐中，每次适量，1 日 2 次。

治法 2：洗净脐窝内分泌物，揩干后以煅石膏粉或白石脂粉敷脐中，神效。

治法 3：槟榔、黄柏、苍术各 6 克，共研细末，撒脐上，1 日 2 次。

治法 4：煅牡蛎、炉甘石粉各等量，每次取适量扑脐部，

1日2次。

四、脐疮证治法

多由脐湿发展而成，水湿浸渍脐部日久，出现脐部红肿热痛或脓水溢出，严重者可导致新生儿败血症而危及生命。

治法1：黄连、黄柏、轻粉、枯矾各3克共研细末，每取少许敷脐上，1日2次。

治法2：杏仁、马齿苋各6克，灶心土适量，共为细末，敷脐上，1日2次。

治法3：蚕茧2个，冰片少许，蚕茧焙焦黄，加冰片少许，研为细末，撒脐上，1日2次。

五、脐出血证治法

断脐后结扎不善，或胎毒内盛，血从脐带创口溢出，或从脐底部渗出，称脐出血。

治法1：土虾蟆1个，放瓦上焙干，研成细末，每适量敷脐上，1日2次。

治法2：胎发（煅存性）6克，煅龙骨6克，共研为末，每取适量撒脐上，外用纱布包好，1日2次。

六、脐突证治法

脐突是指因小肠或腹腔脂膜突入脐中，致使脐部突起而肿大光浮的一种疾病。属先天发育缺陷，多数可自愈，但2岁以上，脐环直径超过2厘米者，需手术。

治法1：用纱布卷或硬片（如硬币、塑料硬片，用棉花包裹妥帖）固定在脐部腹壁处，以抵制突出，便于脐部组织生长修复。

治法2：煅牡蛎、大黄各15克，朴硝3克，田螺适量，前三味为细末，用田螺浸水，每次调药末3~6克敷脐上，用布带系好，1昼夜更换1次。

治法3：乱发适量，烧灰研末，乌药研细放入脐中，外用膏药贴上，1 日 1 次。

七、初生小便不通证治法

初生儿一般生后 36 小时内皆排尿，若 48 小时后仍无小便排出，称小便不通。

1. 脐疗通尿方

治法 1：（罨脐法）：葱白七茎、生姜一块，淡豆豉 90 克，食盐 30 克，同捣烂做成饼锭，温罨脐上，以纱布裹扎固定。

治法 2：（豆豉膏贴脐）：淡豆豉一勺，田螺 19 个，葱一束，同捣烂，用芭蕉汁调贴脐上。

2. 通尿内服方

治法 1：葱白 4 寸，人乳半盏，煎二沸后温服，1 日 1 剂。

治法 2：蚕豆壳 15 克，小麦杆 15 克（以陈久经雨打日晒者为佳），煎服，1 日 1 剂。

治法 3：蟋蟀 2 个，焙干研面，1 次服，以元酒少许送服。

八、新生儿大便不通证治法

新生儿一般生后 24 小时内皆应排出黑绿色黏稠无臭味的胎便，2～3 天后转变为黄色质软有酸味的婴儿便，若生后两天无粪便排出，称初生儿大便不通，亦称锁肛。

治法 1：生大黄 3 克，开水闷泡数分钟，取汁加蜜适量，徐徐喂下，便下 1～2 次以量多而通畅为度，不再服。

治法 2：大黄、槟榔、炒黑白丑、人参各等份，研细末，蜜水调服，少量频喂，便下通畅即可，不必尽剂。

九、胎黄证治法

胎黄亦称胎疸，是指初生婴儿生后周身皮肤、双目、小便出现黄色为特征的一种病证。若诸黄之症 2～3 周后仍不消退，或诸黄症出生数周后方现，称为病理性胎黄。

治法 1：茵陈 2.4 克，栀子 3 克，黄柏 1.5 克，水煎服，1 日 1 剂。

治法2：雄黄3克，生艾叶30克，鸡蛋1个，穿烂草鞋一只（烧灰）共捣如泥，作成饼敷脐上，过12小时后大小便下，黄色即退。

治法3：赤茯苓6克，鸡骨草、车前草、灯心草各1.5克，水煎服，一日一剂。

十、新生儿硬肿症证治法

新小儿硬肿症是新生儿皮脂硬化症兼有水肿的表现，新生儿出生后不久，局部甚至全身皮肤和皮下脂肪变硬，发凉，伴有水肿，同时全身体温低下，活动能力差。

治法1：干橘皮30～60克，煎汤去滓，待液温降至40℃时使用，浸洗患处，1～2分钟至皮肤红为度，面部可用浸液纱布热敷，至皮肤潮红为度，每日2次。

治法2：韭菜150克，白酒适量，韭菜切成1寸长短，入容器中加水少量煮熟，然后加白酒，候温，用纱布蘸擦硬肿处，1日2次。

十一、赤游丹证治法

又名丹毒，是与链球菌感染有关的急性皮肤传染病，以皮肤红赤如丹，形如云片，游去不定为特征。

治法1：鲜大青叶适量，捣汁，调蜂蜜外敷，1日2次。

治法2：伏龙肝、明雄、蚯蚓各适量，共研为末，以醋调敷，1日3次。

治法3：鲜马齿苋，洗去泥污，捣烂，连汁擦患部，不时擦换，不令干燥。

治法4：绿色蚯蚓3条（焙干），雄黄3克，冰片0.9克，芭蕉苑适量，前二味研细末，用芭蕉苑捣汁调敷患处，春季可加茶叶，夏季可加蒲公英汁，再加醋少许，1日3次。

治法5：鲜油菜叶、菠菜叶、白菜叶，捣烂敷患处，随手即消。

治法6：伏龙肝为末，以鸡蛋清和敷患处干再换之。

治法 7：绿豆 15 克，大黄 6 克，为末，用生薄荷汁入蜜调敷。

治法 8：柳叶一斤，水一斗煮取三升，温洗红处，日七八次为度。

第二节　小儿时行疾病

一、小儿感冒证治法

感冒是小儿时期常见的病证，乃由外感时邪所致，临床以发热、怕冷、鼻塞、流涕、头痛为主证，俗称"伤风"。

1. 小儿流感偏验方

治法 1：葱、香油各适量，以葱管中涎水入香油内，用手指蘸油，摩擦小儿足心、头面、后背等处。

治法 2：糯米 50～100 克，生姜 3 克，葱白 5 茎，米醋 10 毫升，先将糯米淘净后与生姜入砂锅内煮 2 沸，再放进葱白，待粥将成时，加入米醋，稍煮即可。此粥趁热服，食后盖被静卧，以微汗出为佳。

治法 3：天南星 10 克为末，以生姜汁、叶和作薄饼，置小儿头顶心处，片时鼻塞即通。主治小儿伤风鼻塞，不能吮乳。

治法 4：将绿豆粉 125 克炒热，用蛋清调和捏成小饼贴胸部。3 岁左右患儿贴 30 分钟，不满 1 岁的敷 15 分钟取下。主治小儿高烧不退。

治法 5：葱白（连须）7 茎，生姜 5 片，浓煎后加红糖适量，热服取汗。主治风寒感冒初起。

治法 6：野菊花、贯众、芦根各 10 克，水煎服，每日 2 次，可预防小儿流感。

治法 7：烦热有痰，不省人事，取荆芥穗半两，麝香、冰片少许，共研末，常掺入小儿口中。

2. 治小儿外感发热法

治法 1：柴胡 3～6 克，葛根 8 克，蝉衣 4 克，银花 8 克，每日 1 剂，煎 2 次，药汁混合成 80 毫升，分 4~5 次温服。

治法 2：干白菜根 3 个，生姜 3 片，青萝卜切片 1 个，每日 1 剂，水煎分 2 次服。

治法 3：萝卜子生研末 3 克，葱白捣汁和酒送服之，取微汗。

治法 4：春月外感风寒，用防风、陈皮、羌活、苏叶各 1 克，蝉衣 3 个，甘草 0.3 克，葱白一寸，生姜一片，煎服，取汗。

治法 5：大青叶 10 克，白河车（即山海螺）5 克，葱白 3 克，水煎，每日 1 剂，分 2 次内服。主治风热感冒。

治法 6：葛根、山豆根各 10 克，板蓝根 18 克，紫草根 5 克，葛根 8 克，蝉衣 5 克，银花 8 克，每日 1 剂。

治法 7：苏叶、防风、荆芥、薄荷、柴胡各 15 克，板蓝根、菊花、桑叶各 30 克，煎汤外洗，2~3 小时 1 次，治小儿夏季外感高烧。

治法 8：若小儿长期发烧，用青蒿、鳖甲、石膏、知母、地骨皮、大黄、桑白皮各 8 克，水煎服，1 日 1 剂，连服 6 剂即可愈。

二、水痘证治法

水痘是由于感染水痘病毒引起的急性传染病。临床以发热，皮肤及黏膜分批出现斑疹、丘疹、疱疹、痂盖为特征。

1. 小儿预免痘毒方

白芝麻五、六升，旋食旋炒，置于常出入处，令孕妇随便嚼，生儿不受胎毒，可无痘出，即出亦稀。

2. 预防痘疹三豆汤

大黑豆、赤小豆、绿豆各一盏，甘草 50 克（切细），上药水煮极烂熟，连豆带汤给小儿食，若乡邻有痘疹流行，可起到预防作用；若已发，食之七日可止。另外，也可用其擦痘毒，即用三豆各一撮，蛋清浸，捣烂如浓浆，时以鹅毛蘸浆扫红肿处，甚妙。

3. 稀痘妙法

治法1：净银花500克，甘草200克煎汤取汁，白糖加入和匀成膏，每日早晚服12匙。此法为稀痘之佳方，可解一切痘。

治法2：金银花350克，六安茶多年者100克，共研粗末，冲开水代茶饮，每日早上饮数次，永不出痘，即出亦稀。

4. 神灯照法

取川椒、艾叶、红枣、芫荽、茵陈、乳香、白芷、陈香橼、安息香各等份，共为细末，作纸燃熏照，此法治痘痒塌之极，火照到痒即除。

5. 稀痘神方

凡婴儿为防出痘，或用肥大光洁的川楝子捣烂，1～3岁用7个，加水三碗放新砂锅内煎浓汁，倾入盆内，于避风处用新毛巾蘸药水遍身擦，不留余空，擦后再用布拭干，避风半小时；如4～5岁者，用川楝9个，水五碗，6～7岁用15个，水七碗，8～10岁用20个，水九碗，11～15岁用30个，水15碗，照前煎汁擦洗。注意捣药不可用铁器。此方不仅可防小儿出痘，且能免生疮疖，宜在五至八月洗为妙。

6. 蚬子水

用活蚬子不拘多少，以水养5天，每天取此水常洗手面。痘后，以此水洗手面，渐生肌肉，并无斑痕。

7. 治水痘法

治法1：蚕蛾绵茧、生明矾各适量，将生明矾捣碎纳入茧内，放在炭火上煅烧，待矾汁尽后，取出研末，撒患处，1日2次。

治法2：灯心蘸清油润眼上，可治痘后两目难开；痘疮破烂者，可用陈年松花或干绿豆粉，或荞麦面敷之；荆芥穗一把束成帚，刷痘痒处，且用茵陈烧烟熏之，可治痘疮发痒；对痘症溃烂脓水淋漓，可用多年盖屋茅草，洗净焙干，为末掺之，神效。

治法3：黄牛屎煅灰，加入松树花粉，用香油调匀敷患处，1 日 2 次。

治法 4：煅后的赤石脂、炉甘石、石膏各 3 克，共研为细粉，擦患处，专治水痘化脓溃烂。

治法 5：朱砂 3 克，麝香 0.15 克，蓖麻子仁 36 克（去壳压去油），共研成膏。5 月 5 日涂小儿顶门、前后心、手足，可免生痘。

治法 6：苦参 30 克，浮萍 15 克，芒硝 20 克煎水外洗，1 日 2 次。

治法 7：若痘疹出脓水，溃烂蔓延，可用赤石脂 50 克，寒水石 50 克，大贝母 21 克，共研细末，干掺患处，并治痘后翻疤。

8. 救逆痘法

如痘出七、八日或十余日，其色灰暗倒塌，抓破无血，空壳无浆出，患儿目开不食，皮肤破损处如焦木灰色者，为病情危笃垂死，急用老白雄鸡冠血（越多越好），和酒酿十匙，芫荽汁二十匙，三味共搅和，隔水炖，徐徐热服，服后不久，患儿皮肤即可转红活。即使再发大痘出，其陷毒亦皆复发出。患儿渐思饮食，开始时给予米汤饮，再用黄芪煮粥饮，不必更服他药。服此药汁一次若未全起，五更时分再服一次必活。服药后出现面红气喘者，不妨。

三、麻疹证治法

麻疹是由感受麻疹病毒引起的儿科常见的一种急性发疹性传染病，以初始发热，目泡赤肿，眼泪汪汪，继出红色疹点为其特征。

1. 预防小儿麻疹方

取初生儿切下的脐带 1 尺，置新瓦上焙干，研细末，再用甘草 2 克，研成末，混匀，每次服 2 克，1 日 2 次，开水和服，可免一生患麻疹。

2. 治麻疹熏浴方

如小儿麻疹出不透而色黯不鲜，高热，汗少，咳喘，鼻煽，有并发肺炎象征者，可用观音柳 2 把，或鲜芫荽儿撮，将药共煎水，将药液倾入浴盆内，上面用一张大孔筛子放在盆上，令患儿在无风的房间，坐盆筛上熏浴之，一日熏一次，熏二三次即愈。

3. 治小儿麻疹法

凡麻疹迟迟不出，或因外感、风冷、秽气刺激等，引起疹收太快，致小儿发热，如不急治，恐麻疹内陷，并发肺炎。

治法 1：用芫荽一把，和水酒煎后，乘热用芫荽外刷全身皮肤，刷后盖被避风，即能透毒外出，若已并发肺炎者不能用此方。

治法 2：升麻 0.6 克，三叶青块根、七叶一枝花根茎、芫荽子各 3 克，水煎服，1 日 1 剂，主治麻疹并发肺炎。

治法 3：西河柳 60 克，水煎分多次服，1 日 1 剂，主治麻疹初期，疹点未透。

治法 4：升麻 5 克，葛根 10 个，蝉衣 3 个，水煎服，1 日 1 剂，2 次分服，主治麻疹不出。

4. 预防传染性麻疹方

取鲜樱桃 1.5 千克，装入罐内封固，埋入地下，一月后取出，樱桃白化为水，去核备用。如正值麻疹流行时，给小孩饮一杯，可防治染发麻疹。

5. 透疹法

治法 1：胡萝卜 60 克，竹蔗 250 克，水马蹄 100 克，泡水，代茶饮，可治麻疹隐不出，或疹出不透，无合并症者。

治法 2：煮熟鸡蛋 1 个（去皮），趁热滚擦如下各处：前后胸肋骨间隙，第七颈椎周围，肝区及脾区，肚脐周围，两臂、腿弯，两手、足心。对小儿麻疹出得不透，或闭汗不出者甚效。

治法 3：将橄榄核仁捣碎磨粉，掺入面粉做成糕饼，给小儿随意食，可预防麻疹。

治法 4：鲜竹笋芽 15 个，黄豆 60 克，加清水适量，煮沸后喝汤吃笋、豆，日服 3 次，可治麻疹不透。

治法 5：沉香、木香、檀香不拘多少，于大盆内焚之，令小儿于烟中熏之，主治麻发不透气，气喘欲死。

治法 6：好白蜜调水，以鹅翎时时蘸扫。可治麻症作痒。

治法 7：糯米酒 60 克，煮开后食，吃后卧床盖被，取微汗，主治麻疹前期，能助疹透发。

治法 8：芫荽子 30 克（鲜芫荽 90 克更好），西河柳 30克，麻黄（或浮萍）12 克，布包煮沸，春冬寒冷时在室内煮，使患儿闻药味，再用小手巾在煮沸的药液中打湿拧干，烫额、面、手足等皮肤暴露部位，不要擦洗全身。每天可煮烫 3 ~ 4次，每次 3 遍。此法对小儿麻疹隐伏或出而不透，病后出疹正气大虚，以及小儿拒不服药者，疗效极佳。

6. 治疹后咳嗽方

梨 1 个，瓜蒌皮 1 个，将梨挖洞，装入瓜蒌末，用面包住烧熟，1 日 3 次分食，可治麻疹咳嗽。

四、小儿痄腮证治法

痄腮即西医所称的流行性腮腺炎，是由腮腺炎病毒引起的一种急性传染病，本病以耳垂为中心的腮腺肿胀、疼痛为其特征。

治法 1：仙人掌，捣烂如泥，贴患处；或鸡矢藤 50 克，皂角刺 30 克，捣烂敷患处；或用水仙花根，剥去赤皮根须，入石臼捣烂如泥，敷肿处，中留一孔出热气，干即换，以肌肤生黍米大小黄疮为度；或用大青叶一把，捣烂，取汁抹患处；或用鲜蒲公英，连根带叶洗净，捣膏配鸡子清调匀摊布上贴患处；马齿苋或山胡椒叶或石蒜或芭蕉叶根，分别捣烂，外敷患处均可治痄腮。

治法 2. 山慈菇，研细末，好醋调敷患处。或用葶苈子 50克，芒硝 5 钱，上药为细末，用米醋调和敷患处，药干调醋再敷；或用白芷末，用热醋调，敷于患处；或用黄柏研细末，米醋调敷患处；或用五倍子末适量，用米醋调成糊，涂于患处；或用紫荆皮一两去粗皮，研末，用醋调敷患处。

治法 3：川大黄 30 克，赤小豆 60 克，白及 60 克，共研细末，陈醋煎沸，加入药末调匀成糊状，敷患处，每天换约 1 次。

治法 4：鲜柳根毛 130 克，洗净，切成 1 寸长左右，放入砂锅内，加水适量，煮沸即可，日服 1~2 次。

治法 5：车前草 60 克，板蓝根 60 克，贯众 30 克，加水 1000 毫升，煎成 500 毫升，分作四份，四小时一次，一天吃完。

治法 6：海金沙草 30 克，水煎分服，一日一剂；另用木鳖子碾粉，浓茶汁调成糊涂患处，保持湿润，多在 3 天内痊愈。

治法 7：大青叶 15 克，元参、水杨柳各 9 克，薄荷、生草各 3 克，水煎，1 日 1 剂；另取羊蹄 30 克，大青树根 15 克，薄荷叶末 6 克，共研细，加凡士林适量，调匀敷患处。

五、丹痧证治法

丹痧又叫"烂喉痧"，即西医所称的"猩红热"，是由乙型溶血性链球菌引起的急性呼吸道传染病，临床以发热、咽喉肿痛，或伴腐烂，全身弥漫性猩红色皮疹为特征。

治法 1：蚕子壳、灯草灰、青黛、梅片各适量，将蚕子壳在布上刮下来，用瓦焙黄研细，加灯草灰，再加青黛、梅片少许，研细吹喉。

治法 2：大青叶、板蓝根、金银花各 15 克水煎服，可防治小儿丹痧。

治法 3：白萝卜 125 克，青果 6 克，将白萝卜切片，青果捣碎，共加水煎，温服，数服即愈。

治法 4：樱桃核 10 克水煎，加糖调服，或用适量樱桃挤汁 1 杯，炖热服，用于猩红热初期；西瓜 1500 克，番茄 100 克，洗净布挤绞汁液，代茶随量饮用，用于猩红热中期；大雪花梨 1 个，切薄片，放入碗内，加凉开水适量，浸泡半日，以净布绞汁，顿服，每日数次，用于猩红热后期。

治法5：牛蒡子10克，薄荷3克，蝉衣3克，水煎服。主治猩红热初起。

治法6：生石膏（煎后去渣）200克，金银花50克，生地、玄参各9克，水煎服。适用于猩红热痧疹满布全身后，口喉糜烂腥臭难闻之危症，主要作为饮料频服。

治法7：西河柳9克，千年健根6克，水煎，加白酒少许，以匙徐灌喉间。

治法8：蜒蚰、青果（打碎），盐少许。浸在一起取液，搽患处。或用鼻虫二十条，橄榄核三钱，放瓦上焙透，再加冰片二分，研细末，吹喉。

治法9：黄芩12克，水煎，分3次口服；又方，净杷叶15克，水煎服；又方：穿心莲12克，水煎，分3次服；又方：土蚕十余个，水煎服；又方：槐树上长的槐蛾，水煎服；又方：灯草十根，水煎温服数次；又方：桃树枝加盐捣烂布绞汁含漱：又方，芦根、浮萍（均用生者），水煎服。以上诸单方均可治猩红热。

六、痢疾证治法

痢疾以腹痛，里急后重，下痢赤白脓血为特征。其中疫毒痢一证，发病急骤，高热、惊厥并见，其证凶险，须特别注意。

治法1：香白芷3克，干姜3克，共研细末，以蜜调膏，先用酒洗脐，温后贴此膏于脐，以布束住，再将毡布烘热在膏上熨之，气通则痢疾止。

治法2：凡小儿泻痢不止时，取金银花100克，在锅内炒干，再研成细末，成为黑粉，和白糖拌匀，每服6至9克，无不立愈。

治法3：云母粉25克，煮白粥调食；枳实磨汁，饮服3～5克。

治法4：辣蓼30克，马齿苋30克，水煎服，1日1剂。

治法5：斑地锦（全草），山楂根各15克，蛇莓（全草）

30 克，水煎服，1 日 1 剂。主治中毒性菌痢。

第三节　小儿咳喘

一、小儿咳嗽证治法

咳嗽是小儿肺系疾患中的一个常见病证，外感或内伤均可
发生。

1. 治小儿咳嗽法

治法 1：用生姜 200 克，切碎后煎汤，冲入热水中给小孩
洗浴，一二次即愈。

治法 2：瓜蒌皮不拘多少，用蜜涂于皮外，放微炭火上炙焦
脆，再研成细末，每取 3 克，以蜜调拌成膏，时时抹于小儿口内。

治法 3：蜂房 100 克，洗净后放新瓦上烧炭，研成末，每
服 1 克，以米汤送下。

治法 4：皂荚烧成灰，研为细末，每服 1～2 克，以豆豉
泡开水送下。

2. 治小儿久咳法

治法 1：桑皮、白蜜各 6 克，核桃 1 枚，白萝卜 7 片，热
豆浆适量。先将桑皮、白蜜同炒，次将核桃去皮用肉。以胡麻
油浸，灯火烧黄去壳，研碎，加入白萝卜，水煎服之，临睡时
服。服后以热豆浆洗肺俞穴。每日 1 剂。

治法 2：梨 1 个，蜂蜜 60 克，梨去皮核，切成薄片，同蜂
蜜调和，蒸捣。每日早晚分 2 次服，病重者多用，以愈为度。
服药时禁辣物、肉食及大葱。

治法 3：白玉兰叶 6～7 张，冰糖适量，将白玉兰鲜叶洗
净后加冰糖水煎去渣代茶饮，每日 1 剂，可治风寒咳嗽。

治法 4：款冬花、冰糖各 30 克，煎水当茶喝，每日 1 剂，
可治久咳不止。

3. 治百日咳法

治法 1：取鸡肫皮（即鸡内金）9 克，京贝母 4.5 克，先

将鸡肫皮置瓦上，放微火上焙焦，再与贝母共研为细末，分作九次服，用一半芽糖（即饴糖）蘸药末服，一日三次，服完即愈。

按：此方对百日咳早期无并发症者疗效达80%以上，如再配合车前草（每次三棵）煎汤当茶饮，疗效更佳。

治法2：生扁柏9克，红枣10枚，水煎内服，三四剂即可愈。

治法3：大蒜15克，加冷开水浸泡10小时，纱布过滤，加糖口服，治百日咳属肺寒者。

治法4：川贝母、炒葶苈子各等份，共研细末，每次1.5克，用枇杷叶（去毛）煎水冲服，治百日咳属肺热者。

治法5：葶苈子9克，红枣24枚，先用葶苈煎汁，放入红枣后再煎，七岁以上的小儿可在一天内将药服完，连服三次，可效。七岁以下小儿酌减药量，此法用于咳嗽痰涎顽固者。

治法6：春季从池塘捞取蝌蚪不拘多少，贮于洁净的缸内，加入适量的清水，再封口后置于行人常走动的石板下震动，于第二年取出备用。取上面的澄清液，隔水炖热勿沸，加糖适量，每日服三次，每次服一杯（约40毫升），此为三岁儿童用量。

4. 治小儿气管炎不愈方

治法1：建兰叶（须阔叶厚板新鲜的）9～18克，慈孝竹150克，共煎汤，频频饮服，连服五至十天可愈。

治法2：生荸荠1000克，蜂蜜100克，将荸荠洗净捣烂拧汁，加蜜调兑，每次用二茶匙，加水少许同煎煮沸，一天服二次，对咳久者效佳。

5. 治疫咳法

治法1：鸡蛋1个，川贝母3克，将贝母研成粉，鸡蛋敲一孔如一分钱硬币大，再将川贝粉掺入蛋内，外用湿纸封闭，放饭上蒸熟，每天早晚各吃一个，治百日咳，肺虚者效佳。

治法2：甜葶苈子（炒）100克，白僵蚕50克，川贝100克，射干、甘草各50克，共研细粉，1至3月小儿每服0.3

克，周岁以上 1 克，4 岁以内 3 克，日服 3 次，开水冲服。主治肺热咳嗽，痰壅实喘，顿咳偏实者，并治喉蛾、痰核。

治法 3：南沙参、枇杷叶各 10 克，百部 5 克，冰糖 20 克，将南沙参、枇杷、百部水煎，煎好后，加冰糖冲服，治疗百日咳效佳。

治法 4：鲜芦根 30 克，鲜茅根 30 克，冬瓜仁 15 克，水煎，每天 1 剂，当茶饮，连服数日，可治小儿顿咳。

二、小儿哮喘证治法

哮喘是小儿时期最常见的一种呼吸道疾病。以阵发性哮鸣气促、呼气延长为特征，相当于西医所称的支气管哮喘和哮喘性支气管炎。春秋二季发病率高，常反复发作。气候的骤变多为发作的诱因。

1. 治小儿痰喘法

治法 1：巴豆 1 粒，杵烂，用棉花外包裹，塞于鼻内，男左女右，立时痰即自下。

治法 2：若小儿痰喘咳嗽，隔热久不愈者，以瓜蒌实一枚，去子，晒干，研为末，再用寒食面（亦可用冷米饭）拌和作饼子，炙黄，研为细末，每服 3 克，以温开水送服，每日三服，取效即止服。

2. 贝红散

若乳幼儿哮喘，俗称奶吼，可用川贝母、京半夏、广橘红各等份，研为细末，分早、中、晚三次，以蜂蜜或白糖水调服 0.5~1 克，一二日即愈。

3. 治小儿哮喘法

治法 1：花椒根生者 100 克，用水三碗，煎至一碗，一日分三次服。

治法 2：大梨 1 个，麻黄 1 克，将梨挖去心，装入麻黄，盖严，放碗中蒸熟，去麻黄，食梨汁，1 日 2 次分食，小儿哮喘甚效。

治法 3：蜈蚣 10 条，百部 10 克，胆制僵蚕 10 克，麻黄、细辛、延胡索、甘草各5克，共为细末，装瓶备用。1岁以内每次0.2克，1~3岁每次1.0克，3~6岁每次1.5克。每日3次，温开水送服，治疗小儿痰喘及百日咳或类似百日咳样痉挛性咳。

治法4：将白萝卜洗净、切碎，以洗净纱布绞汁，每次取白萝卜汁30毫升，调和饴糖20毫升，再加沸水适量，搅匀顿服。

第四节 小儿消化系疾病

一、小儿疳积证治法

疳积又称疳证，是由于喂养不当，或因多种疾病的影响，使脾胃受损，气液耗伤而导致的全身虚弱羸瘦、面黄发枯的慢性病证。本病初期表现面黄肌瘦，纳差厌食，腹胀痛，不知饥饱，或午后潮热，或龄齿，大便酸臭，尿如米泔，夜间睡眠不安，喜俯卧；中期表现明显消瘦，肚大青筋，困倦喜睡，躁扰不安；后期羸瘦如柴，毛发焦稀，头大项小，面色萎黄。本病名目繁多，尚有牙疳是指龈肉赤烂疼痛，口臭出血，牙枯脱多，穿腮蚀唇，病势危急；鼻疳是指鼻塞赤痒、疼痛，浸注溃烂连唇际成疮；眼疳是指眼痒涩赤烂，眼泡肿疼，白睛生翳。

1. 治小儿疳积羸瘦法

治法1：苍耳草虫（立秋前苍耳草的干节中生小青虫即是），浸入食油中，每日取出三条包在豆腐皮中服之，连用7天左右即可好转，主治小儿疳证，毛发黄脆，形瘦腹胀。

治法2：鸡肫皮揩净，放在瓦上焙干成微焦黄，研细末，每日用2小匙调粥食，主治疳疾肌瘦不思饮食。

治法3：蟾蜍适量，去内脏，焙干研末，每次1.5~2克，糖水调服，每日3次。

治法4：小米饭焦巴适量，焙干，研细，红糖水冲服。

治法5：黑白丑（炒焦黄）各60克，大麦芽（炒黄，研细）120 克，和匀，生山药 500 克，洗净，捣取汁，混合药末，捏成小丸，如绿豆大晒干，每服 5 克，日 2 次。主治小儿食积不化，腹大形瘦，见食即厌症。

治法 6：鲜山楂 20 克，鲜白萝卜 30 克，鲜橘皮 6 克，水煎，加冰糖少量，代茶饮，主治小儿疳证，积滞伤脾型。

治法 7：半枝莲 50 克，伏龙肝（即烧柴草的灶底土）6 克，煎水分二三次服。

治法 8：取皂矾 500 克，面粉 500 克，以好醋调成饼，放铁锅内炭火上煅炼，研成粉末，贮瓶备用；再取炙五谷虫 200 克，使君子肉（炒香）200 克，白术 100 克，茯苓 100 克，滑石 100 克，共研极细末，上两种药粉混匀，每服 0.6 克，1 日 3 次。主治小儿疳积，凡小儿断乳后服此方，可预防疳积。

治法 9：取鹅不食草适量，同猪肝一起炖熟，吃数次，疳积可愈。

治法 10：干鸡矢 50 克，丁香 3 克，研为末，蒸饼丸绿豆大，每次米汤送下 10 丸，日二服，主治小儿腹大如瓢，黄瘦异常。

治法 11：焦山楂炭，使君子末，红砂糖三味，和匀吃下立效。此方消积化食、杀虫，为治疗小儿肚腹各病妙药。

2. 疳积贴敷法

治法 1：鲜疳积草 15 克，姜葱各 30 克，鸡蛋 1 个，将鲜疳积草、葱姜捣烂，加入鸡蛋白 1 个搅匀，外敷脚心 1 夜，隔 3 天 1 次，一周即愈。

治法 2：桃仁 10 克，栀子 10 克，皮硝 10 克，大黄 10 克，杏仁 6 克，将药研细末，以鸡蛋清加面粉，调敷肚脐部，主治小儿疳证，肚腹膨大。

3. 治小儿疳积腹大形瘦方

治法 1：煅石燕、煅石决、煅牡蛎、使君子各 30 克，胡黄连、川朴、鸡内金各 15 克，研末，每日 6～12 克，猪肝蒸服。主治小儿疳积中期、后期。眼疳加密蒙花、夜明砂；牙疳加紫草、赤芍、生地。

治法 2：白术、鸡内金各 15 克，猪脾脏 30 克，先将猪脾脏焙干，再和上药共研细末，每于饭后服 2 克，汤水送下。

治法 3：炮穿山甲 3 克（研极细）。鲜鸡蛋 1 个，将鲜蛋钻 1 小孔，再把药末于蛋内，纸糊上，然后再用面包裹，以微火将蛋烧至熟透，药和蛋一并吃下。

治法 4：牵牛子 30 克，槟榔 30 克，雄黄 10 克，研细末，每次 5 克，开水送下，日服 2 次，主治疳积便干。

治法 5：蟑螂 5 个，油炸后服，每日 1 剂；一枝香全草 10 克，水煎服，1 日 1 剂；水慈菇 30 克，饭上蒸熟，服水不食药；胡荽 15 克，猪肝适量，煮汤食，以上方法均可治疳积。

治法 6：当归 8 克，粳米 50 克，红枣 5 枚，红糖适量，将当归煎汤取汁，入粳米、红枣、红糖，煮粥服食。主治小儿疳证，气血两虚型。

治法 7：山楂粉、糯米粉各 25 克，鸡内金粉 30 克，白糖适量，加水揉成面团，放入蒸锅蒸熟，分次随量服食，主治小儿疳证，积滞伤脾者。

4. 治小儿牙疳法

牙疳指牙龈腐烂为主症的病变。

治法 1：凡小儿走马牙疳，用活黄鳝 1 条，剁断取血，搽牙龈即愈。

治法 2：牡蛎 90 克（火煅红、醋淬 7 次），冰片 0.6 克，共为细末，吹患处，即愈；亦可用马牙硝（细研），搽牙龈。

治法 3：胡黄连 3 克，冰片 0.3 克，枯矾 0.3 克，共为细末。先用米泔水洗患处，再用药末擦拭，数次即愈。

治法 4：芦荟 4.5 克，青黛 1.5 克，共研细末，撒于牙龈腐烂处。

治法 5：橄榄 3 枚，硼砂 2.5 克，人中白 5 克，冰片 0.5 克，橄榄核先煅存性，和上药共研细末，擦患处。

5. 治走马牙疳立愈方

取茄子蒂连柄 50~60 个，鲜橄榄核 50 个，雄鸡嘴（嘴上的硬壳）50 对，三物共放瓦器内焙干，加梅片 1.8 克，共研极细末，收瓷瓶内封贮。用时取少许吹患处，立愈。

二、小儿厌食证治法

厌食，或叫"哺露"，即恶食，其临床表现主要为食欲不振，不欲纳食。小儿脾胃稚弱，易为内外邪所伤，引起不思食兼食不化及消瘦症。

治法1：玄胡粉3克，胡椒粉0.5克，把上药直接放入脐中，外敷消毒塑料布或油纸，用胶布固定，每日换1次，主治纳呆、厌食。

治法2：炒芝麻、炒二丑各30克，共为细末，掺饭中吃，1岁每次服1.5克，每增1岁加1克。

治法3：焦三仙（即山楂、神曲、麦芽）、鸡内金、山药（用量1:2:3），上药共为细末，每次服3克，红糖水送服，日2次。

治法4：腊鸭肫（或鲜品）1个（切碎），淮山药10克，苡仁10克，大米适量，文火煮稀粥，时时食服。

治法5：炒神曲10克，炒麦芽10克，炒山楂10克，炒莱菔子6克，炒鸡内金5克，共研细末，加淀粉1~3克，白开水调成稠糊状，临睡前敷于患儿脐上，再用绷带固定，次晨取下，每日1次，5次为一疗程。

治法6：芡实15克，陈皮0.3克，蜜枣1枚，猪腰1只，泡稀粥喂食，隔日一次，连续2~3次，即可恢复进食。

治法7：葡萄干，每次9克，饭前嚼食，1日3次。

治法8：淮山药250克，苡米250克，芡实200克，大米600克，前3味药分次下锅，用微火炒成淡黄色，大米洗净晒干，炒成淡黄色，四药混合碾细过筛，1日2次，每次1汤匙，用开水拌成糊状服食，同时可加入糖、麻油等。

治法9：焦三仙（神曲、麦芽、山楂）各15克，槟榔3克，陈皮6克，木香6克，炙甘草4.5克，此剂量适合于2~6岁小儿，根据年龄增减，每日一剂，水煎服。

三、小儿泄泻证治法

泄泻指大便次数增多，便下稀薄或如水样，是两岁以下婴幼儿常见的一种消化道疾病。如迁延不愈，常导致小儿营养不良，生长发育迟缓等慢性疾病。

1. 小儿止泻灵验方

治法 1：车前草 50 克，鸡蛋一个，先将车前草捣烂绞取汁，加入少量水，再将鸡蛋打开倾入煮熟，吃鸡蛋喝汤。专治小儿水样泄泻。

治法 2：灶心土 50 克，川连 9 克，用川连煎水，泡灶心土，干后研为面，一岁小儿每服一钱，开水送下，二岁以上酌加剂量。专治小儿夏日上吐下泻。

治法 3：用木鳖子一个，煨熟去壳，小丁香三粒，共研成末，米汤为丸入小儿脐中，以胶布封之，专治小儿泄泻。

治法 4：连须葱 1 根，连皮生姜 3 克，黄丹 1.2 克，先将葱姜同捣如泥后，入黄丹和匀，敷脐眼中，外用膏药盖住，泻止后三天取去。专治婴儿久泻绿粪。

治法 5：山药 15 克，苡米 10 克，鸡肝 1 枚，先将山药、苡米研为细末，取新鲜鸡肝 1 枚，用竹片削成片，拌上药调匀，加醋适量，放于碗内置饭上蒸熟，早晚分 2 次食完。专治小儿脾虚久泻。

2. 治小儿伤食泄泻方

治法 1：山楂炭 12 克，青皮 6 克，共研细末，混匀，以水 160 毫升（约 12 汤匙）调成浆水状，加红糖适量，隔水蒸 20 分钟，每服 15 毫升，1 日 4 次。主治婴儿伤乳腹泻。

治法 2：炒淮山药，炒鸡内金 30 克，研为极细末，装瓶备用，用时可掺在粥中，加少许糖与粥同食，每服 3 克，每日早晚各服一次。主治消化不良之泄泻。

治法 3：五倍子 1 个，研末为丸（面糊）如绿豆大，纳入脐中，外用胶布固定。主治小儿腹泻，大便清水。

3. 治小儿寒热泄泻法

治法 1：白术（土炒）、白茯苓各 3 克，肉桂、甘草各 0.6 克，肉果 1.5 克，加生姜煎服，主治小儿寒泻。

治法 2：川连 1.2 克，滑石、白茯苓、泽泻各 3 克，白术 18 克，加生姜煎服，治小儿热泻。

4. 小儿泄泻贴敷法

治法 1：车前子、丁香、肉桂（按 3∶1∶2 比例），研末和匀。用时取粉末 2 克，置于脐中，然后以加热之纸膏盖贴于上。主治小儿脾虚泄泻，外敷二次即可获效。

治法 2：绿豆粉调蛋清，敷于囟门，泻止去药。主治小儿泄泻。若兼呕吐者，可同时敷足心以止呕。

治法 3：苦参、苍术各适量，共研末（热重者以 3∶1 配合，湿重者以 1∶3 配合），以米醋调敷两足心，外用纱布扎裹，4 ~ 8 小时换药一次，泻缓则换药时间可延长。主治小儿湿热泄泻。

治法 4：吴茱萸 20 克，米醋适量，吴茱萸研细末，加水醋调成糊状，敷于神阙、下脘、天枢、气海穴，24 小时换药一次。主治小儿泄泻不止。

第五节　小儿杂病

一、惊风证治法

惊风是小儿常见病证，民间称作抽风。临床上以抽痉或伴神昏为其特征。由于发生惊风有急有缓，证候有虚有实，有寒有热，故有急惊风和慢惊风两大类。凡病势急暴，每因外感热病所致，初始多有发热咳嗽，继而高热、四肢拘急、目睛上视、牙关紧闭、神志不清、抽搐等症，为急惊风。慢惊风多由病久延绵不愈，阳气衰败，虚风内动所致，其病势缓慢，多见于半岁以下的婴儿。患儿手足抽搐，常伴有肌肉松弛，囟门宽大或逾期不合，抽搐时手指屈而不能伸，精神萎靡，面色萎黄；如果慢惊风进一步发展，严重地损害小儿之阳气，出现阳气衰微的危象，则称之为慢脾风。

1. 预防小儿惊风方

杏仁、桂仁、栀子、白胡椒各一枚，研末，以黑骨鸡蛋清调匀，敷小儿足心，男左女右，经一昼夜脱之，呈现一种青黑色，初生小儿在三日内用之，永无惊风之症。

2. 治小儿高热抽风法

治法1：蛇胆液和陈皮各少许，以蛇胆液滴在陈皮上，再让阳光晒干，研成细末，每次开水冲服0.5～1克。

治法2：麻油半酒杯，鸡蛋清半酒杯，头发一撮，雄黄少量，共拌匀后放入锅内隔水蒸热，然后以药液擦患儿前后心及四肢和眉心部位。

治法3：吴茱萸6克，明矾6克，共研成极细粉末，以鸡蛋清调匀，涂于患儿两手、足心上。

治法4：取狗尾草100克，加适量冬瓜和白糖，炖熟饮服。

治法5：白僵蚕10克，新鲜牛苦胆1枚，黄连10克，牛苦胆上切小口，僵蚕入内，丝线扎口，阴干1月，从胆中取僵蚕，温水洗去僵蚕外表胆汁，烘干，与黄连研成细末，备用。1岁以下每次0.4克，1～3岁0.7克，每日3次，食后温开水冲服，对于小儿高热惊厥的预防和治疗均有效验。

治法6：如小儿发烧热不退，急惊风抽搐者，取地虱婆（又名鼠妇）十余个，去头足，放瓦上焙焦，研末开水冲服，甚效。

3. 治小儿急惊风法

治法1：如小儿急惊风，一时不得药用，可速将猫尾巴剪破，取血小半杯，用温开水调匀，灌之立止，继再用他药调治。

治法2：鸡粪白不拘多少，烧灰存性，以开水调化滤过，去渣取汁，另取车前草二蔸，洗净捣汁，同前药汁混匀兑服，立可止。

治法 3：取家猫一次鲜的尿（以生姜煨热切片，擦猫鼻及尿处，其尿立至，以碗接之），内服，应取新鲜的尿为宜。

治法 4：鲜石菖蒲根汁 1 匙，竹沥 1 酒杯，地龙 7 条，将地龙入白糖内化水，与其他二味和匀服。主治小儿急惊风属风痰者。

治法 5：鲜菖蒲 9 克，雪梨汁 1 杯，前药捣烂，加温开水少许，滤汁取出 2~3 茶匙加入梨汁内服，1 日 1 剂。

治法 6：吊眼撮口，抽搐不定者，代赭石火烧醋淬十次，研细末水飞，晒干，每服 1~3 克，连进三服，候小儿脚胫上有赤斑，即是惊气已出，病安。

4. 治小儿慢惊风法

治法 1：蚯蚓数尾，白糖 150 克，混合捣烂如泥，先将小儿头部头发剃光，把药敷上，过 24 小时，洗去再敷，数日即可渐好，主治小儿慢惊风，日渐消瘦，如皮包骨，面色苍白，潮热渴饮。

治法 2：附子去皮，生研为细末，以活白头蚯蚓于药末内滚之，候蚯蚓定下来不再滚时，刮取其身上黏附着的药末，搓成如黄米大的丸子，每服十丸，以米汤送服。

治法 3：生栀子、葱头各 7 个，丁香、胡椒各 7 粒，共研匀，用鸡蛋清少许调和，摊于清洁布贴脐中，一昼夜除去，见有青色即愈，愈后宜服补脾药。主治小儿慢惊风，四肢不温，痰滞咽喉，呼吸时声如拉锯，唇黑面青，昏睡露睛。

治法 4：农村可取牛鼻子处穿引的绳（越久越好）约三四寸长，不洗煎汤，喂服。主治小儿慢惊风，对消化不良、泄泻引起体弱者均宜。

治法 5：白附子 3 克，半夏 20 克，胆南星 10 克，研成细末，用糯米粉煮粥调和成丸子如绿豆大，每服 3~5 丸，用薄荷 1.5 克煎汤送下，主治小儿慢惊风，属阳虚者。

5. 通治急慢惊风方

治法 1：生石菖蒲，生艾叶、生葱，生姜各 1 大把，麻油、米醋各适量，前四味共捣如泥，用麻油米醋炒热，布包之，从头至胸背四肢，乘热熨之，一日二次。

治法 2：大雄鼠睾丸 1 对，煎汤服下，1 日 1 剂。

治法 3：猪牙皂角 3 克，生半夏 3 克，北细辛 0.9 克，共碾细末，用灯心蘸药入鼻孔，得喷嚏为验，用姜汤少许服之，亦效。主治小儿急慢惊风，昏迷不醒。

6. 治小儿惊风不语法

治法 1：芙蓉花嫩叶 5~6 片，切碎水煎，乘热敷于患儿脐上，冷即再换，三四次即可愈，

治法 2：用剪刀剪破猫尾，取血几滴，以开水冲服；或取乌骨白雄鸡冠血点唇上，醒即擦去。

治法 3：鸡蛋黄 2 个，米醋适量，前药炒黑，米醋浸之，去渣，以醋灌之，痰出自愈。一日一剂。

7. 青蒿虫治惊风

取生于青蒿梗虫（即青蒿虫），焙干研成粉末，和灯心灰混匀，以开水调服，治小儿惊风最灵。

二、小儿遗尿证治法

遗尿，俗称"尿床"，指小儿睡眠中小便自遗，醒后方觉的一种病证。

治法 1：蟋蟀 1 只，焙干研细末，开水送服。

治法 2：鸡内金 2 个，猪尿泡 1 只，焙干，研成末，混合，睡时以温开水送服。

治法 3：金樱子 30 克，煮成粥食用。

治法 4：桑螵蛸十个煅灰存性，研细末，用砂糖水调服。

治法 5：补骨脂 50 克，以盐水泡一天，再晒干研末，睡前吞服 1.5~2.1 克。

治法 6：丁香三粒（研细），米饭适量，将丁香末同饭捣作饼，贴患儿肚脐。

治法 7：硫黄 6 克，大葱头七个，共捣烂，用布包起，敷于脐上。

治法 8：将老姜 1 块捣烂，浸泡在白酒中，每晚睡前用姜

酒擦脐以下正中线，以稍红为度。

治法 9：五倍子、何首乌各 3 克研末，用醋调敷于脐部，以纱布覆盖，每晚 1 次。

治法 10：鸡肠子焙干（但勿令焦），研成粉末，同晚饭时一起吃，隔一日服一次，一只鸡肠为一服，服三五次即可愈。男用雌鸡肠，女用雄鸡肠，阉鸡不用。

治法 11：柿蒂 9 克，水煎服，一日一次，数次即效。

治法 12：桂皮研末，雄鸡肝等份，共捣和制成丸子如绿豆大，每以温开水调服 3~6 克，一日二服。

治法 13：益智仁 6 克，枣肉 9 克，放在猪小肚内炖熟烂，去药，连肉带汤吃下，二剂即愈。

治法 14：鸡内金 2 个，白果肉 50 克，糯米一勺，共放在碗内，加水少量，放锅内隔水炖熟，去渣喝汤。

治法 15：凡夜间遗尿者，无论大人小儿，用白纸一张，铺于席下，若遗尿于上，即取纸晒干，烧灰，以酒调服即愈，如一次不愈，如法再服一次，无不神效。

三、小儿夜啼证治法

小儿白天如常，入夜则啼哭，或每晚定时啼哭者称为夜啼。

治法 1：茶叶（越陈越好）适量，放口内嚼烂，捏成小饼，敷在小儿脐上，外用棉花盖上扎好，敷用 10 余分钟后即可停止。

治法 2：胡椒 6 克，艾叶 6 克，葱白 2 个，胡椒为末，余药捣烂入熟米饭内，趁热放小儿脐孔上，布带扎紧固定，1 日换 1 次。

治法 3：灯心，烧灰，临睡时敷乳头上（母亲），令小儿吮吸，连续四、五次，同时，灯心草一撮，水煎服。

治法 4：栀子一粒研末，面粉 10 克，白酒小半匙，混合捏成粉团，敷于患儿手腕脉搏处，过二十四小时，贴处呈浅红色，病即安。

治法 5：蝉蜕二十个，茯神 6 克，水煎服。

治法 6：粳米、桂心末、莲米、百合各适量，煮粥喝，白砂糖拌食。

治法 7：黑丑子 3 克，研为细末，用冷开水调匀，敷于肚脐眼上，外用胶布固定，即夜便效，也可用鸡粪（男用雄鸡，女用雌鸡）涂脐中。

治法 8：蝉蜕下半节 8 个，茅根 9 克，煎水分二次喂服，二三剂即效。或以蝉壳下半节研末，以薄荷煎汤，滴一滴黄酒送服，也妙。

治法 9：取雄鸡冠刺破，滴几点血于小儿口中，惊哭立可止。主治小儿受惊啼哭不止。

四、小儿汗证治法

小儿汗证，是指小儿在安静状态下，全身或局部汗出很多，或大汗淋漓不止的一种证候。睡中汗出，醒时汗止者称"盗汗"；不分寤寐，无故汗出者称"自汗"。

1. 治小儿自汗法

治法 1：黄芪、牡蛎、生地各等份，水煎服。

治法 2：黑豆 30 克，浮小麦 30 克，水煎服，每天 3 次。

治法 3：甘蔗叶适量，煎水外洗，每日 2 次，连洗 3 日。

治法 4：泥鳅鱼 4 两用热水洗净黏液，去内脏，油煎至焦黄，加水 1 碗半，煮至大半碗，服汤，每日 1 次，连服 3 天。

2. 治小儿盗汗法

治法 1：五倍子焙黄，研细面，取少许，用唾液调和如蚕豆大，敷脐上，胶布贴封，勿漏气，一般 1～2 次可愈。

治法 2：人参须 6 克，茯苓 10 克，红枣 7 枚，水煎服。一般服 2 剂盗汗即可止。

治法 3：旧蒲扇烧存性，为末，每服 6 克，酒调下，治小儿睡而自汗。

五、小儿虫积证治法

虫证是肠道寄生虫引起的疾病，小儿较多见的是蛔虫病和蛲虫病，其次为绦虫。

1. 除蛲虫法

治法 1：将成熟苦楝子一个洗净，温开水泡软，去皮后塞入肛门，每晚睡前一次，连用五日。

治法 2：蒜油祛蛲涂剂：将大蒜籽剥去外衣，捣烂，加菜油少许拌匀，临睡前涂拭肛周，连用七天可愈。

治法 3：百部 15 克，苦楝根皮 30 克，共研细末，装入胶囊每晚用温水洗肛门后，纳入肛门内一个，保留至次日自行消化，连续五天为 1 疗程。

2. 小儿杀蛔方

治法 1：丝瓜子 60 粒，去壳取仁，每日空腹时吃 30 粒，嚼烂后以温开水送下，二次即愈。

治法 2：未熟木瓜适量，晒干研粉，每次 10 克，早晨空腹食。

3. 治蛔积症法

治法 1：榧子仁、使君子仁各 150 克，槟榔、雷丸、苦楝根皮各 10 克，砂仁、乌梅各 50 克，共研细末。日服 2 次，每次 2~6 克，水煎连渣服下，以愈为度。专治小儿蛔积腹痛、脘腹胀满，异嗜泥土，面黄肌瘦，肚疼绕脐。

治法 2：新鲜苦楝树根皮 200 克，全葱 100 克，胡椒 20 克，上三味共捣烂如泥放锅内炒热，加醋 150 毫升，拌炒极热，以纱布包熨背脊两旁，由上而下，少顷再加醋炒热，包好熨脐腹部，候药微热，改敷在剑突下，反复多次，以痛减为度。专治小儿虫积腹痛。

4. 治小儿绦虫法

治法 1：石榴树根皮 25 克，以开水适量，泡 24 小时，每服一大匙，1 日 2 次。

治法 2：先用南瓜子仁 60 克空腹嚼碎吞下，2 小时后再服槟榔煎剂（槟榔 70 克加水 500 毫升煎 1 小时至剩水一半左右），4 小时后即腹泻排出虫体。

六、其他病证治法

1. 治小儿疰夏法

小儿疰夏指小儿每在夏季时发热经久不退，少汗，口渴，喜饮，小便清长为主要特征的一种病证。

治法 1：鲜薄荷叶 60 克，煎水，洗浴。

治法 2：西瓜翠衣 250 克，鲜荷叶 30 克，水煎，频频饮服，连服数日即愈。

治法 3：蚕茧 20 克，淡豆豉 9 克，煎汤代茶饮服，适用于无汗的小儿疰夏；若以红枣 20 枚代豆豉，则适用于有汗的疰夏。

治法 4：石膏、天花粉各 10 克号水煎服，1 日 1 剂，分 3 次服。

治法 5：连皮生冬瓜 500 克，蝉衣 10 克，天葵 6 克，加水 5 碗煎，代茶徐徐服之。

2. 治小儿痫证法

痫证是小儿一种发作性神志异常疾病，以突然仆倒，昏不知人，口吐涎沫，抽搐，作猪羊叫，发过苏醒，醒后如常为特征。

治法 1：紫河车 1 个，辰砂 10 克，共研为细末备用，每次服 2~4 克，日服 2 次。

治法 2：黑老鸦 1 个，胡桃 7 个，苍耳子心 7 个，俱入瓦瓶内，盐泥固济，在炭火煅，烟尽为度，取出研细，每服 3 克，空心酒调下。

治法 3：乌梢蛇 480 克，壁虎、陈胆星各 100 克，广地龙 120 克，上药均烘燥，磨极细，过筛拌匀，贮玻璃瓶内密封备用。6 岁以下每服 5 克，以上逐增，每日早、晚温开水送服。

3. 治小儿先天梅毒方

小儿患先天梅毒者，身体皮肤发红，肿烂流黄水，可用鸡蛋5枚（去蛋白），乱头发一撮，先用茶麸水洗净头发，同鸡蛋煎成油备用。用时先以细茶煎浓水洗患处，拭干，再将药油涂上，一日二三次，十天即愈。

4. 治小儿脱肛法

治法1：活七星蜘蛛一个，捣烂敷之，脱肛自入。

治法2：新鲜苦苗根80克，洗净，置锅内加水500毫升，文火煎至200毫升左右，去渣继续熬水收膏，摊于白布上，温时贴患儿囟门。

治法3：苦参、五倍子、东壁土各等份，上三味煎汤洗，再用木贼为末撒上即收。

治法4：荆芥、皂角各等份煎汤，再用铁器磨水少许，先以药汤洗肛门后，再用铁水抹之，一日数次。

治法5：活鳖头1个，黄泥裹，放炭火上煅烟尽为度，研末，掺上肛门；或以鳖头子土个，放砂锅内焙黄色，为细末，以好黄酒调下，甚者不过三服。

5. 治小儿阴茎肿大法

治法1：老葱叶（汁液浓者），劈开，裹阴茎，布包扎，一般一次即愈。

治法2：蝉蜕七分，煎汤熏洗。

治法3：钩藤一两，煎汤熏洗。

治法4：浮萍、苏叶各适量煎汤洗。

治法5：煅石膏3克，黄丹1克，冰片少许，共研细末，用香油调敷，数次即愈。

治法6：灯心草9克，水煎服，连服三天。

6. 治小儿疝气法

治法1：羊茄鲜（茄子把）5个，煎浓汁，兑白糖水服下，

治法2：用旧布鞋底，烤热煨患处，备两鞋底互换，每次煨15～20分钟，数次可愈。

治法3：台乌药10克，香附6克，吴萸6克，大葱10根，共炒热用布包熨之，每日1次。

治法4：小茴香3克，生姜3克，荔核1个，共研为末，黑糖为丸，如梧桐子大，每服3丸，每日3次。

7. 小儿断乳外用方

取山栀仁3个，研为细末，用麻油调匀，搽在小儿两眉毛上，甚妙。

第六节　小儿五官疾病

一、鹅口疮及口疮证治法

鹅口疮是以满口及舌上布满白屑为特征，有似鹅之口故名。口疮以口腔黏膜、舌及齿龈等处发生淡黄色或灰白色小疮或溃疡为特征。

治法1：白矾烧灰、朱砂水飞各7.5克，马牙硝15克。上研末，以清水搅取汁，涂舌与口角上，主治鹅口疮，一般3天即可痊愈。

治法2：净青黛15克，黄柏15克，共研细，用时取药粉2克，分撒在口舌生疮处，每日2次，主治小儿口舌生疮。

治法3：白及粉15克，黄连粉9克，冰片2克，共研细粉装瓶。用时取药粉2克，分撒在口腔溃疡处。主治小儿口腔炎、鹅口疮。

治法4：蚯蚓2条，洗净，放杯中，撒白糖适量，片刻，即有渗出液，取药液搽于患处；每日2次，主治鹅口疮。

治法5：硼砂、生石膏各等份，研极细末，撒患处自化，不拘时，主治口疮炎症。

二、小儿流涎证治法

治法1：天南星30克捣烂，用醋调，于晚间敷足心，男左女右，外以布条缠扎，每次敷12小时。

治法2：生白术9克，食糖适量，将生白术捣碎，加水及食糖，入锅内蒸半小时，去渣取汁，分数次口服，每日1剂。

主治小儿流涎属脾湿者。

治法3：将鸡内金1克，穿山甲0.1克共研细末，装入鸡蛋内搅匀，用面包住，将蛋烧熟吃下，1次吃一个，一般连吃一周即愈。

治法4：石斛适量，水煎常服，如加青果效果更佳，连服一周。

治法5：生姜3克，甘草6克，煎水，频服。

治法6：益智仁5克，五味子3克，诃子2克，甘草2克，捣成粗末，纱布包裹，滚开水冲泡，当茶频频喂饮。

治法7：胆南星15克，大黄10克，共研细末，每次服3克，1日2次，3岁以下酌减。

三、小儿眼疾证治法

治法1：芦荟花适量，煎水洗服。主治月内婴儿眼不开。

治法2：秦皮、滑石、黄连各等份研末，以滚开水泡，待温热适中洗之，每日3次。治小儿风毒赤眼，痛痒涩皱，多泪羞明。

治法3：胡黄连研末，茶调于足心。治婴儿赤目。

治法4：羯羊肝一具，不用水洗，竹刀剖开，放入谷精草一撮，放砂锅煮熟，每天食之。又方：牵牛子，每以3克，用羊肝一片，同面粉做饺子二个，炙熟食，米汤送服，均治雀目。

治法5：草决明150克研末，生鸡肝2个，捣烂，稍加黄酒，于饭上蒸熟服用，如腹大形瘦加鸡内金1.5克，一日二次。主治小儿疳积，眼目生翳。

四、小儿耳疾证治法

治法1：桃仁炒研，绵裹，日日塞耳。

治法2：硫黄研细末，每以少许吹入耳中，每日一次，主治小儿聤耳，即耳屎塞闭不出。

治法3：以盐二三升，蒸热包裹，以耳枕之，冷即换；又方：生地黄截塞病耳，或以绵纸包生地微煨病耳。主治小儿耳鸣。

治法4：以米醋一碗，用弹子大铁一块，烧红投醋中，将耳就上，使气熏入耳中，用治耳聋，二三次即愈。如小儿久聋，以醇醋，微火煎附子，煎至附子软后，取出削令尖，轻轻塞入耳中。

五、小儿鼻疾证治法

治法1：车前草捣汁，饮下，治衄血。又方：麦门冬、生地各12克，煎水服下，止鼻衄出血。

治法2：小儿鼻塞不通，不能食乳，以槐叶为末，人乳调匀，厚涂囟门上。

治法3：鼻塞兼生息肉者，通草、细辛各50克，捣末，取药如豆大，放于绵布包缠，纳鼻中，日二换。

治法4：小儿生鼻疳者，用胆矾烧至烟尽，研末掺之，一日愈。

治法5：小儿鼻蜃，先用米泔水将患处洗净，再用黄连研末敷之。

六、乳蛾证治法

本病是以扁桃体为主的咽部病证，以喉核明显充血、红肿灼热、咽痛、扁桃体表面有黄白色分泌物，形如蚕蛾为特征。

治法1：大蒜捣烂，敷足心，同时在大拇指甲角和食指甲角点刺放血。

治法2：南瓜子（晒干），用冰糖煎汤，每天服6~9克。

治法3：冰片0.6克，生石膏0.6克，青黛0.3克，为末，吹入扁桃体。

治法4：人中白（火煅）0.9克，冰片0.6克，吹入喉中，神效。

治法5：生独蒜（加盐，捣烂），患在右边之乳蛾，取左手寸关尺，以蒜敷之，以热痛为度；患在左边者，用右手亦如之。

治法6：黄瓜一根，火硝30克，生白矾30克，用黄瓜去一头并去瓤，入火硝、白矾，共为末，装入瓜内，待干出白霜，刮下，收入瓷瓶，吹咽喉。

治法7：硼砂3克，胆矾6克，共为末，入青鱼胆内阴干，研极细，加山豆根3克，瓷器收贮。不时取少许吹患处，流涎即愈。

第七节　小儿发育不良

一、小儿五迟五软证治法

五迟是指小儿发行迟缓的五种现象，分别是立迟、行迟、发迟、齿迟和语迟；丘软是指小儿缺乏营养所出现的五种病状，分别是头软、项软、手足软、肌肉和口软。

治法1：如小儿牙齿久不出者，用雄鼠粪21粒（两头尖者），每日用1粒揩齿根上，至21粒即生。主治牙齿不出。

治法2：人参、石菖蒲、远志、川芎、当归、乳香各6克，为末，做蜜丸，如黍米大，每服30丸，饭后服。治小儿语迟。

治法3：白僵蚕3克，薄荷3克，白僵蚕为末，薄荷煎汤泡，以酒调下，服三次。主治五软。

治法4：五加皮不拘多少，为末，酒调涂颈骨上。治小儿项软。

治法5：木鳖子6个，蓖麻子60个（去壳），上药研如泥，先抱头起，以手摩其颈令热，津唾调药，涂颈项。主治筋软无力，天柱骨倒。

治法6：当归、生地、肉苁蓉各30克，上药蜜丸如黍米大，每10丸，黑豆汤送下，兼用饼敷头。治小儿发久不生。

二、解颅证治法

解颅指颅缝解开，囟门不合。

治法 1：赤芍适量，雄鸡血适量，赤芍研末，用雄鸡血滴赤芍末上调和，敷患处，1 日 1 换。

治法 2：柏子仁 9 克，胆南星 3 克，猪胆 1 个，上药共研为末，胆汁调匀，摊绢帛上，贴囟门，1 日 1 换。

三、佝偻病证治法

佝偻病是儿科一种慢性营养缺乏症，临床以背偻、多汗、齿迟、发稀为特征。

治法 1：鱼骨、鸡骨、猪骨煮汤常服。

治法 2：蛤肉、田螺适量，经常煮食。

治法 3：川杜仲 30 克，水、酒各半同煎，1 日 1 剂。

治法 4：五加皮、木瓜、牛膝各 15 克，研末，分三次泡服，1 日 1 剂。

治法 5：乌贼骨、龟板各 12 克，茜草根 6 克，红糖适量，前三味水煎，加红糖 2~3 次服，每日 1 剂。

第六章 五官科

第一节 眼科疾病

一、异物入目治法

异物入目是指细小砂土、金属碎屑、飞虫等异物飞扑入目，以致沙涩不舒、刺痛泪出、羞明难睁，甚至引起眼珠赤痛，或生星翳等。尚有因具有腐蚀性物质误入眼者，可引起目睛红肿，眼珠损伤，视力减退，甚至失明。

1. 治飞砂入目法

飞砂入目，流泪不止，疼痛难睁。

治法1：用鸡胆汁点一二滴于眼内，砂土即自出。

治法2：用粗大的牛膝一段，自己嚼烂如泥，左眼有砂土时用右牙嚼，右眼则左牙嚼，嚼烂后吐出搓成丸，塞于患眼内角，不一会则泥沙裹于药丸中而出，此法对飞砂入目以致肿痛欲瞎，亦可收效。

治法3：取白糖100克，溶于一杯冷开水中，待澄清后取出清液冲洗眼内。

2. 治石灰入目法

治法1：若石灰吹入或误入眼中，致红肿热痛，流泪不止者，先以冷开水或冷水频洗眼，洗后再换水洗，然后取生栀子3两，加水两大碗煎浓汁，滤取液汁，用棉球蘸药液洗之，随即便肿消痛止。

治法2：菜油1匙，红糖少许。先用菜油洗眼，然后滴入红糖水2~3滴，每日数次。

治法3：以极细的白糖开水化为浓水，待清后先将眼皮翻开，再用糖水上清液滴入即无害。

3. 治尘屑入目法

治法1：将目紧闭，鼻孔用力呼吸，再将下眼皮翻下，用绢布拭之，若眼红，可点以蓖麻油，须忌光亮。

治法2：尘屑吹入目中，热泪出，眼难睁开时，取生藕一节，捣烂取汁，抹入眼内，不久尘屑即出。

4. 治飞丝入目法

治法1：火麻仁一合捣碎，用井水一碗泡半刻钟，搅匀，将舌尖浸入药水中即出。

治法2：用刀刮指甲细面，以口津液调匀，点入眼内，其丝即聚而出。

治法3：用好墨磨浓汁，再以新毛笔蘸少许点眼内角，闭目片时，其丝自然成块，用手轻擦即出。

治法4：鲜菖蒲1两，捣烂取汁，灌入鼻内，或捣烂做成锭子塞鼻内，左眼塞右鼻，右眼塞左鼻。

治法5：白菜（芥菜亦可以）捣烂取汁，点入眼内，可使飞丝自出。

治法6：以蜂蜜灌入葱管内，将葱之尖头略为摘破，复将葱内之蜜滴于眼内，连滴数次，可保无恙。

5. 治生漆入目法

若生漆入目，肿痛难睁者，用螃蟹一个，捣烂取汁，滴入眼内即出。

6. 治蛛丝入目法

用明矾末适量，和入滚开水贮于盆内，将头面俯于盆上，头面部罩以棉布或毛巾，以水汽熏之，其丝即落于水内，屡验。

7. 治蟾酥入目法

如被蟾蜍（即癞蛤蟆）放出的蟾酥射入眼睛时，除先冷水冲洗眼，可取紫草鲜品捣汁点滴眼中，如无鲜品，可用干紫草加水煎浓汁滴眼解之。

8. 治碱水入目法

连续将牛乳频频点于眼中，可解。如无牛乳，可用大量清水洗之亦效。

9. 治麦芒入目法

治法1：大麦一大把，水一碗，煮汁洗之，芒自出。

治法 2：用新布一块覆盖于眼上，再用活地蚕（蛴螬）一条放在布上摩擦，麦芒着布即出。

10. 治竹木入目法

治法 1：蛴螬（即地蚕）一条捣烂，涂于目上，立止。

治法 2：活白头颈蚯蚓一条，用手掐绝，滴血入眼，刺出。

11. 治杂物入目法

治法 1：一切杂物眯目，以指甲抓下头上垢腻，点入眼内，其物即出。

治法 2：新桑根皮，洗净捶烂，入眼拔之。

治法 3：若砂石草木入目中不出，用鸡肝汁注入。

二、眼外伤破损治法

1. 治损眼破睛法

速取牛口涎点入眼睛伤处，两次即可愈，并忌风寒。取牛口涎之前须先用清水将牛嘴洗净。

2. 治物伤睛突法

若目系末断者，速将目纳入，并急取生地黄洗净后捣烂，用棉裹缚于眼上，切要避风。

3. 治眼睛打伤法

生猪肉一片，赤石脂、当归二味研末，掺于猪肉上，再贴于眼上，拔出瘀血，眼即无恙。

4. 治眼外伤红肿法

取盐霜柏嫩叶鲜品 100 克，捣烂后加入鸡蛋清适量调匀，再敷于两手脉门（腕部）。

5. 治火炮烫伤眼法

用鲜南瓜子适量，捣烂后敷于眼上，1 日换药一次。

三、针眼（附：霰粒肿）证治法

针眼又名偷针眼、土疬、土疳等，相当于西医的“麦粒肿”。其病初起睑微觉痒痛，局部微红肿，继之形成局限性硬结，形如麦粒，推之能移动，按之疼痛，如数日内不能消散，可形成脓点。如针眼生于胞睑内，脓点不溃，吸收欠佳，遗留肿核者，叫胞生痰核，相当于西医的霰粒肿，系因睑板腺管闭塞所致。

1. 治偷针眼针挑术

若生偷针眼，察其背部膏肓穴有红点，用针挑破即愈。

按：膏肓穴位于背部第四椎下，近第五椎上两旁去脊各三寸处。

2. 治偷针眼法

治法1：用一条长长的白棉线，缠手之无名指尽处（指根近掌骨处），男左女右，周绕七圈，作结牢牢扎紧，两三日即消而易，法简易而效如神。

治法2：视患侧眼皮近鼻处白色小孔，如孔塞，则眼必致红肿。可用柔软的马鬃或猪鬃通孔，觉有微痒，泪下则愈。

治法3：如有红点或已成脓点，用烧红的针或灯芯点烧之；如不见点，可将大梳在背部频频刮之，红点自现。

治法4：切瘦猪肉一薄片，敷贴于眼泡皮上，隔宿即愈。

治法5：生南星、生地黄各等份，同研成膏，贴两太阳穴，肿能自消。

治法6：鲜芙蓉花适量，捣烂后外敷患处，1日换药3次。

治法7：白菊花10～20克，水煎，头煎液内服，二煎液洗眼，一日二次。

治法8：鲜蒲公英200克，水煎，头煎液内服，二煎液洗眼，每日洗二次。

治法9：紫花地丁50克，水煎服，一日服一剂。

治法10：枯矾3克，鸡蛋清1个，先将枯矾研成细末，再用鸡蛋白调匀，涂患处，1日用药2～3次。

3. 治霰粒肿法

治法1：生南星、醋各适量，以生南星磨醋，再加入冰片少许，调匀后涂患处皮肤上，每天三次。

治法2：取樱桃核适量，磨水成浓汁，搽患处皮肤，一日三次。

四、沙眼证治法

沙眼指胞睑内出现细小颗粒，外观粗糙不平，如沙砾状，故名。本病初起仅觉眼部微痒不适，或有少许眼眵及干涩感；随着病情发展，重者可出现沙涩多泪、羞明、异物感、刺痒灼热、视力疲劳、眵多，甚至胞睑肿硬，眵泪胶粒等。

1. 治沙眼法

治法 1：凡患沙眼迎风流泪，及各种红眼症者，取鲜羊胆一具，将蜂蜜加于胆内，外用纸把胆套住，挂于屋下阴处，不可见日光，经过数日，胆外皮上起白霜一层，即用净鸡羽毛（开水洗净鸡毛后晒干）将霜扫在瓶内，用此白霜点眼。

治法 2：取大而熟的苦瓜一个，将瓜子去掉留瓤，再取芒硝 15 克装入瓜内，合封后悬挂于屋内阴处当风处，数日后瓜外透出一层霜，刮取备用，每用少许点眼，早晚各点一次。

2. 治沙眼内服方

木耳 50 克，烧存性，升麻 50 克，木贼 50 克，共研细末，每服 9 克，以清米泔水煎服。

五、睑弦赤烂证治法

睑弦赤烂以睑缘潮红、溃烂刺痒为特征，初起睑缘发红，起透明水泡样湿疹，痛痒时作；疱疹溃后则睑弦微肿，糜烂，或两眦皮肤赤烂，又称迎风赤烂或烂弦风。病情较为顽固，易复发。若发于婴儿则称胎风赤烂；若病变部位仅限于眦部又叫眦帷赤烂。本病相当于西医的睑缘炎。

1. 治风火烂眼方

治法 1：患风火烂眼者，眼皮边缘红肿疼痒，溃烂流泪，可取炉甘石 50 克（放水内漂浮者为佳），黄连 9 克，冰片 3 克，猪胆汁 75 克，先将炉甘石（煅过）同黄连研成极细粉末，过细筛，再加入冰片，共研至无声为止，然后用猪胆汁调匀，临睡时涂敷于溃烂处。

治法2：取明净皮硝1盏，水3碗，煎煮融化后露一宿，待滤净澄清，以此澄清液朝夕洗眼，三日红肿即可消，虽年久者亦可治愈。

治法3：雄猪板油炼净50克，川椒去核开口者9克，将川椒放入猪油内熬枯，去净渣滓后，再以铜绿15克研成细末后放入油内和成膏备用。每于临睡时以此膏涂敷于眼边周围，次晨洗去，数次即愈。

治法4：晚蚕砂（即晚蚕屎）15克，放入麻油内浸透，研烂涂敷于眼边周围，二三次即效。

治法5：用艾叶烧烟，再以一碗覆盖住，待烟尽后，取开碗刮下碗内的烟煤，以温水调化，并加入少量的黄连末用于洗眼极效。

2. 治睑缘炎灵验方

治法1：用萝卜切片，放在热水中微煮数分钟。取出后每以一片，上面撒上少量的花椒面，令患者闭眼，乘热将萝卜片放在眼睑上，如萝卜片冷后应放在眼上之前烤热，或外用热毛巾盖于萝卜片上。

治法2：取生姜一块，里面挖空，再放入炉甘石粉末适量，封盖后放在桑木柴火上烧成灰，研细末后用香油调和，贴敷于眼睑上，每日换药1~2次。

治法3：取炉甘石50克，冰片少量，共研细末，用香油调匀放于碗内，再将碗倾斜朝艾叶烧烟熏之，待炉甘石变红色即刮下收瓶内，每天早晚用药棉蘸点眼边。

治法4：苦瓜叶250克，煎水频洗患处。

3. 治眼角和眼皮赤烂法

治法1：雄鸡冠血滴几点于患处，大约点三至五次，便可愈合。

治法2：取胆矾9克，鸡的心脏3个，针1根，古铜钱7枚，加水一碗煎至半碗，再露一夜，用此水洗患眼，数日即愈。

六、流泪症证治法

流泪证分冷泪和热泪两种。冷泪包括迎风流泪和因窍窦狭窄或闭塞之无时溢泪；热泪则为暴风客热，天行赤眼、聚星障等外障眼病的证候之一，其治法分列于相应病目下。

1. 治泪眼法

鲫鱼胆 7 个，人乳 1 杯，和匀后放在饭锅上蒸一二次，待其冷后点眼，则泪自收。

2. 治冷泪方

治法 1：取香附、苍术、椒目各等份，研细末吹鼻中，每日 2~3 次。

治法 2：木耳 50 克烧存性，木贼 50 克，共研细末和匀，每次服 6 克，用清米泔水（洗米水）煎服。

治法 3：采腊月尚未落的桑叶煎汤，日日温洗眼睛，也可加入少量的芒硝化入。

3. 治眼流脓水法

如有脓浊泪液自泪窍渗出者，叫眦漏，又名漏睛，是一种较为顽固的眼病，相当于西医的急、慢性泪炎。可用龙胆草、当归各等分份研末，每服 6 克，温开水送服。

七、风热眼证治法

风热眼是以眼白（结膜）红赤涩痒，甚至肿痛为特点的眼病，俗称红眼病。其发病较急，易互相传染，甚至引起广泛性流行。相当于病毒，细菌感染的结膜炎。

1. 治暴发火眼法

暴发火眼以白睛出现明显的红肿热痛为特征，且发病急骤，同时兼有头痛、鼻塞、恶寒、发热等症状。

治法 1：在端午节前后采摘杏树叶一百余片，水煎煮后露三宿，滤去渣叶，待澄清后洗眼，极效。

治法 2：龙胆草 50 克，放在瓷器内加水熬成膏，待凉。后涂眼角内，特效。

治法 3：鲜瓦松洗净捣极烂，摊在纸上或纱布上，再贴于眼睑，外用胶布固定，待药干后再换，数次即愈。

治法 4：取荠菜根 50 克左右，洗净后捣烂取汁，点眼内，每日点三次。

治法 5：黑豆50克，刚水浸一天，待豆胀后即连皮捣烂如泥，于临睡时合眼将豆泥敷于眼上，外用纱布固定，睡醒则取去。

治法 6：丁香叶 50 克，煎汤，频频饮服并以汤熏洗眼，甚效。

治法 7：五倍子 6 克，研成细末，用蜂蜜调匀，敷在眼睑胞上，甚效。

治法 8：炒青矾9 克，黄土 20 克，共研成细末，用井水或清水调作两个小饼如眼大。患者先将两眼洗净，仰卧于床上，以纸盖眼，再将两饼分放上，并以清水润饼，干后再润，2～3 小时即痛止肿消而愈。

治法 9：取新做的豆腐切成薄片，贴于眼上，每天换上5～6次。

治法 10：取经霜桑叶煎汤外熏洗，再用蒲公英 1 两煎汤加白糖调服，可立收效。

2. 治眼白发红微痛法

急用棉线三四寸左右，扎于手中指近掌根节处，扎时不能过紧或过松，男女皆扎左手，可立见效。

3. 治红眼病法

治法 1：用荸荠洗净，捣烂绞汁涂于眼上，数次即愈。

治法 2：若红眼涩痛者，用白姜研末，水调贴足心。

治法 3：决明子炒后研末，用茶水调匀，涂敷于太阳穴，干则换之，一夜即愈。

治法 4：目热赤痛者，取大田螺数枚，用清水养去泥秽，换水浸洗。贮于净器内，放入食盐少许，承取田螺流出的自然汁，点眼甚效。

治法 5：取蚯蚓（炙）十条左右，研为细末，每服 9 克，以绿茶水冲服。

治法6：因风火暴发，目赤肿痛者，用鸡蛋一个，去黄留蛋清，加入白矾1.5克研成末，混在一起调匀，再用白纸浸入渗湿后，敷于两眼角外的太阳穴处（不可包住眼），三四小时后，红肿即可消退。

4. 治目红肿痛法

治法1：吴茱萸6克，生附子9克，共研为细末，以酒调拌，贴于脚心，外用纱布包裹，可引热下行。

治法2：生蒲公英100克，捣汁，于早晨或晚上空腹时服下，服药期间忌食燥热之品，如再以50克蒲公英捣碎敷于患处，可立效。

5. 急性结膜炎方

若风火赤眼，痛痒流泪，畏日羞明等，即急性结膜炎，可取羊胆汁2枚，与等量的白蜂蜜共入碗内调匀，再入锅内隔水蒸，取出后调成膏点眼内，二三日可治愈。

八、胬肉攀睛证治法

胬肉攀睛又名努肉攀眼、瘀肉攀眼、赤筋板睛等。即翼状胬肉（三角形肉膜），由眦角发出，似昆虫翼状，横贯白睛，渐侵黑睛，甚至掩及瞳仁，影响视力。

1. 治胬肉攀睛法

治疗1：鲜鲫鱼一片，从中央开窍，贴于眼眶上，每日换三五次，数日可愈。

治疗2：胬肉急起遮目者，用铁锈磨水，时时滴之。

治法3：蛇蜕（如没有蛇蜕，用蚕蜕代替，效果亦佳）一条约9克左右，洗净后用麻油9克炒成黄色，不可焦黑，再取绿豆150克，炒砂糖一碗，水一碗，共煎至大半碗，分两次饭后服下，虽病二三年，服两至三剂亦可愈。

治法4：杏仁去皮尖，研膏，用人乳化开，每日点用三次。

2. 治胬肉复瞳缠绵绝难愈法

治法1：取鲜鸭梨一个，捣烂取汁，再用黄连3克，加水浓煎滤取汁，二物和匀，每日点入眼内三次，即可痊愈。

治法 2：活水蛭 3～5 条，蜂蜜 3～5 克，将水蛭投入蜂蜜中，6 小时后取其浸液并装入瓶中备用，每日滴 1 滴于患眼，三五天可愈。

治法 3：鲜鹅不食草适量，捣汁煎沸，待澄清后加入冰片少许调匀，点胬肉眼角内，每日点 1～2 次。

治法 4：取使君子藤适量，用刀将藤劈开，待流出汁，取汁点胬肉上，1 日 2 次。

九、聚星障证治法

聚星障是指黑眼上出现细小星点，聚在一起，故名。此病每发于外感发热之后，黑睛上猝起细颗星点，色灰白或微黄，常伴有抱轮红赤，涩痛流泪，怕热羞明，视力障碍，相当于西医的角膜炎。本病常反复发作，且传变甚速，如星点不破溃，不化脓，反复发作，持久不退者，每易形成点状翳障；若治疗不当，或拖延日久，也可变为凝脂翳。

1. 洗眼中星法

取白蒺藜 15～20 克，水煎洗眼，三日即无星，若再以白蒺藜 9 克煎服更妙。

2. 治目中星障妙法

治法 1：黄柏 20 克，研成细末，用香油或白酒调敷于足心，数次星障即去，甚验。

治法 2：丁香 2 克研细末，同黑枣 2 枚去皮核一起捣烂，和丸如豆大小，如星障生于左眼则塞于右鼻孔，生于右眼则塞于左鼻孔。

治法 3：用胡椒、韭叶、荠菜根、桔叶、菊叶、鹅不食草、广皮、木鳖、白豆蔻、川芎，不拘哪种，均可捣烂以纱布包裹塞鼻取效。

治法 4：用荸荠绞汁洒于纸上，待干燥后刮下点于目内，极效。

3. 治角膜炎土方

青鱼胆汁 1～2 个，荸荠粉 3 克，冰片 0.3 克，先将青鱼胆汁和荸荠粉和匀晒干，再加入冰片研匀，用灯心草入清水浸湿，再蘸此药末少许点入患眼角，早晚各 1 次。

十、雀目证治法

雀目又叫夜盲症。病者因入夜或在白昼间处于黑暗处，则视物罔见，俨似雀鸟家禽，至黄昏则不见物，故名。

1. 决明夜灵散

夜明砂 6 克，石决明（煅）6 克，共研成细末，和猪肝 50 克（以竹片刀切成二片）混掺，用麻布包裹扎紧，放在砂锅内（不可用铁锅）以米泔水（即淘米水）煮熟，临卧时连肝和药汁服下，连服四五剂极效。

2. 治夜盲症法

治法 1：羊肝 200 克，苍术 3 克，将苍术研成粉，撒入羊肝内，隔水蒸熟吃下，每日一剂，连服一周。

治法 2：取夏枯草 9 克，煎水当茶饮，每日一剂，连服一周，有效率达 70% 左右。

治法 3：取羊肝一个煮熟切片，蘸百草霜（即烧柴草的锅底烟熏）吃，二次见效，服至五六具即愈。

治法 4：苍术 200 克，用米泔水（即洗米水）浸一夜，捞取沥干水，再晒干研成细末，每日用 9～12 克，拌羊肝一两煮熟食。

治法 5：白鳝鱼肝同米酒蒸食之，连服一周可愈，愈后再食三五次，可不再发。

治法 6：青苜蓿不拘多少，煮熟食之，并喝汤，几次即愈。

治法 7：雄黄 0.15 克，水飞过，取活鸡肝，乘热与雄黄捣烂和匀，以温酒调服，每日一剂，连服三五剂，灵验异常。

3. 雀盲外治方

黄腊不拘多少，溶汁取出，放入蛤粉适量拌和，每用 6 克同猪肝或羊肝 100 克（切开）拌和裹于内，以麻线扎定，水一碗，放锅内煮熟，取出乘热熏眼，以愈为度。

十一、青风内障证治法

青风内障为常见的一种致盲性眼病，与绿风内障症状相同，均以眼珠变硬，瞳神散大；瞳色淡绿，视力严重减退为主要特征。但绿风发病急，青风病势轻缓。两者皆类西医之青光眼。

1. 治青光眼法

治法1：海狗肾1个，猪肝200克，先以水将海狗肾煎汤，入夜时用炭火煨两小时，待天明时再将海狗肾和猪肝煮熟烂，加陈酒、酱油、盐调拌分作三次服下，每日一次，于晚饭前食下。

治法2：芜菁、决明子各150克，羊肝2个，以竹刀切片，三物共放于瓦器内以微火焙干，研为细末，用蜜调和成丸，每日早、晚各服15克，以开水送服。忌食葱、蒜、芹菜、芫荽、椿芽等物。

治法3：晚蚕砂（即蚕屎）晒干研末，每天早晨服12克，以淡盐汤送服。

治法4：白羊肝1具，黄连50克，熟地100克，同捣烂成丸如梧桐子大，于饭后以茶水送服70丸，每日三剂。

2. 青盲内障外治法

治法1：取雄鼠胆、鲤鱼胆各一个，取汁和匀，滴眼内，甚效。

治法2：川椒3克，雄黄1.5克，冰片3克，共研细末，以奶汁调匀，每用棉花蘸少许，塞鼻孔内（如左侧青盲偏头痛则塞左侧，右侧青盲塞右，两眼青盲则俱塞）。

治法3：黑豆100粒，菊花5朵，皮硝18克，加水煎煮，滤过渣，乘热熏洗，一日洗数次，每剂可洗四五天。

十二、白内障证治法

白内障即中医所谓圆翳内障，是因晶体囊受损害或晶体蛋白质发生改变，而晶体变混浊。本病多见于老年人，且随年龄增长发病率增多。

治法 1：车前子、干地黄、麦门冬各等份，共研细末，用蜜炼成丸如梧桐子大，每服 20 丸，一日二次。用治久患白内障。

治法 2：用未落水的猪胆一个，用小刀剖开，取出苦水置铜勺内，在炉火上煎干，即为小丸子如菜子大小，待冷后，每取一粒纳入目中，遇热即化为水，能去翳障，每天早、晚各纳二粒，丸尽即愈神效。

治法 3：矾石置铜器内，加水煎半小时，再加入蜂蜜少许调匀，以纱布滤过，取滤液点眼，一日三四次。

治法 4：用乌贼骨 50 克，去皮，研为末，加入龙脑少许，调匀后点眼，一日二次。

治法 5：羊肝 100 克，谷精草、白菊花各 15 克，煮熟食服，每日一剂。

十三、其他治法

1. 明目法

方法 1：每天早晨用新软毛笔蘸石菖蒲上的露水，滴入眼中，常用能使目光到老清明，并为统治眼症的最良法。

方法 2：花头海蜇 1 碗，马料豆（即蚕豆）500 克，共放砂锅内煮至海蜇化尽为度，将豆晒干，随意作小菜点心，久服可使老后眼不昏花。

方法 3：小红枣 12 枚去蒂，甘枸杞 9 克，小料黑豆 12 克，共入水煎煮服食，可明目补肾，兼治骨节疼痛。

方法 4：苦荞麦皮、黑豆皮、绿豆皮、决明子、甘菊花共和匀，放入枕内枕之，至老仍可明察秋毫。

2. 治目不能远视法

治法 1：羊肝一个，剔除内膜，再切细，加葱一撮（炒干研末），二物和匀用水煮熟，再入米煮粥食之，每二三天一剂。

治法 2：以铜器煮羊肝，用面粉做成的大饼盖在锅上，饼上挖两个孔如眼大，将两眼靠近孔处（以不灼为宜），以气熏之。

3. 治复视方

复视者，即视一物如两物，以鲜生姜 9 克捣烂，醋一杯，紫苏 15 克，共煎汤服之，数次即愈。

4. 治倒睫卷毛法

治法 1：倒睫者，睫毛朝眼，易流泪，且污尘常积于眼中，宜用五倍子研末，蜜调匀敷于眼胞上，自起。

治法 2：石斛、川芎各等份，研为细末，随左右嗅入鼻内，嗅时当口中含水，每日二次。

治法 3：无名异研末，包入纸内卷作捻子点燃，以熏烟吹眼熏之，睫毛自起。

第二节　耳科疾病

一、异物入耳治法

异物入耳常见有蚊、蚂蚁、昆虫等动物，或豆类、稻谷等植物误塞入耳，或砂石、碎玻璃等物不慎进入耳窍，往往易引起耳鸣，听力障碍，反射性咳嗽，疼痛，甚至红肿、糜烂，虫类入耳尚可至出血、鼓膜损伤等。

1. 治诸虫入耳法

治法 1：取白鸡冠血，将血滴入耳内，虫即可自动出来。

治法 2：取猫尿数滴，滴入耳内，虫可自出。取猫尿法可用大蒜子或生姜擦猫的鼻孔或牙齿，猫尿即自出。

治法 3：花椒子数粒，捣作粉末，浸于适量香油内，搅拌后，取油滴入耳内立愈。

治法 4：用手紧闭鼻孔及未进虫子的耳，虫入之耳不闭，并闭口不言，不久虫即自出。

治法 5：用好醋、麻油、韭汁、葱汁、姜汁，任取一种灌入耳中，其虫自出。

2. 治蚂蟥入耳法

治法 1：取田中的泥巴一盆，枕于耳边，蚂蟥闻泥腥气即出。

治法 2：用手将耳扯动即出，或用穿山甲烧灰，研成细末，以水调匀，灌入耳中即自出。

3. 治蚰蜓入耳法

治法 1：生半夏 5 克，研成细面，用麻油调匀，涂敷于耳门。

治法 2：香油和鸡冠血各半和匀，滴入耳内即出。

治法 3：白糖 50 克，放于滚开水中调成浓汁，待温滴入耳内，蚰蜓即化为水。亦可用羊乳滴入，亦化为水而愈。

治法 4：用水调绿矾末，灌入，虫即出。

治法 5：以蚯蚓为末，放在葱内化为水，以此水滴入耳内，则蚰蜓也化为水。

4. 治蜈蚣入耳法

治法 1：炒肉放在耳边，闻香即出，若以烹鸡则更妙。

治法 2：用姜汁和韭菜汁各半，和匀灌入耳内，即自出。

5. 治蚂蚁入耳法

用穿山甲烧成灰研末，水调灌入耳内即出。

6. 治臭虫入耳法

紧闭口目，以一手掩鼻孔，一手盖未入虫之耳，用力屏住气，虫即自出，若不出，则用香油滴入耳内。

7. 治蛆虫入耳法

取杏仁数枚，捣如泥，取其油滴入耳，虫非死即出。

8. 治飞蛾入耳法

用铜器向耳边敲打，蛾即自出。

9. 治飞蝇入耳法

急取皂荚中蠹虫研烂，同鳝鱼血灌之，极验。

10. 治蚤虱入耳法

菖蒲研为末，入锅内炒热，装入袋中扎紧，枕于耳边极效。

11. 治水银入耳法

以黄金或金饰器枕耳，自出。

二、耵耳治法

耳耵聍即俗称耳屎、耳垢。若耵聍凝结成块，不易挑出，可阻塞耳道，压迫耳膜，致耳鸣、眩晕。

1. 治耵聍法

治法1：若耳屎干结不出者，用白头蚯蚓放入葱管内化为水，再滴入耳内令满，数次即易挑出。

治法2：黄连2克研末，泡入适量的菜油内，用油滴入耳内。

治法3：胡桃肉适量，煮熟，塞耳内，即可使耳屎变软易于挑出。

2. 治耳中有核法

如耳中有核如枣核大，痛不可动者，以酒滴入，仰头半小时左右，即可钳出。

三、脓耳证治法

脓耳即耳内流脓，或称聤耳、耳疳、底耳，相当于西医的化脓性中耳炎。

1. 治聤耳法

聤耳即耳内流出脓水。

治法1：取山羊屎蛋、大梅片、芝麻油各等份，先将山羊屎蛋放在瓦上焙黄，并研成粉末，梅片也研成细粉，再将二物放入麻油中搅匀，待油澄清后滴耳用。

治法2：以蒲黄粉末掺入耳内，神效。

治法3：硼酸3克，溶于开水1升之中，搅匀后洗耳用。

治法4：桑螵蛸一个，烧存性，麝香0.3克，研末，每日以0.15克掺入耳内，神效。若有脓则须用药棉卷净。

治法5：红花9克，枯矾15克，共研成细粉，先将脓水用棉花卷净，再以药粉吹入。

治法6：五倍子焙干50克，全蝎煅灰9克，共研成细面，掺耳中。

治法7：用胭脂、枯矾、钉锈粉各等份，共研细末，吹入耳内立效。

治法8：羊屎蛋烧灰3克，枯矾、轻粉各1.5克，共研细末，先用棉花卷净耳内脓水，再用细管将药末吹入耳内立效。

治法9：取人剪下的手指甲壳3～5克，焙枯后加冰片少许，共研成细末，吹入耳内。

2. 黄瓜霜方

此方用于治疗中耳炎尚未化脓时。取老黄瓜一条，将瓜子和瓤挖出，填入明矾粉末，再盖封挂通风处，经一年或到冬天取霜备用，即用此加开水配成10%的水溶液滴入耳内，每日用二三次，数日即愈。

3. 治急性化脓性中耳炎法

治法1：耳内肿痛，出血、流脓水者，取石榴皮50克，放在瓦上焙枯，研成粉末，再加入冰片1克，调匀后吹耳内，每日三次，连用三日即愈。

治法2：若急性中耳炎尚未流脓者，用天葵子适量，以烧酒磨取汁，滴耳，每日数次。

治法3：取活蚯蚓2条，放在适量的白糖内，待蚯蚓化成水后，将水灌入耳内几滴，每日数次，极效。

治法4：水仙子适量，挤破将汁滴入耳内数滴，每日数次。

治法5：化脓性中耳炎溃破后，可用大蒜头适量，洗净去皮捣烂，加冷开水少许，绞取液汁，滴入耳内，每日三次。

治法6：万年青嫩叶，捣烂榨取汁，滴入耳内，数次即愈，极效。

治法7：取田螺数十个，洗净后煎汤，待汤凉后以此冲洗耳内，每日冲洗三四次，每次冲洗后，隔五小时即用棉花球棒捻耳内，擦净，然后再冲洗，数次即愈，屡试屡验。

4. 治慢性化脓性中耳炎法

治法1：取猪胆1个，明矾15克，先用铁勺将明矾焙枯，再把猪胆汁刺破，将胆汁倒入热枯矾内，待干后刮下研粉备用。每以少许药粉吹入耳内，一日一次。

治法 2：乱头发一大把，烧成焦炭后加入冰片少许，共研细末吹耳，每日 1 至 2 次。

治法 3：核桃仁、冰片各 3 克，共研成细末，吹入耳内，每日一次。

治法 4：蝈蝈虫 1 个，桑螵蛸 3 克，二物焙干研末，加入少量冰片，吹入耳内，每天吹一次。

治法 5：硫黄适量，研成极细末，每以少许吹入耳内，二三日即可愈。

四、耳鸣、耳聋证治法

耳鸣即耳鸣响，耳聋指不同程度的听力减退，甚至失听。

1. 治耳鸣法

治法 1：用生地黄切断，纸包裹后入灰火中煨一会儿，取出待温热适中时，以绵裹塞入耳中，每日换几次，数日即愈。

治法 2：乌头烧灰、石菖蒲各等份，共研成细末，用绢布包药末塞在耳内，日换 2 次。

治法 3：若耳鸣如蝉，百药不效者，取菖蒲 6 克，巴豆（去皮）60 粒，红枣（去皮核）60 枚，共研如泥，作小丸，用棉花包住塞耳内，每隔一日左右换一次药，切勿口服。

2. 治耳聋耳鸣法

治法 1：若听力减退，伴耳鸣作响，可用石菖蒲 6 克，红枣 20 枚，糯米 1 把，共煮烂内服，数剂即效。

治法 2：活蚯蚓 2 条，生葱 2 茎，先将葱切成数节，同蚯蚓装入小瓶内，待蚯蚓化为水后，以水滴入耳内，即可见效。

治法 3：通草 6 克，猪肉 1 斤，葱一把，共煨熟不必加盐，随量食之。

治法 4：生菖蒲不拘多少，捣烂绞汁，取汁滴入耳内，每天滴数次，数日即愈。

治法 5：猪皮、香葱各 70 克，蒸熟后 1 次吃完，连吃 3 次可愈。

3. 治耳鸣忽聋法

治法1：生甘遂半寸，用绵裹塞入耳内，再取甘草一片放在口内嚼，不久即通。

治法2：凡突发耳聋者，取石菖蒲6克，细辛3克，皂角4克，合研细末，吹入耳中，二三次即愈。

4. 治耳聋法

治法1：以穿山甲一片，炙枯后研成粉末存性，再取真磁石如豆大一块，同穿山甲粉共用棉花包好塞入耳内，另用生铁一块含口内，即时耳内觉响声者，气通耳自聪矣。

治法2：取龟尿滴入耳内，可令耳聪。取龟尿的方法为用镜子照龟，其尿自出。

治法3：活鲫鱼1条，不拘大小，劈取脑髓，在饭锅上蒸出油，用茶匙挑滴入耳内数次，自然开窍，后服补剂，以收全功。

治法4：蚕蜕纸作捻子，将少量麝香放入，再插入小竹筒（毛笔管）内烧烟入耳，连作三次即开。

治法5：蜗牛50克，石胆、钟乳粉各6克，共为末，放在瓷盆内，用火煅红，再加入冰片0.3克，滴入耳内，无不愈。

治法6：鹅油半两，磁石一小豆大块，麝香少许，和匀，以绵裹成锭子，塞耳中，另用一小块生铁含口内，不一会即通。

5. 治肾虚耳聋法

治法1：取刺猬尿适量，滴耳用，每日滴2~4次。

治法2：乌雄鸡一只，去肠肚并洗净，用无灰酒4斤煮鸡，熟后乘热食之，食三四只极效。

6. 治病后耳聋法

治法1：甘遂、甘草各2克，共研细末，放入葱管内，吹入耳中。每天吹1~2次，共用三天可愈。

治法2：生菖蒲适量，绞汁滴入耳内，每日数次。

治法3：泥鳅500克，马齿苋200克，青葱500克，共煮熟，随量食之，隔 1~2 日再服一料，即可收效。

7. 治老人耳聋法

用猪腰一对，去除筋膜并切成片，以粳米 100 克，薤白 2 根，薤白 7 枚，人参 1 克，防风 0.5 克研末，共煮粥食。

8. 治青少年病后耳聋法

南枣 250 克，桂圆 200 克，葱 250 克，先将枣和桂圆煮熟，再将葱放入再煮，取出后随意食枣和桂圆，并连同汤一起喝下，服二三料即可愈。服药期间忌盐数日。

五、耳胀耳闭证治法

耳胀耳闭即耳内感胀闷堵塞，病初觉胀痛，久则如物阻隔，清窍闭塞。

1. 治耳内胀痛法

取瓦松茎叶，捣烂取汁，灌入耳内。

2. 治耳闭不通法

取大田螺一枚，将螺盖拨开，再放入少量麝香，不久螺肉即化为水流出，取此水滴入耳中，数次即愈。

六、耳疮耳疖证治法

外耳道弥漫性红肿，甚至溃烂者为耳疮；如属局限性红肿，突起如粟者为耳疖或叫耳疔，两者治法相同。

1. 治耳疖法

治法 1：鲜菊花叶适量，捣烂取汁，再加入冰片少许，调匀后滴耳或涂耳，每日用 3~4 次，此用治耳疖初起。

治法 2：鲜红菱角的柄煅成灰，加硼砂、冰片少许，研成极细末，吹入耳疮处。

治法 3：芭蕉树茎捣绞取汁，滴于患处，每天用数次。

2. 治耳疮溃烂流脓法

治法 1：生韭菜叶捣取汁，滴于耳内，浸之自愈。

治法 2：寺庙内的大香炉内烟膏 3 克，加入冰片 0.1 克，共研末，吹入耳内。

治法3：陈皮3克，灯草烧灰3克，冰片0.3克，研末吹耳效。

3. 治耳冻后成疮法

治法1：取生姜自然汁一小杯，熬成膏状，再涂于耳上极效。

治法2：白蔹、黄檗各等份研成末，用生菜油调拌，搽于耳疮上。

七、旋耳疮证治法

旋耳即旋绕耳周，旋耳疮指耳周（即耳背），并波及耳廓皮色潮红，灼热瘙痒，有水泡，溃后流出黄水、糜烂，又叫月蚀疮或黄水疮，相当于外耳湿疹。

1. 治旋耳疮法

治法1：五倍子研末，用冷开水调匀，未溃者涂于患处，若疮已溃，则用干粉掺之。

治法2：烧蚯蚓泥，再研成末，用猪油调匀敷于患处。

治法3：黄瓜藤适量，烧炭研成末，以香油调敷患处。

2. 治外耳湿疹洗方

菊花100克，蒲公英100克，煎水，待微温时外洗患处，洗后再用药渣外敷。

3. 治耳内湿疹法

蛇床子、黄连各3克，轻粉0.3克，共研成细末，吹入耳内。

八、其他耳疾治法

1. 治耳被挖伤方

冰片、胭脂烧灰、牡蛎煅粉，共研为末，用骨签或棉签点香油，再蘸药末入耳内即愈。

2. 治耳猝肿痛法

牛蒡根切细，绞取液汁一碗，放砂锅内熬成膏状，涂于肿痛处，数次即愈。

3. 治耳内痒法

治法 1：葱白一寸，将一头剖开，加入少量的冰片，再塞入耳内，即可止痒。

治法 2：生乌头一个，在尚未干时削成枣核大小，塞入耳内。

4. 治耳痛法

治法 1：若耳忽痛，取盐 250 克，盛于布袋，蒸热后当枕头枕于耳上，次日更换，其痛可渐止。

治法 2：用北细辛研末，醋和为丸，塞入耳内，奇效。

治法 3：耳痛不可忍者，用四季葱一握，加冰片少许，共捣烂如饼，敷于耳外，外用纱布包扎，以胶布固定。

第三节　鼻科疾病

一、伤风鼻塞治法

伤风鼻塞是由于外感风邪引起，表现为鼻窍不通、流涕、喷嚏，甚至不闻香臭，相当于急性鼻炎。

1. 治鼻塞不闻香臭方

细辛、通草、炮附子各 3 克，共研细末，以蜜和丸，外用一层纱布包裹塞鼻中，一日换 2 次药。

2. 治急性鼻炎法

治法 1：干姜研末，白蜜调匀和丸如枣核大小，塞于鼻中，每日 1~2 次。

治法 2：患风寒鼻塞，取辛夷花适量，捣烂成末，每以少许吹入鼻中。

治法 3：取葱白根洗净，煎汤频频饮服。

3. 治鼻塞时久不通法

治法 1：鼻塞时久者，用生葱分作三段，早用葱白，午用中段，晚用末段，捣塞鼻中，气透自效。

治法 2：天南星 1 枚，微泡于水中，再捣成面，以淡醋调拌，涂于红绸或纱布上，贴于囟门，外用热水袋熨之。

二、鼻息肉证治法

鼻息肉是指鼻腔内长出的赘生物，其状如葡萄子，或如榴子，光滑柔软，带蒂可活动。

1. 治鼻中息肉法

治法1：鼻中息肉垂下者，可用冰片贴之，即自行消退。

治法2：七月七日，收取甜瓜蒂阴干，研成粉末，临用0.3克加白矾少许，裹于绵布中塞鼻，数次可愈。

治法3：瓜蒂1.5克，研末，加入麝香少许，和匀，含水口中，嗅味自落。

治法4：生藕节连须，放于瓦上焙枯研末，以麦管将药末吹入鼻中，每日数次，其肉渐自落，屡试如神。

治法5：白矾烧末，与猪油调匀，绵布包裹塞于患鼻中，数日息肉即随药而出。

治法6：蜘蛛2~3枚，红糖适量，共捣烂涂搽之，自落。

治法7：蚯蚓炒研末，牙皂研末，临用时各取0.6克混合，以蜜调匀涂于患鼻中，隔5小时后，用清水滴洗鼻内，若息肉未除，再用药一次，用法同前，其肉即可除。

2. 息肉消化散

取狗头骨50克，乌梅肉25克，人指甲9克，共置于瓦上放炭火上焙烤成焦黄，研末，再入硼砂6克和匀，再研成极细末，每隔1~2小时将少许药末吹于鼻息肉处，十日可效。

三、鼻衄证治法

鼻衄即鼻中出血，是多种疾病的常见的症状。

治法1：大蒜子一枚，去皮捣如泥，作饼子如钱大，左鼻孔出血贴左脚心，右鼻出血贴右脚心，两鼻俱出则俱贴之，立瘥。

治法2：韭菜一把，洗净后捣取汁再放锅内蒸微温服下；或用热童便冲服，其效无比，一日三次，往往有惊人的效果。

治法 3：白芷研细末，就用鼻中所出之血调白芷末，涂于山根（即两眼之间鼻梁处），立止。

治法 4：茅根研成末，用米泔水（即淘米水）送服 6 克。

治法 5：将正在哺乳的乳妇乳头对准出鼻血的鼻孔，用力拧乳，使乳汁射入鼻孔，其血可立止。

治治 6：取好高粱酒 500～1000 克，放盆内，将足放入泡至踝下，浸一刻钟到半小时，即可减少出血，或停止出血。

治法 7：用棉线扎中指第二骨节弯曲之处，鼻血即止，左鼻孔流血扎右手，右鼻孔出血扎左手，双侧鼻血则俱扎，极效。

治法 8：取自流出的鼻血一滴，滴入大眼角内，右流滴右，左流滴左，可立止鼻血。

治法 9：生萝卜捣取汁半杯，加入酒少许，炖热后温服，另用萝卜汁注入鼻中，效甚佳。

治法 10：刺羊血热饮即愈。

治法 11：以粗草纸或棉纸浸醋内，贴于囟门、印堂二穴中间，勿入眼内，其衄即止。

治法 12：韭菜根、葱根共捣汁和匀，用棉花蘸汁纳入鼻中，行二三次即止。

四、鼻疮证治法

鼻疮是指鼻前孔附近皮肤糜烂浸淫，或红肿灼痒之症，常有脓痂覆盖，此症常经久难愈，反复发作，相当于西医的鼻前庭炎。

1. 治鼻疮法

治法 1：苦杏仁 30 粒，浸泡于水中去皮，再捣极烂，用人乳汁少许拌匀，抹于鼻内，每日三次，连用三日可愈。

治法 2：如鼻前孔生疮、糜烂者，取老茄秆（经霜者尤佳）适量，烧灰研末，加入梅片少许研匀，用香油调涂于患处。

治法 3：取牛骨、狗骨适量，放瓦上烧灰，研成末，用猪油调匀，外敷于患处，每日1次。

治法4：瓦松适量，放于瓦上烧至焦黑坚脆，研细末，掺于患处，每日1次。

2. 治鼻疳多黄脂溢洗方

明矾3克，生甘草10克，煎水洗涤患处，一日洗2～3次。

五、鼻鼽证治法

鼻鼽是指以突然和反复发作的鼻痒、喷嚏、流清涕、鼻塞等为特征的鼻病，相当于过敏性鼻炎。

治法1：凡患过敏性鼻炎，觉鼻孔有酸气，时时流出臭水者，可用紫菜（一般南货店有售）150克，浓煎淡食，不用加甜咸味，代茶常食有效。初起者服食十多天可愈，久病吃一个月可断根。

治法2：干姜末、蜂蜜各适量，调匀后涂于鼻内，每日用药2次。

治法3：蜂巢1片，放口内嚼，十分钟后吐掉，每天嚼3片。

治法4：玉米须100克，鸭跖草25克，水煎服，1日1剂。

六、鼻渊证治法

鼻渊是以鼻流浊涕不止为特征的鼻病，常伴有头痛、鼻塞、嗅觉减退，又名"脑漏"，其病与急、慢性鼻窦炎相类似。

1. 治鼻渊法

治法1：患鼻渊流涕稠浊者，可用老刀豆置于文火（微小的火）上焙干研成粉末，每以米酒调服9克，重者调服三次即可愈。

治法2：取藿香叶不拘多少，晒干研成细末，用猪胆汁和入捣和为丸，每服6克，开水送服，神效无比。此方并治过敏性鼻炎。

治法3：取丝瓜藤近根三五尺，烧至焦黑坚脆存性，每服3至6克，温酒送服，亦可加入冰片少许混匀，吹鼻中。

治法4：大蒜数枚，捣烂贴于两脚心涌泉穴，甚效。

治法5：摘取苍耳子，入锅内炒黄，研成细末，每日用米汤或开水送服3~6克。或将苍耳子和辛夷花共研细末，取麦管蘸少量药末，吹入患鼻内。

治法6：取白鸽毛9克，擦生漆的丝棉或揩漆布一块（均可向漆匠铺购买），将二物放于瓦上焙脆存性，共研成细末，再入冰片少许。用时令病人仰卧，用笔管将药粉吹入鼻中，不过用三四次即可愈，且可除根。

2. 治鼻窦炎法

治法1：取芫荽子30克，捣碎烧烟，令烟通过漏斗熏鼻，数次可愈。

治法2：丝瓜藤蔸、苦瓜藤蔸、金银花藤蔸、野茄蔸各20克，洗净水煎代茶饮。

治法3：每日取一只鳖血，开水冲服，连服一周可愈。

治法4：每日取白荷花5朵，瘦猪肉100克，炖服。

3. 治副鼻窦炎方

葱白一根洗净去外皮捣烂，以纱布绞取汁，加入等量的甘油，再滴一滴醋，贮于瓶中摇匀封盖，临用时滴鼻内，每日二三次，对鼻塞、慢性鼻炎、副鼻窦炎效果甚佳。

七、其他鼻病证治法

1. 治鼻内生疮法

治法1：捣杏仁数粒，以人乳或羊乳拌和，敷于鼻内。

治法2：牛骨或狗骨烧灰研末，以猪板油拌和匀，敷于鼻内。

2. 治酒渣赤鼻法

治法1：以枇杷叶、栀子各等份，研为细末，每服6克，以温酒调下，每日三次。

治法2：杏仁去皮捣烂，以鸡蛋清调匀，每夜临卧时涂之，早晨再以温酒洗去。

第四节　咽喉科疾病

一、乳蛾证治法

乳蛾又叫喉蛾，是指咽喉部两侧的喉核处发生红肿疼痛，表面或有黄白色脓样分泌物的疾病。因其形状如乳头，或如蚕蛾，故名。如属风热邪毒侵袭所致，发病急，且多见于春秋两季者，为风热乳蛾，相当于西医急性扁桃体炎；若因脏腑亏损，虚火上炎所致，为虚火乳蛾，属慢性虚性病；小儿喉核肥大硬实，无发炎病史者，称为石蛾。

1. 治喉蛾法

治法1：无论单、双喉蛾，均可用牛膝50克，加菊花15克，共煎煮当茶饮。

治法2：先将喉蛾用银针挑破，再取大蒜一块捣烂如泥，敷于手腕寸部经渠穴，待起水泡，挑破使水流出即愈。

治法3：墙壁上的蜘蛛窝十个（去掉内外不干净的丝）烧存性，加青黛1.5克，共研细末，先用盐水漱口，再吹上药于喉间，一日五六次，数日即愈。

治法4：青鱼胆数枚，生石膏粉适量，两物共捣研调成干湿得宜，阴干后研细末，每50克加冰片3克，以此药末吹喉间。

治法5：米醋调皂角末，涂于颈与下颏，干即换涂，蛾自破。

2. 急救喉症奇方

若喉间生肿瘤（即扁桃体肿大），至牙关紧闭者，用生香附50克，生吴茱萸9克，熟鸡蛋2个，米醋50克，共捣烂如泥，敷于两足心约半小时，即能开口进药。此法并治急喉风。

3. 治急性扁桃体炎妙法

治法1：西瓜1个，切开一小口，将适量的皮硝装满并搅拌，然后把口盖好，悬于阴凉通风处，数日后瓜皮外渗出一层白霜，刮下备用，每以此白霜吹喉。

治法 2：燕子窝泥 100 克，雄黄 50 克，共研细末，每以烧酒调少许药末涂敷于喉部外两侧，一日换一次药。

治法 3：地苦胆 10 克，泡开水当茶饮服。

4. 治慢性扁桃体炎法

治法 1：鼠妇 40 个，冰片少许，共研细末，每以少许吹喉，一日二次。

治法 2：鲜马蹄金适量，洗净并捣烂，再浸于煮沸的浓米泔水中 1 小时，取汁滴咽喉。

5. 防治喉症方

立冬后将萝卜叶放在露天外，使经霜雪，到立春前风干备用，如有喉痛出现，取适量煎水服，立效。

6. 治喉症漱口方

食盐 9 克，硼砂 1.5 克，水一大杯调和，用以漱口最妙。

7. 治缠喉风秘方

猪牙皂角捶成细末，以醋调匀灌入喉中四五匙，嗽痰大吐，痛立止。余药涂喉外颈上，干则另换，其乳蛾即破而愈。此方用治扁桃体脓肿甚效。

二、喉痹证治法

喉痹是指咽部红肿疼痛，或有微红、咽痒不适等为主要症状的咽部急性实证或慢性虚证的咽病。因风热邪毒引起的喉痹相当于急性咽炎；由于脏腑亏损，虚火上炎所致的喉痹则与慢性咽炎相类似。

1. 治喉痹法

治法 1：蚯蚓一条，捣烂后，加鸡蛋清一个搅匀灌入喉中，即通。

治法 2：蓖麻子研烂，放于纸上卷作筒，烧烟熏吸即通。

治法 3：蜗牛数枚，加白梅肉 3 枚，共研烂，外用纱布包裹含于口中立效。

治法 4：大蒜塞耳、鼻中，日二易之。

2. 预防喉症简便法

凡遇到天气异常时，如觉喉痛、咽燥舌干、口苦等，赶快多吃些生白萝卜，越多越好。若病后虚弱或年老畏冷者，可以分开多吃几次，此预防法效验奇妙。

3. 治急性咽炎法

治法 1：吴茱萸 6 克研细末，和蒜头一个捣烂和匀敷于脚底涌泉穴，一次见效。

治法 2：芭蕉根适量，洗净后捣汁半碗，温服，服数剂即愈。

4. 治慢性咽炎法

治法 1：金莲花 1.5 克，茶叶 1 克，同泡水代茶饮。

治法 2：煅人中白 50 克，甘草 50 克，猪肺连气管 1 具，共放入砂锅煮烂食之，三日一剂。

治法 3：蛇床子烧烟瓶中，以口含瓶嘴吸咽，其痰自出。

治法 4：生半夏 6 克，鸡蛋内膜 2 枚，醋 50 克，加水一碗。微火煮沸半小时去渣，纳鸡蛋 1 枚搅匀，再煮沸即得。频频含服，收效甚好。

治法 5：泽漆 500 克，大枣 200 克，先将泽漆加水煎沸 20 分钟，即滤去泽漆，取汤煮大枣，至水干为止。每天早晚各食大枣三五枚。

三、喉痈证治法

喉痈是发生于咽喉间及其附近部位的痈肿的总称。生于喉关的叫喉关痈或骑关痈，相当于扁桃体周围脓肿；生于喉底的叫里喉痈，相当于咽后壁脓肿；生于颌下的叫颌下痈，相当于咽旁脓肿；发生于上腭者叫上腭痈，又称外喉痈。

1. 治喉痈妙法

明矾 10 克，放铜锅内溶化，入劈开的巴豆 3 粒，煎干后去豆，将明矾研末，以此吹喉，一二次立愈；重者以醋调药末灌之。

2. 治咽喉脓肿法

杏仁数十枚，去皮尖加水熬黄，和桂末 10 克，共研细末，用薏苡仁（研末）50 克，煮汤调拌成丸，含服。

四、急喉风证治法

急喉风是喉风的一种，因其发病急速，病情急重而定名。以咽喉红肿疼痛，呼吸困难，痰涎壅盛，语言难出，汤水难下为主要症状，又称紧喉风；如出现牙关拘急，口噤如锁等危急症状，称锁喉风。

1. 治喉风法

治法 1：皂角 3 克，研成细末，用鸡蛋清调成糊胶状，缓缓服下，待吐涎即好。

治法 2：鲜马鞭草捶汁，温开水冲服。

治法 3：苍耳根一把，老姜一块，研汁兑酒调服。

治法 4：鲜慈菇用治喉痛、喉痧等各种险症甚妙。如喉风初起，即吃生慈菇几个，吃时即觉满口唾液，滴滴流出（此滴出之涎甚毒，宜以灰盛置，并弃之厕所或埋入土中），流后再淡盐水或清洁的冷开水漱口十余次，连吃几次，至多三四天即可痊愈。

治法 5：咽喉干燥肿痛，在喉痧将发时，用大蒜捣烂如泥，贴在大拇指与食指之间凹陷处，上用胶布盖住，隔一夜即起水疱，其时喉间肿痛即全消矣。

治法 6：木鳖一枚，用破碗片刮去皮毛，取仁切薄片，浸冷水内三时许（如急用可将药放水中捣烂），撬开病人口，连水滴下（不可一下子全灌入，当缓缓滴入）少量，润至喉间，立时见效，取效即止。

治法 7：万年青根头洗净，切碎打烂，绞汁灌入，如口噤，可用牙刷撬开灌下，取吐涎即愈，如不吐，以鹅毛入喉探吐。

2. 治喉痧妙法

喉间作痛，烂不收口者，服食樱桃数十枚即愈，如无鲜者，服蜜饯的亦可。

五、咽喉肿痛证治法

1. 治喉肿法

治法1：老黄瓜一条，去子，以硝装入内，阴干，研为末，每以少许吹喉，灵验无比。

治法2：活蚯蚓十余条，捣烂涂于颈间；另取一条加蜜于上化为水，用开水送服。

治法3：韭菜根一握，加热醋同捣烂，敷于颈间肿处，冷即换，数次即愈。

治法4：如慢性喉肿痛者，每日服一二十枚核桃，连吃一二周。

2. 治喉痛法

治法1：若肺热喉痛者，甘草炒100克，桔梗50克（以淘米水浸一天），共研烂和匀，每取15克，水一杯，阿胶半片（约10克）煎服。

治法2：取自行落下的梅子，放于盐卤中，喉痛时即含于口内，立时有涎出，痛自能减。

治法3：猪牙皂1.5克，鸡蛋一个，将牙皂研末，以鸡蛋清调拌，噙口内，或用开水送服，均能使口流清水，立刻即愈。

治法4：如咽痛咳嗽者，取柿饼霜，每服3克，温开水送服，一日三次。

3. 治热病咽疼法

以童便半杯含口内，即止。

六、失音证治法

失音亦叫喉喑，为声音不扬，甚至嘶哑失音。如发病较急，病程较短者叫急喉喑，又称暴喑；如久病音声不扬，甚至嘶哑失音者，叫慢喉喑。

1. 治突然失音法

治法1：凡猝然失音者，可用竹沥9克，人乳一盏，温服。

治法 2：艾叶 9 克，棉油 100 克，鸡蛋 2 个，先将鸡蛋煮熟，艾叶放棉油内炸至焦黄色，捞取后去艾叶不用，再把鸡蛋壳剥去皮，放油内炸至黄色，趁热吃蛋。

2. 治外感失音法

治法 1：鲜萝卜捣烂取汁，生姜捣烂取汁，兑匀后时时饮之。

治法 2：茶叶 3 克，苏叶 6 克，食盐 6 克，先将茶叶放砂锅内炒黄，再将盐炒红，同苏叶加水煎汤饮服，一日二次。

3. 治音哑秘验方

取鲜生姜 250 克，切碎后加蜜拌和，共放入瓷瓶内盖住，放通风处，用时取蜜姜半匙，含口内缓缓吞食，每日三五次，至咽爽发音正常为度。此方对咽喉不利，声音不扬，发音困难，声音嘶哑，无论新久均可治愈，但忌食烟、酒、酒糟及花椒、葱蒜等物。

4. 治干咳失音方

取胖大海 5 枚。冰糖 250 克，放碗内冲开水，泡半小时，当茶饮服；亦用通草加陈皮煎浓汁当茶饮。

5. 治惊吓失音方

用密陀僧研为末，水飞过阴干，每取 1~2 克以茶水送服，小儿酌减，服一二次即愈。

6. 治无故声哑

用猪油 1000 克熬去渣，再放入白蜜 500 克炼一刻钟，滤净入瓷器内，待成膏后随时服用，每服一匙。此方并治肺热声哑，如再加入广陈皮 200 克熬炼，其效更佳。

7. 治久病阴虚失音法

治法 1：新鲜槐花不拘多少，放锅内以微火炒熟，随时取几颗放口内嚼烂咽下，日久即愈。

治法 2：生白矾研末，加入蜂蜜炼至成丸如绿豆大，每服 3~5 粒。

治法 3：鸡蛋放醋内煮一刻钟，再剥壳续煮一刻钟，每食蛋一枚，并喝少量醋。

第五节　口齿科疾病

一、预防牙病

1. 固齿法

方法1：每次小便时，要上下牙齿咬紧，并闭气不语，等溲完为止，如此则牙力到老强健。常用细盐刷牙，亦能固齿，并治蛀牙。

方法2：腊月取腌的猪、羊骨（如用头骨或齿骨更佳）煅灰，研成细末，每晨以此擦牙，不要间断，至老其效益彰。

方法3：青盐100克，白盐200克，川椒200克煎汁，拌上盐炒干，日用搽牙，永无齿疾。

方法4：用旱莲草500克，酒洗净，加青盐200克，腌三天三夜，取出同汁炒干，研为细末，日用搽牙，连汁咽之，自然固齿。

2. 预防牙病法

白硼砂6克，薄荷油2滴，放于开水一杯中化匀后，作漱口用，每日漱数次，可免一切牙病。

3. 治食酸过多致牙齿酸软法

取核桃肉十余枚，嚼食之，即可缓解。

4. 治齿自动或为物所伤动欲落法

五倍子6克，干地龙6克，共炒后研成细末，先用鲜生姜揩患处牙齿，然后敷上药末，数次即牢固。

5. 令牙齿密法

方法1：若牙齿稀疏者，取炉甘石煅50克，石膏50克，共研细末，日日擦之，不可刷动，久则自密。

方法2：蚯蚓十余条，捣烂如泥，煅红研末，用腊猪油调匀敷牙，日三次。

6. 除睡中磨齿法

临睡时含冰糖一小块，则可免睡中磨牙。

二、取除病牙法

1. 取牙鲫鱼霜

大鲫鱼 1 条，去肠杂，以砒霜 3 克纳入鱼腹内，缝住后放阴处露干，待有霜起于鱼皮外，即将之刮下，用瓶收贮。临用时先以针搜净牙根，再点少许药霜，咳嗽一声，牙自落；或以少许药霜置药膏上，贴蛀牙上，即落。

2. 取牙鱼骨粉

活鲫鱼 1 条（约 200～250 克），白砒 6～9 克，将砒末纳入鱼腹中，待鱼烂后，将鱼骨洗净晒干，研为末，收贮。临用时以少许点患牙根上，自落。

3. 取除坏牙法

方法 1：大蒜一个捣烂，入龙骨末 0.6 克，共捣匀，贴于坏牙处，半小时后痛牙即脱落。

方法 2：凤仙花子研末，入砒少许，拌匀后点痛牙根上，取牙极易。

方法 3：用白茄根加入白马尿中泡三夜，取出炒黄，研成细末，先用麻药刷牙后，再用白茄末点上，立时即下。

三、牙痛证治法

牙痛是以牙齿疼痛为主要症状。所有牙齿或牙周的疾病都可发生牙痛。

1. 治齿痛法

治法 1：取地骨皮 200 克洗净，加水以微火煎熬浓汁，再去地骨皮不用，以熬出的汁同瘦猪肉 300 克同煮，至肉烂为度，可用平常煎猪肉汤的烹调法添加盐酱，以便可口，连吃几次，即可止痛。此后如觉微痛时，即煎服一次，可免复发，虽不取龋齿，亦不为害。

治法 2：老姜 1 块，置瓦上焙干取 3 克，和枯矾 3 克，共研成细末，用以擦牙，可止牙痛。

治法 3：轻粉 1.5 克，大蒜 1 枚，共捣烂，敷于大拇指根节凹处，左痛敷右，右痛敷左，俱痛俱敷，惟敷后于敷处起一小泡须挑破，并揩尽水，否则必小痛数日。此法极效，并可断根。

治法4：五倍子9克，研细末，以冷水调拌敷于齿痛侧的腮颊处。

治法5：丝瓜一条，烧存性，研末擦痛处，牙齿，立可止痛。

治法6：荔枝一个，连壳烧存性，研末擦牙；或用荔枝壳一枚，内填食盐，烧存性，研末擦牙。

治法7：樟脑9克，取碗一只，碗口上放白纸一张糊住，纸面以针戳细孔，再将樟脑撒上燃之，待纸燃时，另取一大碗覆盖上，樟脑即化为白屑，候凉，以此白屑敷痛牙上，神效。

治法8：秋季取茄子花阴干，烧灰研末，涂痛处，立可止痛。

治法9：萝卜子数十粒，生研细末，以人乳调和，左边牙痛滴右鼻，右侧牙痛滴左鼻。

治法10：经宿的西瓜皮烧灰，敷于痛处及牙缝内，立愈。

治法11：熟石膏20克研细末，与白胡椒面15克拌和，搽于痛处，即愈。

治法12：取芒硝末6克，化于开水一杯，含漱即效。

2. 治虫牙痛法

治法1：取韭菜子50克，烧烟，并用纸糊成筒状对牙上，使烟熏牙，牙虫即出，熏后用盐水漱口，或用五倍子50克煎浓汁含漱。

治法2：枸杞根白皮50克，以醋煎煮，取汁频频漱口。

治法3：川椒炒出汁，蜂房炙过各10克，水煎数沸，乘热频频漱口。

治法4：用芥子捣泥敷于颊部及耳后，再用生姜二片贴于头两侧太阳穴上，时时取好酒含于口中。若有蛀孔，可先以棉花球蘸石灰水填塞孔中。

治法5：芭蕉捣烂取汁一碗，煎热含漱。

治法6：雄黄研末1.5克，大枣1枚煮烂去皮核，两物共和为丸，塞于蛀牙处，每日换数次。

3. 治卒牙痛方

取苦竹数根切断两头，烧一头。另一头汁出，以碗盛之，用此汁乘热揩牙，立可止痛。

4. 治火牙痛法

治法1：如风火牙痛，其状腮外发肿，呵气发痛，可取槐树枝一把，切成一寸长左右，煎汤三大碗，加食盐500克搅拌，再放入锅内煮干，然后炒焦，研细末，每日用此揩牙，如再配合每日以清水洗目，则更妙。

治法2：南瓜蒂浸入盐水内，越久越好，取出风干，痛时切一小块，嵌于齿间，则痛立止，无不应验。

治法3：生丝瓜一条，搽上盐，放炭火上烧存性，待凉研成细末，以此频频搽牙，涎尽则痛止而愈。

5. 治牙根肿痛法

取芥菜杆烧存性，研成细末，时时敷于肿痛处，即愈。

6. 治肾虚牙痛方

补骨脂100克，加青盐15克，共炒，研成细末搽牙。

7. 治受打牙痛方

蒺藜子或根晒干，研成细末，每日频搽效。

8. 治虚火牙痛法

治法1：生附子研末，用口水（唾涎）调拌，敷于两足心，极效。

9. 治齿疼出血奇术

每天晚上用盐末厚厚地封住疼痛出血的牙齿根上，待有涎液出时，应叩紧牙齿，须涎出尽方睡，如此不过数夜，则疼血皆止，极其灵验。在此期间，应忌食猪肉、鱼及油腻之物。

10. 治各种牙痛灵验方

附子、吴萸叶、川椒各5克，艾叶2克，煎水频频漱口，但不可咽下，甚效。

四、牙宣证治法

牙宣是指龈肉萎缩，牙根宣露，牙齿松动，经常渗出血液或脓液为特征的病证。相当于西医的牙周炎、牙周变性、牙周萎缩等。

治法1：每天早上起来后，用热水2杯化盐1撮，含漱数十遍，一周后牙齿即牢。

治法2：马鞭草50克，水煎服，每日一剂。

治法3：鲜薄荷叶适量，捣烂后贴敷于患牙侧的面部，每日换药2~3次，对牙龈炎效果甚佳。

治法4：皂荚2枚，食盐15克，共放瓦上煅红，待凉研成细末，每日临睡时用药末揩牙，对齿龈萎缩者极效。

五、牙衄证治法

牙衄是指非外伤血从齿龈渗出，即牙出血。

治法1：柿叶不拘多少，鲜品或干品均可，每以滚开水冲泡，当茶饮。治满口牙齿出血。

治法2：乌梅9克，生姜1片，加水煎煮，去渣后加入白糖调服。

治法3：石榴皮不拘多少，煎水，凉后漱口，但不可咽下。

治法4：枣树叶（鲜干皆可），开水冲泡当茶饮。

六、牙疳证治法

牙疳是指牙龈红肿，溃烂疼痛。其中以走马牙疳较为严重，其发病迅速，其则穿腮落牙。牙疳常伴有口臭，相当于西医的坏死性牙龈炎。

1. 治牙疳法

治法1：鲜毛茛1棵，洗净捣烂成饼，按贴于患者两眉心之间的印堂穴上，外用胶布固定，待起泡则去除。

治法2：大枣1枚，雄黄粉适量，先将大枣去核，纳入雄黄蜂并捏紧，外用黄泥巴包裹，放木炭火上烧透，待冷后剥去黄泥，将枣研成细末，每以少许搽患处，每日三次。

治法3：芦苇三节切开，里面放入食盐，再合成原状，用铁丝缚紧，置火上烧干，研成细末，用末搽患处，一日三次。

治法4：桂圆肉适量，包裹雄黄末置于火上烧透，烧至桂圆肉烟净为度，再研末加入少量的冰片，用以涂牙缝，每日二次。

2. 治走马牙疳法

治法1：取枫树球，刮去毛，切开内盛满2食盐后，放瓦上置炭火中炙存性，再加入冰片少许，共研细末，掺于患牙处，神放。

治法2：用少许桐油，敷于患处，三五次即效。若桐油入口觉有桐油气者，非此症，宜将桐油吐出。

治法3：人中白（即小便池中积下的白垢）放瓷瓶内，用泥巴拌盐将瓶封固，放火中煅红，研末，再加入麝香少许，贴于患处。

3. 治齿龈腐烂法

治法1：丝瓜藤一握，川椒一撮，灯心一把，水煎浓汁，频漱口频吐涎。

治法2：芥菜杆，烧存性，研末频频敷于患处，数日即愈。

七、口疮（附：舌疮）证治法

口疮是指口腔肌膜上发生的表浅、如豆大的小溃疡点，又叫口疳。

1. 治口疮法

治法1：天冬、麦冬、元参各等份，共研细末，以蜂蜜炼和成丸，常取一粒嚼化。

治法2：硼砂，焰硝各0.1克含于口中，再用天南星研末，以醋调拌敷贴足心，神效。

治法3：胆矾以火煅过，研为细末，敷于口疮上，吐涎便愈。

治法4：男子生口疮者，每夜卧时以手握紧两睾丸，左右揉之，约三五十遍，每夜睡觉揉之，甚于药治。

治法5：鸡内金烧灰研末，敷之立愈。

治法6：蚕茧5个，包硼砂，放瓦上焙焦，研为细末，掺于疮上甚效。

治法7：用西瓜皮烧灰，研细末，敷之。

治法8：以好酒煮黄连，取汁呷饮，立愈。

治法9：用茶树根洗净，煎汤代茶饮，味虽苦，但极效。

2. 治口疮日久不愈法

治法1：附子、吴茱萸各15克，蓖麻子30枚，川椒50粒，共捣烂成粉，用醋调匀，敷于两足心，外用布包扎，一日一次。

治法2：若口疮，舌头溃烂者，取蚯蚓1条，吴茱萸15克，共捣成面，以好醋调拌，敷于两足心，一日一换。

治法3：取鹅屎放瓦上炕干，研为细末，吹搽疮处，每日二次。

治法4：蚯蚓30克，猫头骨30克，放瓦上焙焦。研为细末，每以少许涂疮处，一日二次。

治法5：如口舌生白烂疮者，取大枣数个去核，生白矾适量研末，装填于枣肉内，用线扎住，放瓦上以火煅成炭，加冰片少许，共研为细末，每次取少许擦患处，数次即愈。

治法6：口疮属虚火上炎者，用木鳖子3个，吴萸10克，炮姜10克，共研细末，以水调拌，贴于脐上，外以胶布固定，一日一次。

3. 治舌疮法

治法1：活蚯蚓一条，以食盐撒其上令化为水，用此水涂疮上，渐即消去。

治法2：蛇胆一枚，焙干研为末，每以一少许敷于舌疮上，有涎出即吐去，即可愈。

治法3：若舌上生疮或白苔干涩如雪，话语不利者，用鲜薄荷汁（或薄荷油少许）与白蜜调匀，敷于其上，敷之前先用生姜厚片蘸蜜水揩洗，再敷药。

治法4：以好酒煮黄连，取汁，每以少许呷服，立可愈。

4. 治舌出血法

治法1：舌尖出血有孔如针者，以赤小豆500克，杵碎，加水三碗绞汁饮服。

治法2：舌肿出血者，以乌贼骨、蒲黄各等份，炒为细末，涂之即止血消肿。

八、口糜证治法

口糜是指口腔肌膜糜烂成片如糜粥样，有特殊气味的疾病。小儿患此证，口内肌膜白屑满布，状似鹅口，故称鹅口疮。

1. 治口糜妙法

治法1：硼砂、人中白（即人尿沉积的白垢）各等份，共研细末，撒患处，每日二次。

治法2：苦参、白矾各适量，先将苦参根皮焙干研末，白矾煅红研粉，两药合匀，每以少许吹入患处，一日一次。

2. 治鹅口疮法

治法1：先用鲜薄荷叶10克煎汤，以药棉蘸汁拭净口内白膜，再用鲜桑树皮捣烂取汁，频频搽患处。

治法2：五倍子5个，槐米15克，共研细末，搽患处，一日三次。

3. 治口角糜烂方

百草霜（即烧柴草的锅底烟熏子），花生油各适量，调成薄糊，用棉花蘸涂患处，一日三次。

九、唇风证治法

唇风以唇部红肿、痛痒，日久破裂流水为特征的病证。

1. 治唇肿痛法

治法1：如唇急作痛者，取五倍子、河子肉各等份，研为细末，敷于唇上。

治法 2：皂角研末，水调匀涂唇周。

2. 治唇疮法

治法 1：若唇疮痛痒难忍者，以黄柏研为末，蔷薇根汁调涂立效。

治法 2：取鳖头和鳖甲焙干，研细末，用猪脂调匀涂之。

3. 治唇裂法

治法 1：冬月唇裂者，以白荷花瓣，贴之神效，虽开裂出血，贴之亦止。

治法 2：橄榄或青皮炒研粉末，以猪脂炼油调拌涂之。

第七章　皮肤科

第一节　风证

一、油头风证治法

油头风为头上毛发干焦，成片脱落，落处皮红光亮，痒如虫行，俗名鬼剃头。

1. 治油风脱发法

治法1：采三白草（又名青白草，因其顶上的三叶可以由青变白，由白还青而得名）顶上三叶捣碎，陈醋浸泡（醋、叶比例1:1）5～7天，取汁，用白布蘸擦患处，或倒于掌心擦患处，每日一次。

治法2：斑蝥9克，紫槿皮30克，樟脑12克，浸于白酒100毫升中，二周后以酒外擦患部。

治法3：雄黄、硫黄、凤凰衣各15克，炮山甲9克，滑石粉、猪板油各30克，共为细末，板油、猪苦胆汁调药末，捣如泥，用纱布包好，搽抹患处，每日2～3次，连用1～2周。

治法4：朝天红辣椒、鲜姜块、侧柏叶各15克，泡入白酒一杯中，过一宿后取出，绞取药汁和少量白酒，每天早、晚擦患处。

2. 治鬼剃头法

治法1：取生川乌1两，研成细粉，用醋调和，外擦患处，每日早、晚各一次。

治法2：补骨脂、首乌各30克，菟丝子、百部各15克，浸泡于四十度白酒中，一周后取汁外擦患部，早晚各一次。

治法3：鲜旱莲草洗净，榨取自然汁，搽患处，1日3～5次。

治法4：冬虫夏草60克，入白酒200毫升，浸泡一周，滤过取汁，外擦患处，1日5次。

治法5：川芎5克，首乌20克，核桃30克，打碎，泡开水代茶饮服。

治法6：茯苓粉，每日2次，每次6克或睡前10克吞服；又方，茯苓皮煎水内服，不拘多少。

治法7：人参叶、侧柏叶、毛姜、白鲜皮各12克，高粱酒浸泡一周，外擦患处，每日3次。

治法8：取新鲜红皮蒜剥皮后捣碎取汁，又用甘油调和，其比例为3∶2，外擦患处。

二、面游风证治法

临床特点以面部睑肿脱屑刺痒，继而起小水疱，渗液，结痂，可扩张到面颊、耳、头、四肢、阴部，往往反复发作，可转为慢性增厚苔藓样损害。西医称为"脂溢性皮炎"。

1. 治面游风法

治法1：大黄100克，冰片20克，食醋250克于密封瓶中浸泡一周，深棕色为适，先消毒患处，涂药液。

治法2：头屑多或油多者，王不留行60克，苍耳子30克，明矾9克，水煎洗头，每次洗15分钟，一般3天洗一次。

治法3：透骨草30克，皂角（打碎）60克，侧柏叶60克，水煎洗头。或将上药浸泡于白酒中一周，每天外擦1～3次。

治法4：蛇床子30克，艾叶30克，地肤子30克，水煎洗头部；或以酒浸泡之，外擦用。

治法5：何首乌，水煎代茶饮。又方：山楂60克，陈皮30克，水煎，连楂及汤同食。

治法6：马齿苋或龙胆草，煎汁，湿敷，适用于渗液较多者。

治法7：苍耳子、苦参各30克，白藓皮15克，明矾9克，水煎外洗。

治法8：新鲜猪苦胆一个，将胆汁倒入半盆温水中，搅拌后洗头，清除油脂状鳞屑后，再用清水外洗，每日一次。

治法9：取紫草、桑椹、首乌、丹参、侧柏、川芎，各等量先用温水洗头部，再将药煎汁后洗头，一日一次。

治法10：胡桃仁焦，研成糊状外敷。

治法11：海蚌含珠100克，煎汤，外洗患部，每天一至二次。

治法12：马齿苋20克，臭梧桐叶20克，水煎服。

治法13：鲜蚯蚓，在其表面铺盖白糖，约2小时左右取其表面清亮液体，内服、外搽治疗。一般一周可愈。

治法14：连钱草、葎草、野菊各等量，煎汤外洗，每日三次。

治法15：冬青叶适量，煮沸滤渣，湿敷，1日3次。

2. 治脂溢性皮炎法

治法1：取新鲜多汁的芦荟叶，从基部横切断后，置48小时，待其苦味液流出后，剖开取出叶中心胶状物，用棉布过滤后，外擦用。

治法2：川军、细辛、山奈、山椒，共研细末，白酒500毫升浸渍一个月，过滤，再加入冰片2克，每日3次，外擦患处。

治法3：硫黄、轻粉、白矾各等量，白酒100毫升，浸一周，外擦患处，每日4次。

治法4：取蝮蛇胆汁0.5毫升，加雪花膏500克，混匀外用，每日早晚先用温水洗脸，待干后，每日二次。

三、白屑风证治法

白屑风为皮肤起白屑，初起时生于发内，渐渐延及面目耳项，燥痒日久，飞起白屑，脱去又生，以至延及全身，久久不愈，且毛发易落，相当于西医的干性皮脂溢出皮炎。

治法1：香白芷、王不留行各等份，为末，干掺头发内一夜，次日篦去。

治法2：侧柏叶3片，胡桃7个，诃子5个，梨1个，上同捣烂，用井水浸片时，搽头上。

治法3：大麻子、秦艽各250克，皂荚末30克，上药捣碎，以水800毫升，浸一宿，去滓，密室中沐头，不过三日瘥。

治法4：黑豆，以醋煮，数洗之。

治法5：硫黄、生大黄各7.5克，石灰水100毫升，将硫黄研极细末，加入石灰水中，每日洗头二次，洗完清水洗净。

治法6：苦参90克，野菊花15克，白藓皮9克，煎水，待温后外洗。后方：蝉蜕、薄荷叶，上等份为末，酒调1.8克，日三服。

四、白癜风证治法

也称"白驳"、"白驳风"。本病发无定处，初起皮肤出现边缘清楚、大小不等的白色斑片，斑内毛发也变白，无自觉症状。西医亦称"白癜风"。

治法1：活鳗1.5~2.5千克，洗净切成小块，文火炼制，使油慢慢熬出，冷却后油脂备用，先用生姜擦皮损部，后涂以鳗脂，再用玻璃纸封盖，3~4天换药一次。

治法2：硫黄、密陀僧各9克，共研细末，以茄蒂蘸药末涂擦患处。

治法3：白芷、补骨脂各等量，煎汤外洗皮损处，同时内服适量。

治法4：白蒺藜去刺，研末，水泛为丸，每服9克，口服3次。

治法5：豨莶叶、酸浆草各6克，硫黄3克，轻粉1.5克，先捣豨莶叶、酸浆草，次轻粉、疏黄为末，合捣盛绢袋，擦痒处，日三次。

治法6：五月五日割取苍耳草叶，洗净晒干为末，炼蜜丸，如梧桐子大，每服10丸，一日三服。

治法7：采红蓼花1000克，熬汁去渣，再加入蜂蜜熬成膏收贮备用。每日早、晚各服9克，以温开水送服，连服二料收效。若同时配合白茄子切开擦白癜处，可使皮肤转为正常，并使癜块不再蔓延。

按：红蓼花即蓼子草花，亦称小毛蓼或小蓼子草。该草生长于草田、沟边、河边等潮湿地，茎平滑无毛，高梗大长叶，端开粉红色花成串。

治法8：将小麦摊在石板上，刚铁物压出油，擦在白癜处，一日二三次，甚验。

治法9：白芷6克，雄黄3克，共研细末，以鲜白茄子蒂蘸药末，涂擦患处，一日二次。

治法10：白附子、疏黄各9克，共研成细末，再取生姜250克捣烂取汁拌和上药末，每日早、晚分别用此药擦白癜处，连用半月可愈。

治法11：浮萍120克，汉防己9克，上药同煎汤，热洗白癜风及一切疹疥癣。

治法12：露蜂房1个，将生盐注满诸孔，火烧存性，去盐另取胆矾、天花粉、蝉蜕各等份，俱为细末调匀，用纸包0.9克，取鲗鱼一对，同酒煮熟，无风处细嚼，痒自上而下赶入四肢。

治法13：白蛐蟮晒干，放香油中煎枯，取油搽之。又方：酒服生胡麻油6毫升，日三，服百日瘥。

治法14：刺蒺藜、豨莶草、补骨脂各30克研细末，蘸爆猪肝食，一日二次。

治法15：雄黄、硫黄、密陀僧各6克，冰片3克，麝香、斑蝥各0.6克，研极细末，任选用鲜茄蒂，或黄瓜、胡萝卜一种，蘸药擦之，头面部则用料醋调搽。

五、鹅掌风证治法

该病初起手掌及手指皮下生小水疱，瘙痒，继而疱破，迭起白皮、脱屑，日久手掌皮肤粗糙变厚，甚则皲裂疼痛，病程长，难愈。相当于西医之手癣、手足皲裂性湿疹、掌蹠角花症等。

1. 治鹅掌风法

治法1：王不留行30克，明矾10克水煎，浸泡掌跖之增厚表皮，每次30分钟，日2次。

治法2：苍耳子、地肤子、黄柏、明矾各15克，煎水泡手足，每次15分钟，每日2次。

治法3：苦参30克，乌梅15克，雄黄10克，蒲公黄、白藓皮各30克，水煎半小时，倒入盆中放温，将患部放入药液内浸半小时，每剂可泡两次。

治法4：白鲜皮、马齿苋、土茯苓、蒲公英、草河车各30克，一剂3煎，第1、2煎分早晚两次内服，第3煎将手足泡药液内，温洗半小时，每日2次。

治法5：用豆腐沫热洗，治手掌及指层皮剥落，血肉外露。

治法6：黄丹6克，生桐油3克，姜汁1.5克，将其调匀，用药擦手，并以火烘之，清层洗之。

治法7：用蕲艾叶200～250克，水煎煮六、七滚，倒入盆内，再将新麻布或毛巾覆盖在药盆上，然后把手心朝盆上令药热气熏之，如冷再热，一日数次，其效如神。

治法8：取杉木片晒干，火烧出烟，先将手上涂元醋，再置烟上烘熏之，待醋干后再涂再熏，如此五六次，烘后用布包好，不可入水，每日一次，共八大即可愈。

治法9：凤仙花连根叶500克，醋500克，同入砂锅内煮汤，待温热适中将手放入浸泡三小时，一日一次，连用七次可全愈。

治法10：土荆皮50克，研细末，臭椿树嫩头七个捣烂，红矾0.21克，元醋500克，共调匀放入猪尿胞内调匀，令患者将手伸入，再用布带扎好，隔日取出，以清水洗净，此法于伏日用治，其效更佳。

治法11：猪尿胞一个，花椒9克，酸醋适量。光将猪尿胞去掉尿液，再加入醋和花椒，然后把手套入尿胞内，上面用线扎紧，数小时后取出。如手掌有裂纹者，用此法可能发生刺痛，无妨。

治法 12：取大碗一个，用硬皮纸紧糊碗口，纸上用针刺许多小孔，上面铺上糯米细糠，堆满令尖，再用手钳炽炭引烧糠上，已灼则待糠缓缓自烧，即有糠油自孔中漏入碗内，烧至离纸寸许，将糠弃去，取碗中油时时搽患处，搽时不可着水，数日痊愈。

2. 治手癣法

治法 1：将鹅卵石烧红，和小瓦一块，放入盆中，加皂角末烧烟，在烟上熏患处，数次自愈。

治法 2：真小磨香油 30 克，红砒 3 克，将砒敲研末，入油内煎至砒枯烟尽为度，留油凉透。用火烘油，擦十日即愈。

治法 3：雄黄、穿山甲等份，共研末，将药末卷筒内，火熏患处数次。

治法 4：硼砂 1.5 克，川椒 2.4 克（炒），共为末，调桐油搽，柏烟熏。

治法 5：大五倍子（去屎，将头磨穿），雄黄、甲片各等份（入五倍子），将艾放瓷瓶内，点燃，以五倍子放艾上，手内瓶口熏之，立软。

治法 6：先以桐油涂在手上，将鸽粪熏之以一炷香时，如此三日立效。

治法 7：苍耳子仁研末，将痂取去，用香油调末涂患处。

六、肾囊风证治法

该病指生于阴囊部的疮疹，又名绣球风。本病初起阴囊干燥作痒，继起丘疹、水疱，搔破浸淫脂水，湿烂起痂，迁延日久阴囊皮肤肥厚脱屑，剧痒。相当于西医阴囊湿疹（包括神经性皮炎和阴囊瘙痒症）。

1. 治肾囊风法

治法 1：丹参、苦参、蛇床子各 30 克，加水 2000 毫升，煎取 800 毫升，去渣，温洗。

治法 2：苦参 250 克，加水适量煎沸，去渣，临洗前加公猪胆汁四、五枚搅匀，温洗。

治法 3：石菖蒲 30 克，川椒、艾叶各 7.5 克，葱白七握，加水 1500 毫升，煎数沸，温洗。

治法 4：青黛 9 克，硫黄 3 克，研细末和匀，敷患处。

治法 5：轻粉 2.4 克，青黛 3 克，生石膏 9 克，樟脑少许，共研细末和匀，香油调搽患处。

治法 6：大蒜瓣（去皮）适量，捣烂煎汤洗。又方用大蒜梗煎汤熏洗。

2. 治绣球风法

治法 1：如阴囊湿疹久治不愈者，取花椒、枯矾各 10 克，甘草、黄柏各 3 克，光将花椒煎汤洗患处，再用黄柏、甘草、枯矾共研末，用猪胆汁调匀，外搽患处，极效。

治法 2：玄明粉 30 克，加入食盐少许，用开水半杯（约 300 毫升）泡入，拌匀，待药液温热适宜时，浸洗患处，一日三五次。

治法 3：用猪尿胞一个，放瓦上炙脆，研为细末，每以酒化盐送服 9 克，一日二次。

治法 4：鸡蛋十个，煮熟后去白留黄，再放锅内干炒，压出蛋黄油，另用老杉木削片烧灰研末，用蛋黄油调拌，涂患处，极效。

3. 治阴囊湿疹法

治法 1：如湿痒溃烂者，用板儿松香研末，放纸内卷作筒，每根再放入花椒 3 粒，浸青油灯盏内三天，取出点烧，淋滴下的油收贮备用。先用稀米汤洗患处，然后用油搽之。

治法 2：先用槐花枝切碎煎水，洗三五遍，再用石菖蒲、蛇床子各等份研末，外搽患处，每日三次。

治法 3：土荆皮，磨醋搽。又方用土荆皮 15 克，浸入 200 毫升高粱酒中七天，取汁搽患处。

治法 4：白凤仙花，连根洗净捣烂敷涂。又方用凤仙花子、甘草各等份，捣烂调香油涂。

治法 5：野菊花叶 250 克，捣汁涂患处。

治法 6：芫花 1.5 克，辣蓼子 30 克，煎汤洗。

治法 7：生橄榄 1000 克，捣烂，放 1000 克清水，慢火煎至草清色溶液，静置半小时，去滓即成。可湿敷或湿浸后，其创面盖上凡士林纱布。

治法 8：没食子，研细，临睡时，用开水将患处洗净，用棉花蘸药粉扑，越厚越好，次日可以结痂，待其自脱。

治法 9：蚌壳（煅）、五倍子各 60 克，冰片少许，共研细末，用茶油调搽患处。

治法 10：五倍子、松罗茶各 15 克，煎汤外洗。

治法 11：五倍子 9 克，冰片 0.9 克，研细后，洗净阴囊，将药末搽上。

七、四弯风证治法

发于肘窝、腘窝的一种湿疮，亦即湿疹。好发于对称之关节弯曲处，患处皮肤初起红斑，继起丘疹，水疱，瘙痒，搔破糜烂浸淫。

治法 1：蓖麻花芯适量，冰片少许，未开花前采摘，阴干为末，加冰片少许，药粉撒患处，每日 2 次。

治法 2：地骨皮 60 克、吴萸 30 克，蛇床子 40 克，熬水洗患处，每日 2 次。

治法 3：鹅不食草嫩尖 1 把，麻油适量，捣烂用麻油调匀，每日 3 次，外搽患处。

治法 4：鲜观音草适量，捣烂，外敷患处，每日 1 次，内服取鲜草 60 克，水煎服，每日 1 剂，2 次分服。

治法 5：五倍子，研细末，用凡士林，按 10% 的浓度调成软膏，外涂患处，每日 3 次。

治法 6：黄柏、五倍子各等份，共研细末，用麻油调匀，外敷患处，每日 2 次。

治法 7：蚕豆壳 30 克，冰片 0.6 克，共研细末，用麻油调如糊状，外涂患处，每日 2 次。

治法8：凡皮肤湿疹发痒者，可用苍耳子50克，苍术10克，白芷5克，加水煎煮，去渣滤汁，再泡入少许白矾，候温外洗患处，连用数日即愈。

八、纽扣风证治法

指生于颈下天突穴之间的湿疹。初起形如栗米，瘙痒无度，甚则疮面湿烂。

治法1：用猪胆汁拌黄柏末，晒干，再研细末，外擦患处。

治法2：将大黄研细末，用清油调搽患处。

治法3：蜈蚣3条，焙干，压末，用猪胆汁调敷患处。

治法4：黄连6克，蜂巢三个，将黄连研极细，蜂巢研末，再加凡士林80克，文火熔化，搅拌成油膏，先用2%温盐水洗净患处，后涂油膏。

治法5：紫草茸50克，香油150毫升，用香油将紫草茸浸透，放容器中，加沸水中煮四小时，以棉棒蘸油，涂敷患处。

治法6：青蒿10克，煎水熏洗。

治法7：乌桕根皮10克，煎水洗。

治法8：艾叶10克，煎汤外洗。

治法9：樟木适量，劈碎熬水熏洗。

治法10：地榆10克，煎汤外洗。

九、痒风证治法

遍身瘙痒，夜间尤甚，常抓至皮破津血，皮肤可见抓痕血痂，色素沉着。相当于西医皮肤瘙痒症。

1. 治痒风法

治法1：苦参面100克，凡士林400克，上方调匀成膏，外敷患处，每日1次。

治法2：将黄柏用公猪胆汁拌，浸透黄柏阴干，研细末，香油调涂。

治法3：百部30克，白酒100毫升，百部入酒浸泡，1周后去渣备用，外涂患处。

治法4：取米泔水1000毫升，放食盐100克，置于铁锅内煮沸5～10分钟，药液入盆中，待温，毛巾蘸液搽患部，每日2次，每次3分钟。

2. 治女阴瘙痒症方

光杏仁50个捣泥，加硫黄末、枯矾末各3克，水泛为丸，雄黄末15克为衣，取纱布裹药纳入阴内，24小时后取出。

3. 治肛门皮肤瘙痒症方

取槟榔30克，加水200毫升，煎成30毫升，每晚保留灌肠，再以雄黄粉10克，调糊，外敷肛门口。

十、麻风证治法

也称"大麻风"、"大风病"、"疠风"等。本病初觉头面、手足一点麻木，不知痛痒，渐发全身，久则眉落唇翻，十指堕落，肌肉溃烂。西医也称"麻风"，由麻风杆菌引起的一种慢性传染性皮肤病。

治法1：大枫子仁，用金银花、甘草、菊花煎水浸泡（去大枫子仁之毒性），阴干后加木香、甘草、炒白术粉，服时香甜。

治法2：苦参32克，蛇床子15克，黄柏、地肤子各15克，狼毒6克，水煎外洗患处。

治法3：将大活蝮蛇一条放入10度高粱烧酒1000毫升中醉死，浸泡，再加人参，封塞后置冷处，月余取酒应用，每次5毫升，1日2次。

治法4：新鲜苍耳草制成浸膏，开始每日服量相当于生药120克，渐增至480克。

治法5：将鲜蟾蜍5千克，洗净去肠，蒸烂加蒸麦粉750克，搅匀，摊晒，研粉。穿心莲、紫草、豨莶草各750克，研末，诸药调和，文火煎汤，收膏，日服2次，每次6克。

治法6：雷公藤40克，水煎至沸，把2次煎液混合一起，分上、下午2次内服。

治法7：将皂角刺1.5千克，蒸1小时之久，晒干研末，每日饭后服6克，用大黄5克煎汤送服。

治法8：取苍耳草15千克，苦参2.5千克，同炖膏，蕲蛇1条研末，待成膏后，调入蕲蛇一末即成，每日作膏1次，每次服2匙，每日3次。

治法9：将粪蛆1杯洗净，焙干研末，冰片1.5克研末，和匀备用；将黄酒熬热冲药末9克，兑白糖服，每日1次。鲜菖蒲根煎汤代茶饮常服。

治法10：红浮萍适量，研成细粉，每次3克，甜酒吞服。取红浮萍煎汤外洗也可。

十一、赤白游风证治法

临证常见突然发作，游走不定，皮肤光亮，浮肿，形如云片，触之坚实，自觉灼热，麻痒，多发于口唇、眼睑、胸腹，或赤或白。相当于血管性水肿。

1. 治赤白游风法

治法1：川椒、麦芽、地肤子各30克，葱白21根，水适量，煮沸，待温，温敷，1日1次。

治法2：蝉衣15克，水一大碗，煮沸滤过取汁，频频敷之。

治法3：路路通、何首乌藤各30克，水煎每日1剂，分2次服。

治法4：大黑豆半碗，红糖适量，水煎服，每日1剂。

2. 治血管性水肿法

治法1：香樟木30克，煎汤熏洗患处。

治法2：马鞭草适量，煎水洗澡，每日1次。

治法3：鲜鱼腥草适量，捣烂擦患处，每日2次。

治法4：辣油菜1把，将菜叶揉烂，外搽患处，每日2次。

治法5：大风艾、毛麝香、漆大菇、苦楝树叶各适量，煎水外洗，每日2~3次。

十二、荨麻疹证治法

荨麻疹俗称"风疹块"或"鬼风疙瘩"，又叫隐疹、风瘙隐疹，是一种常见的瘙痒性过敏性皮肤病。其表现为突然皮肤瘙痒，起淡红色或苍白色风团，消退后不留痕迹，每因接触某种食物、药物、植物以感寒冷、热和精神紧张等诱发。

1. 治荨麻疹法

治法 1：蚕砂 1 升，煮水去渣，以汤洗浴后，避风，不久其疹自退。

治法 2：麦麸 1.25 千克，放锅内小火炒热，泼上适量米醋，再炒。取出后趁热搓全身以出微汗为度，出汗后避风，每日 1~2 次。

治法 3：韭菜根不拘多少，捣烂后用棉布包裹，烘热擦患处皮肤。

治法 4：桉树叶 100 克，加水 2 升，煎至 1 升半，候温冷适度时以此汤洗患处皮肤，揩干后扑上滑石粉或爽身粉。

治法 5：玉米须 15 克，已发酵好的酒酿 150 克，先将玉米须放锅内加水适量煎煮 20 分钟，去渣后再将酒酿放入，煮沸后食用。

治法 6：辣油菜一把，揉烂外搽皮肤，每日 2 次。

治法 7：冬瓜皮适量，煎水外洗，并可饮服少许，每日一次。

治法 8：香樟木 50 克，煎汤熏洗皮肤，每日 2 次。

2. 治慢性顽固性荨麻疹法

治法 1：三七 2 克，去骨鸡肉 150 克，先将三七切片用鸡油炸黄，取出后研末同鸡放于碗中拌匀，再加适量的水，放锅中隔水蒸炖 1 小时左右，熟后放入少量盐调味，连汤带肉 1 次服完，每隔 1~2 天服一料，连服三四料可愈。

治法 2：紫背马蹄金叶数片，放于内衣袋内，每日换一次，常此可免荨麻疹发作。

治法 3：黑芝麻 50 克，鲜浮萍 100 克，猪肺适量，三物共放锅中蒸煮，连汤一次服食，每日一剂，连服 4~5 次可愈。

第二节 刺证

一、酒皶鼻证治法

酒皶鼻也叫"鼻齇"、"赤鼻"等。症见鼻准红赤，久则呈紫黑色，甚者可延及鼻翼，皮肤变厚，鼻头增大。状如赘疣。

治法 1：硫黄、皮硝等份，研细末，临卧时用冷开水调搽。

治法 2：槟榔用茄汁浸拌晒干为末，水调搽。

治法 3：密陀僧 60 克，研细末，用人乳或白蜜调搽。

治法 4：百部 50 克，苦参 20 克，雷丸 20 克，研为细末，搅匀后取药粉 20 克，与醋调匀，每晚睡前先外洗，再涂上药，翌晨洗去。

治法 5：大枫子仁、桃杏仁、核桃仁、火麻仁，研成泥，用纱布包，在文火上烤之出油涂抹患处，每日 3 次。

治法 6：枇杷叶、侧柏叶、桑叶、人参叶、荷叶、竹叶和大青叶（七叶饮），水煎服，每日 2 次。

治法 7：使君子仁 10 克，以香油少许，浸 3~5 个，临卧时细嚼，香油送下，久而自愈。

治法 8：红粉 5 克，冰片 4.5 克，薄荷脑 3.7 克，香脂 100 克，将红粉分为两等份，分别加入冰片和薄荷脑中，分别研粉，先把红粉、冰片加入香脂中调匀，再把红粉、薄荷脑加入，拌匀即成，先洗净患部薄薄涂上一层药膏，每天早晚各一次。

治法 9：荆芥穗 120 克，防风、白蒺藜（炒）、白僵蚕（炒）各 30 克，共为细末，每服 6 克，食后清茶调下。

治法 10：草乌尖 7 个，麝香少许，共为细末，入大枫子油火上调匀，先以生姜擦鼻上，再用药擦之，日三次。

治法 11：白果肉 2 个，白芷 1.5 克，共捣烂临卧时掩鼻上，次早去之，三四次即退。

治法 12：老山栀为末，熔黄蜡和圆，弹子大，空心茶酒嚼下，半月效。

治法 13：凌霄花、密陀僧各等份，上为末，口水调末，夜敷患处，白日洗去，一月即退。

二、粉刺证治法

粉刺又名酒刺或风粉刺。皮疹如粟，或见黑头，甚则色赤肿痛，挤破出白粉汁，自觉微痒，抠后感染成脓胞，可形成疖肿及皮脂瘤。西医称为"痤疮"。

治法 1：紫背天葵草 50 克，生苡米 30 克，用淘米水 500毫升煎半小时，内服，同时取热药汁擦洗患处，隔日 1 剂。

治法 2：白花蛇舌草 30 克，水煎，每日 1 剂，分 2 次服。

治法 3：大黄、紫草等量研末，加入菜油浸泡 3 ~ 6 天，外搽患处，日搽 2 次。

治法 4：肥皂 30 克，益母草（烧灰）30 克，共捣烂为丸，日洗三次自愈。

治法 5：炒盐、生葱、川椒各等份，煎水，一日二三次洗之，多洗尤妙。

治法 6：云母粉、杏仁等份为末，牛乳调和，略蒸，敷之。

治法 7：白蔹 0.6 克，杏仁 0.15 克，鸡矢白 0.3 克，为末，水调匀搽面，良效。

治法 8：鲜桃花、鲜冬瓜仁等份，研细用蜜调和，外敷患处，夜涂旦洗，以愈为度。或用鲜菟丝子适量，绞汁外搽患处，每日 3 ~ 4 次。

治法 9：硫黄、大黄各等份，2 味药共研细末，冷开水调敷患处。

治法 10：白石脂 30 克，白蔹、苦杏仁各 40 克，上药共为细末，用鸡蛋清调敷外用。

治法11：防风、樟脑各6克，冰片1.5克，大枫子、胡桃仁各9克，将上药捣烂，用布包上，随时擦用。

治法12：寸冬15克，生地、元参各20克，白花蛇舌草30克，水煎服，每日1剂，药渣加水1000毫升煎水外洗患部，每日3次。

三、狐尿刺证治法

因接触螳螂等昆虫分泌物引起的皮肤病。又名狐狸刺。患处皮肤干燥，起红紫斑点，肿胀燉痛，甚则溃烂成疮，脓水淋漓。相当于西医接触性皮炎。

1. 治狐尿刺法

治法1：生山楂40克，生大黄30克，湿敷或外洗，红肿甚加芒硝20克，有溃烂渗液加明矾15克。每日1剂，一日敷洗3次。

治法2：鲜石韦叶250克，加水1500毫升，煎取1000毫升热洗患处，每次15分钟，1日3次。

2. 治接触性皮炎法

治法1：蒲公英（连根），浓煎，温洗，或捣汁外涂。

治法2：韭菜嫩叶火烘趁热擦患处，每日3~4次。

治法3：甘草40克，加水至2000毫升，煮沸过滤，待冷湿敷，2小时1次，每次20分钟。

治法4：枇杷叶60克，黄芩、黄柏各6克，加水1500毫升，煎取1000毫升，用其半量内服，半量外洗，1~2剂得愈。

四、肉刺证治法

肉刺又名鸡眼。多生于足底前端或足趾部，数目不一，似豌豆大，状如鸡眼，受压则痛，影响行走。

治法1：用退鸡水洗患处，不过三次，硬者自落，软者自消。或初生小儿屎涂患处。

治法2：枯矾、黄丹、朴硝各等份，上共为末，搽患处，日涂二三次，即愈。

治法3：生蜈蚣1条，捣烂少许贴上，片时拔根。

治法4：用葱剖开，将有汁沫一边贴鸡眼上，包住，数次自愈。

治法5：鸡蛋开孔，去白存黄，入黄豆10粒和匀封之，三日取出，同研做饼，贴扎鸡眼处一昼夜，鸡眼自出，针挑之，可拔。

治法6：荞麦面3克，荸荠1个，共捣，贴鸡眼，一夜，连根拔出，神效。

治法7：乌梅肉加醋少许捣烂，再加盐水调匀，制成软膏状，先用小刀将鸡眼胼皮挖去黑刺，再用药膏贴上，外以纱布包定。

治法8：万年青叶捣烂贴患处，可以断根，极验。

治法9：鲜鸦胆子仁5粒，先刮去鸡眼表皮层，再将鸦胆子捣烂贴上，外有胶布固定，五日换药一次，一二次即愈。

治法10：鲜韭菜揉汁内服，一日三次，并用汁涂抹鸡眼。

治法11：黄豆芽当菜吃，每日250克，连食一周不间断，鸡眼可自落。

治法12：生石灰、碱面等份，用姜汁调匀，贴敷于鸡眼上，三日换药一次，二三次即愈。

治法13：米醋煮鸡蛋空腹吃，一日吃1~2个。

第三节　疥证

一、疥疮证治法

疥疮是同疥螨引起的传染性皮肤病，易在集体生活中造成流行。其皮损好发于指缝、腕部屈侧、肘窝、妇女乳房、脐周、腰下腹部、外生殖器等，多为丘疹及小水疱，剧烈瘙痒，以夜间为甚。

治法1：雄黄末18克，用草纸包卷作三条，入夜时令患者裸身坐在藤椅上，外用被单围身，头面露出，颈以下须裹紧，取药纸卷一支，一头燃火，放椅下熏之，连有三夜可愈，永不再发。或用雄黄末盛于碗盘内，以火燃而熏之，每次可熏一个小时，不可太久，连熏二次亦效。

治法2：熟艾叶50克，木鳖子9克，雄黄6克，硫黄3克，共研成细末，揉入艾叶中，分作四条，每以一条安放瓦上，再放在火笼上，并将之置被下。患者裸身令熏，一日一次，用完即愈。

治法3：清明时，取河水池塘内蝌蚪不拘多少，置罐内封口，再以石灰泥涂固周围勿令泄气，待泥干后，埋在大路口（最好上面有石板的，使震动），约二三年后取出。再取大黄不拘多少，浸于内，再晒干，又浸又晒共七次，研成细末，每服6克，用蜜调匀，开水送服，一日一次，服后会吐泻二三次，即可痊愈。

治法4：无论干湿疥疮，均可用硫黄200克，陈醋200毫升，将硫黄研碎放醋内，以微火煎至将干时，候凉，研成细末过筛，以香油调匀，成稀液，擦患处，每日一次，以愈为度。

治法5：大枣100克，猪油50克，共加水煮烂，再加白糖调食，一日一剂。

治法6：水菖蒲250克，洗净煎水，外洗患处，每日二次，连用三天即可愈。

治法7：川椒、硫黄、猪板油、生姜各等份，共捣烂如泥，用白布包好，临用时在火上烤出油脂，揉擦患处，一日二次。

治法8：大枫子去皮，放麻油内熬，待冷后取油外搽患处，每日三次。

治法9：全蟹数个，放瓦上焙干研末，用猪油调匀，外搽患处。

治法10：蛇床子150克，煎水洗澡，每日一次，连洗一周可愈。

治法11：硫黄9克，葱白三根，共捣烂，外搽患处，每日二次。

治法 12：新鲜土烟草（叶上有毛者佳）100 克，捣烂，泡入滚开的水，待温热适中时洗澡，每日一次。

治法 13：老露蜂房一个，焙干研末，用茶油调和，外涂患处，一日一次。

治法 14：硫黄、石膏各 50 克，共研细末，用麻油调匀，外涂患处，每日一次。

二、冻疮证治法

冻疮是指人体手、趾、耳、鼻等暴露部位遭受寒冷侵袭引起的局部性损伤，局部出现紫斑、水肿、炎症，常有痛痒之感。

1. 预防冻疮法

方法 1：凡冬天手足易生冻疮者，触冰或冷水后，需速用新干毛巾揩至全无湿气为度，再以两手的掌及背互相合擦约二三分钟。每日步行一二小时及每晚温水洗足等，均有预防冻疮发生之效。如已发硬块，用棉花浸大油包护，亦可消散；如已皮破作痛，用大黄细末，水调敷上立愈。

方法 2：暑伏天时捣大蒜为泥，敷在上年生过冻疮之处，外用纱布包扎，过一日一夜洗去，隔三四日后又敷一次，以后虽极寒，亦断不发生冻疮。

方法 3：三伏日以青辣椒（须尖形细长者）数个，用剪刀剪开，将剪开处向易患冻疮的皮肤上频频擦之，使辣汁擦透，不久即感灼痛难忍，待半天至一天后方可入冷水洗去。以后交冬，无论如何，永不生冻疮，屡验。

方法 4：用隔年冬瓜皮及辣椒。伏日时烧水洗之，每隔一日洗一次，每次洗一刻钟至半小时，须洗四五次，以后即不再生冻疮。

2. 治冻疮法

治法 1：鲜山楂煨熟上皮及子，捣烂如泥，涂敷患处，数次即可愈。

治法 2：萝卜菜、橘皮煎汤洗患处，再用蟹壳烧灰，研成细末，以麻油调涂，神验。

治法 3：柿子皮煅成灰存性，以熟菜油调匀涂上，七日必愈，甚验。

治法 4：落花生皮 200 克，研成细末，用香油调搽患处，屡验。

治法 5：用皂荚放入火炉内烧烟熏患处，未破者每天熏三五次，已溃者每天熏十余次，无不立愈，屡试屡验。

治法 6：干茄棵 200 克，羊角辣椒 3 个，合在一起熬汤，乘热熏洗，每日一二次，一般冻疮未溃时，熏洗二三天即好。

治法 7：透骨草 15 克，冬瓜皮 15 克，煎汤，乘热熏洗患处，每日一剂洗数次，连用数日可愈。

治法 8：蜜柑皮放火上烤成焦块，研为细末，将药末调凡士林拌匀，涂在患处，外用绷带包裹，每日换一次，连用三五日可愈。

治法 9：如冻伤皮肤，痛痒异常或成疮者，可用橄榄核烧灰存性，研成细末，加入少量轻粉，用香油调匀备用，外擦患处，神效。

治法 10：鲜山药、红糖各等份，共捣烂成膏状，敷患处，数次即愈。

3. 治冻疮破溃方

如冻疮溃破淋漓，或有浓汁渗出者，取野鸭脚一对（如无野者，用白鸭脚亦可），放瓦上焙灰研末，用麻油或花生油调搽，一日数次。

按：此方只适于冻疮破溃者，未破则无效，如破溃疮口不大，至多一周即愈。

三、汗疮、汗斑、痱子证治法

汗疮又叫汗淅疮，为汗液淹淅所引起的皮肤擦烂成疮。汗斑也叫花斑癣，其特点为圆形或不规则形斑疹，颜色为褐色，好发于胸背及腋下。痱子是一种常见的夏季皮肤病，初起皮肤发红，渐即出现小丘疹，轻度瘙痒。

1. 治汗疮法

治法1：苦参30克，煎汤洗患处，每次洗十分钟，洗后拭干，一日二次，连用七日即愈。

治法2：芙蓉花100克，浸于米醋内，待溶化后涂患处，每日二次。

治法3：白及晒干研末，撒患处。

治法4：鲜嫩丝瓜叶或马齿苋100克，加冰片少许共捣烂，敷患处，一日二次。

2. 治汗斑法

治法1：用老黄瓜（须皮色纯黄者为妙）切片，在汗斑上频频擦，不久即消。

治法2：硼砂研细末，用黄瓜头蘸擦之，数次即愈，永不复发。

治法3：狗骨烧灰，研成细粉，用茶油调匀，搽患处。

治法4：紫皮蒜捣烂，擦患处至灼热疼痛为度，二三次即愈。

治法5：硫黄研末，用未成熟的青柚子皮切片蘸擦患处，轻者一次，重者隔二三天再擦一次即愈。

3. 治痱子法

治法1：升麻煮汤饮服，并以此汤倒入水中洗浴，极效。

治法2：用丝瓜叶捣烂，涂之即消。

治法3：冬瓜皮或西瓜皮煎水外洗。

四、漆疮证治法

因外受漆味辛热之毒，而发生皮肤肿胀起疱发痒成疮者，即叫漆疮。皮损多在暴露部位，以颜面、颈项、腕关节周围、手背及指背为多，搔抓后可延及全身，表现为皮肤突发潮红肿胀，焮热作痒，起小丘疹或水疱，破后糜烂流黄水，严重者可出现恶寒发热、头痛、食欲不振、便秘等全身症状。

1. 治漆疮法

治法1：取杉木材（油杉）煎汤洗之，无不立瘥。

按：杉木材气味辛香、微温、无毒，能散温毒，煎汤内服可治心腹胀痛，煮水浸洗治脚气肿满，并能解漆气之秽恶。

治法2：因漆过敏引起皮肤局部红肿，瘙痒起疹疱，并蔓延全身者，以臭芹草500克，煎汤洗患处，轻者一次可愈，重者不过二三次。

治法3：蒺藜子50克，加水煎煮半小时，洗涤患处。

治法4：漆疱初起，急取羊乳涂之，或用芥菜煎汤先之，均可立愈。

治法5：鲜柳树叶煎汤，外洗患处，一日二次。

治法6：鲜萝卜菜捣烂，外敷患处，一日二次。

2. 治漆疮久不愈法

治法1：如漆疱蔓及全身，久治不愈，渗出液水者，先用白矾调化于开水中，外洗患处，再取蟹数个，煮熟去壳，取其中液汁涂患处，或用生螃蟹捣碎敷上，亦妙。

治法2：用鸡汤洗患处，再用豆油搽上，每日二次。

3. 治接触性皮炎法

治法1：鲜芭蕉根、韭菜各一把，洗净煎水外洗，每日二次。

治法2：活蚯蚓十余条，洗净，放入白糖100克，使化为水，再用软毛刷蘸此水擦患处，每日一二次。

治法3：嫩杉树苗或鲜杉树皮500克，煎水外洗，一日二次。

治法4：橄榄叶煎汤外洗，一日二次。

治法5：鲜龙葵250克，苍耳草250克，煎水洗澡，每日一次。

治法6：柿子漆（即青柿子砸烂，加适量水调拌，压出汁晒干后即成），用时以开水调涂。

治法7：马齿苋适量，煎水外洗。一日二次。

五、天疱疮证治法

天疱疮者，因其水疱遍及全身，日久成疮而得名，又名蜘蛛疮或火赤疮。其特点是在正常皮肤或红斑上成批出现水疱，散在性，甚至遍及全身，疱液初为澄清，逐渐混浊或含血液。伴有全身症状，预后往往不良，西医亦谓天疱疮，属于一种自身免疫性疾病，可发生于任何年龄，但常以中、老年患者为多。

治法1：取靛花晒干，研末，以井水调敷。

治法2：白芷、朱砂、川连、甘草、大黄、雄黄、冰片各等量，共研细末合匀，先将患处用水洗净，不必拭干，以此散掺之，常掺即愈。

治法3：用番瓜蒂烧灰研末，以茶油调涂即愈。治头顶生天疱疮。

治法4：红枣烧炭30克，黄丹、松香、枯矾各15克，共研细末，以香油调涂，一日二次。

六、脓疱疮证治法

脓疱疮中医亦称天疱疮，但与自免疫性大疱疮不同。本病主要见于儿童，为一种常见的化脓性皮肤病，多在夏秋季发病，具有接触传染及自身接种的特点。常发于颜面、耳项、四肢等暴露部位，重则蔓延全身。初起红斑，上现水疱，小如豌豆，大如蚕豆，初时疱液透时，渐至混浊成脓疱，易破溃糜烂，渗出黄水，伴瘙痒作痛，故又叫黄水疮。

1. 治脓疱疮法

治法1：先用生豆腐切片贴在患处，干即换，七次后，以煅石膏研成细末，撒于疮上，三日后仅撒煅石膏粉，如药粉与疮渗出的水凝结成痂片时，当剥去，再撒上药粉，五日可愈。

治法2：蚕豆壳炒炭，研成细末，用菜油调和，外敷患处，一日二次。

治法3：红枣烧炭30克，枯矾30克，共研细末，如疮面干者，用香油调涂，湿者即干撒，一日二次。

治法4：好轻粉3克，柿饼蒂8个烧灰存性，待冷后共研细末，以熟香油调搽。

治法 5：地骨皮炒黄，研成细末，以香油调匀，外搽患处，每日二次。

治法 6：鲜苦瓜叶适量，捣烂外敷患处，每日三次。

2. 治黄水疮法

治法 1：先用热豆腐浆水洗净患处，使疮水不外流蔓延，再用芦荟 30 克，生甘草 12 克共研细末，撒于患处，早、晚各一次。

治法 2：地肤子、黄柏、芒硝各 50 克，共研成细末备用，先用地肤子煎水将患处洗净，再撒上药粉，每日二次，五日可愈。

治法 3：豆腐 100 克，黄柏 50 克研末，共捣成膏，贴患处，一日一次。

治法 4：青黛 10 克，五倍子 30 克，共研细末，撒于患处，如疮面干者，用香油调匀，涂患处，每日二三次，数日可愈。

七、蛇串疮证治法

本病以皮肤出现成簇水疱沿身体一侧呈带状分布宛如蛇行，故名。又叫火带疮、蜘蛛疮、蛇窠疮等，相当于西医的带状疱疹，是由病毒引起的炎性皮肤病。初起皮肤现云片状红紫丘疹，渐见粟米大至绿豆大的成簇水疱，累累如串珠，并延成几簇，排列成带状，疱液始清，渐至混浊，最后结干痂。水疱破后可成湿烂面，易感染。

1. 治蛇串疮法

治法 1：槟榔 50 克，朴硝 50 克，共研细末，用蜂蜜调拌成糊状，敷涂患处，一般敷二三次即可治愈。

治法 2：陈石灰 50～100 克，研成细粉末，用高粱酒 250 毫升调成糊状，抹于患处，疗效甚佳。

治法 3：白墙臭皮（即白色杨梅臭皮）用烧酒磨汁，搽患处。

治法 4：金樱子（俗称糖缸缸）嫩叶一把，捣烂，放入米泔水（淘米水）中浸泡一夜，次日用此水擦患处，数次即愈。

治法 5：乌柿汁或青柿汁，或柿浆涂患处，甚妙。

　　2. 带状疱疹外治法

　　治法 1：雄黄研末，用醋调和，外敷患处，一日一次，连用一周可愈。

　　治法 2：地龙（蚯蚓）5 条，放瓦上焙干研粉，用麻油调拌，搽于患处，用药后立可止痛，三四天即愈。

　　治法 3：冰片、生石灰各 15 克，共研细末，用食醋拌成糊状，摊纱布上贴患处，一日换药一次，三日可愈。

　　治法 4：仙人掌一个，刮去其刺，同糯米粉同捣烂和匀，外敷患处，每日二次。

　　治法 5：秋季采芙蓉叶，晒干后研末，以熟香油调和，涂于疮上，一日二次。

　　3. 治老人带状疱疹法

　　治法 1：秦艽 30 克，甘草 15 克，煎水内服，再加水煎汤外洗，一日一剂。

　　治法 2：王不留行 100 克，炒后研粉，撒患处。如疮面不渗水则用香油调涂，一日二次。

　　治法 3：鲜半边莲捣烂，绞取液汁，每服 15～30 克，以开水冲服，早、晚各服一次。

八、千日疮证治法

　　千日疮即西医的寻常疣。初起小如粟米，渐大如赤豆，突出皮面，色灰褐或污黄，数量不一，一般无自觉症状，挤之稍有压痛，好发于手背、指背、足缘及颜面等处。一般多见于儿童及青年人，成人较少见。

　　1. 治寻常疣法

　　治法 1：取牛涎频频涂擦，即可自落。

　　治法 2：经霜茄子一个，去蒂，切片放火上烘热使汁出，擦疣部，每日二三次，连用七八天可愈。

　　治法 3：生石灰 100 克，加水煎煮，使成干粉，每以少许放疣上，用布块或橡片揉磨十分钟，即自落。

治法4：马钱子、鲜荸荠各等份，共研磨取汁，涂疣上，早晚各一次。

治法5：艾叶揉绒，置疣上灸三壮，即自落而愈。

治法6：生大蒜子放口内嚼烂，涂擦疣上，一日二三次。

治法7：如疣生较多，可用木贼、香附各100克、煎汤熏洗约半小时，每日一二次，连用半月至一月可愈。

2. 治瘊子法

治法1：取生石灰一块（出矿不见水未化成粉者），每用3~6克研成粗粉，撮少许按压在瘊顶上，按压住研成粉末，连续数次，瘊即渐缩小，而至干化，一二日即自行脱落。如瘊过大，可先用丝线束其根底，再行施术。

治法2：取新鲜四季豆（刀豆）壳，每日随意擦患处二三次，擦至十余处即会全部落光，且毫无斑痕，亦不复发。

治法3：取蜘蛛网粗丝缠在瘊子底部，一日即可脱掉。

九、褥疮证治法

褥疮又叫"席疮"，或"坐板疮"。因久着席褥生疮而命名，多见于昏迷、半身不遂、瘫痪或卧床不起的病人，好发于易受压迫或摩擦的尾骶臀部、背脊等处。

治法1：凡臀部生湿疹，可用蚕豆荚烧灰，研为细末，用菜油调搽，数次即愈。

治法2：丝瓜皮焙干，研为细末，刚烧酒调和，搽患处。

治法3：黎明时摘桑叶（即有白汁），放瓦器内，揉软后擦患处，二三次即愈。

治法4：鸡蛋10个，煮熟后上壳及蛋白，仅用蛋黄锅内煎（不可加水及油），待煎焦黄时，用杓子压出油，用此油搽患处，一日二次。

治法5：用点燃的蜡烛油乘热滴在患处，三五次即愈，且不复发。

十、丹毒证治法

又名天火、火丹、丹熛等。因患部皮肤红如涂丹，热如火灼，故名。发无定处者名为赤游丹，发于头部名抱头火丹，发于小腿行名流火。

治法 1：萹蓄草，生捣，敷患处。

治法 2：鲜马齿苋，捣烂连汁搽患部，不时换擦。

治法 3：油菜子、油菜叶研细捣汁，涂患部。

治法 4：大青叶鲜品 60 克，捣烂外敷。

治法 5：仙人掌根，切薄片敷上或绞汁刷上。

治法 6：鲜鸭跖草 25 千克（宽叶），食醋 500 克，将叶片放入食醋内浸泡 1 小时，用叶片外敷患处。

治法 7：生甘草、五倍子各 50 克，同煎浓汁，频服。

治法 8：金银花 50 克，丹皮 15 克，生山栀 12 克，水煎，分两次服。

治法 9：鲜青苔适量，与醋拌和，捣烂，外敷患处。

治法 10：寒水石 50 克，研末水调外敷。

治法 11：夏枯草四两，煎汤熏洗患处。

第四节　癣证

一、头癣证治法

头癣是发生于头部毛发及皮肤的一种真菌病，中医称为"秃疮"或"癞头疮"，有黄癣和白癣之分。如初起头皮有灰白色鳞屑，小者如豆，大如铜钱，日久蔓延，扩大成片，毛发干枯易落或折断者即为白癣；如有脓疱，干后结痂，颜色蜡黄，蔓延扩大，形如黄豆，有鼠臭味，即为黄癣，中医又叫"肥疮"。

1. 治头上秃疮法

治法 1：每年三月三日采收未开桃花，阴干，与桑椹赤白等份，共研细末，用猪油调匀，涂敷于头上；或以鲜桑椹子捣烂，剃头后涂上，当时甚痒，二三次即愈。

治法2：先用米醋和米泔水兑匀，洗净头部，再用鸽粪研细末，掺上，一日一次，甚效。

治法3：鸡蛋黄油（即鸡蛋煮熟后，取蛋黄放锅内炒焦后，所压榨出的油）半匙，硫黄末1.5克，两物和匀，外涂患处。

治法4：降霜后的白杨树叶200克，放瓦器上焙成灰白色粉，以香油调匀涂患处。

治法5：牛蹄外皮15克焙干，研细末，用棉籽油调匀，外擦患处。

治法6：南瓜叶晒干，白矾各等份共研细末，以茶油调匀，外涂患处。

治法7：灶烟筒尾的烟油（须烧柴草者）晒干20克，研为细末，以香油调匀，抹患处。

2. 治头白癣法

治法1：先用醋汤将头洗净，再用百草霜（即烧柴草的锅底烟熏）和入猪油，涂之立愈。

治法2：取生白果仁切开，用其剖开面频频擦患处。

治法3：生姜切片，浸入高粱酒内，先将头发剃去，再取出姜片，用力擦之，此法治咬发癣效验如神。

治法4：小竹子烧灰，放入清油一碗内煎沸取下，滤去渣，再滴入猪胆汁一个，和匀。先将头发剃去，再以药汁擦之，二三日可愈。用药期间，勿令日晒。

治法5：桃花、花椒各适量，捣烂如泥，剃去头发后敷患处，干后再用花椒水洗净，每日一次。

治法6：鲜石榴皮适量，用其外皮搽患处，一日数次。

3. 治头黄癣法

治法1：芦荟、臭椿树叶、麻油各适量，先将芦荟研为末，加麻油调匀，用臭椿树叶煎水，将头洗净痂皮，并剪去头发，以药外搽，每日一次。

治法2：明矾500克，嫩松香80克，鲜猪板油250克，先将明矾火煅成枯矾研细末，再将松香研粉包入猪板油内，将猪板油放火上烧。滴下的含松香之油冷却后，加入枯矾内调匀备用。用时将药膏熔化，外涂患处，隔天将痂揭去，再将上方药油涂上，连用三四天即愈。用药期间不必洗头，以免影响疗效。

治法3：取蜗牛数十条，去壳，用水三碗煎汤洗之，一二次即愈，极为神妙。用壳虾和白糖同捣烂，敷患处，效验尤神。敷后痒不可当，切不可搔，等其结痂自落即愈。

治法4：竹笋壳叶50克，烧灰存性，用香油调匀，外搽患处。

治法5：荸荠不拘多少，捣烂敷之，一日一次，连用数日即愈。

4. 治头皮屑法

治法1：牛蒡叶捣烂取汁，熬膏搽之，次日早上用皂荚水洗去，连用数日可愈。

治法2：瓦松曝干，烧灰，以水淋之取汁，乘热洗头，六七次可愈。

治法3：女贞子500克，芝麻250克，加水煎熬成膏，每服一大匙，以温开水送下，一日二三服。治脂溢性皮炎甚效。

治法4：透骨草200克，皂角、王不留行各100克，水煎浓汁，洗头，一周洗一二次。

5. 治头癣妙法

木鳖子50克，放瓦上焙焦，五倍子50克，焙干，康青3克，铜绿6克，锡粉3克，轻粉0.3克，共研细末，同生虾肉捣烂拌匀，每取少许涂敷患处，一二次即愈。

二、体癣证治法

体癣是发生于头皮、毛发、手足及指（趾）甲以外部位的皮肤真菌病，中医称为"圆癣"、"金钱癣"。初起色淡起斑，以后逐渐扩大呈有鳞屑的炎症红斑，境界清楚，边缘明显为环形。

1. 治疮癣初起痛痒难忍法

经常将盐巴放口内嚼后涂擦患处，甚妙。

2. 治体癣法

治法1：明矾6克，白凤仙花12克，共研细末，用食醋调成糊状，外涂患处，每日三次。

治法2：狼毒、桃仁各50克，共研细末，以猪板油和醋捣和，再将药末掺入拌匀，外涂患处，每日二次。

治法3：皂角500克，以醋将之熬成膏，先用刀片将癣刮破，再用药膏敷涂患处，数次即愈，屡试屡验。

治法4：羊蹄根（即土大黄）200克，枯矾50克，共研细末，用香油调匀，涂于患处，一日三次，对体癣、足癣均有效。

治法5：荔枝核磨醋，先将癣刮研，再以药汁搽上，虽痛不妨，数日即愈。如再发则再搽，行几次可断根。

治法6：取野君莲根粗大者（也可用叶）捣烂，用布包好（令渣汁均在内），先将患处用水洗净，拭干，使皮肤湿润，再用药袋涂擦，稍用些力，每日一二次，轻者一二日，重者四五日可愈。

3. 治顽癣法

治法1：先用穿山甲鳞片将癣刮破，再用羊毛软刷蘸杉木油涂于患处。若癣已破则不用再刮。

治法2：硫黄粉、胡椒末各等份，先炒胡椒末，再入硫黄末炒，要炒至呈咖啡色为度，候冷研匀，用香油调涂，数次即愈。

治法3：半夏、斑蝥各等份，共研细末，用内醋调拌，涂于癣上，不久即起泡，等泡一脱皮即愈。此方治小块的老癣最好，但应注意药水不可沾在好皮肤上。

治法4：将胡桃青皮捣烂成糊状，涂于癣上，二三次即愈。

治法5：新鲜鸡腰子剖开，敷贴癣上，三四次即愈。

治法6：如癣范围较大，可用鲜松叶，用火焚烧，使冒浓烟，熏患处，每日一次。

治法 7：蒲公英根（以秋后及冬季由地下掘出者最好）
250 克，洗净切成小节，加水煎熬，待水成赤色，取下滤去
渣，再熬成膏状，待稍冷则装入大瓶内，并加些好酒封固备
用。用时先以温水浸软癣上痂壳，再用刀片刮去痂，然后涂上
药膏，每涂一层药膏干后再涂，如此涂几次，不需用布包，也
不要洗掉，经过三四日再涂，使药力透入皮肤内，待痂壳脱
落，癣即消失。

治法 8：茄子花或根，晒干研末，用香油调搽，若癣渗
水，则干撒之。

4. 九熏丹治癣

好铜青 100～150 克研细，以烧酒拌和至不干不湿时，涂
于粗碗底或陶盆底内，翻转合地上，以砖垫好露一缝口，下以
薪艾熏之，再涂再熏，如此九次，约以熏至青带黑色为度，刮
下研细，用烧酒将此粉拌和成锭子，以此锭子蘸醋磨搽癣上，
每日三五次，五日后如觉干裂，可用菜油少洗润之，治至七日
即愈。

5. 治面部癣法

治法 1：杏仁 20 克，浸于醋 100 克内三天，取出捣烂，同
醋加热，先用热水加热洗净患部试干，再用棉花趁热蘸药擦患
处，每日一次，连用二三天后，隔一二天再擦三天。此间忌
饮酒。

治法 2：青胡桃连皮带肉捣烂如泥，敷涂患处，或用布包
擦患处，15～30 分钟后患处灼热破皮，去药即愈。

6. 治干湿癣效方

杨树皮焙黑，枯矾各等份，共研细末，以香油调拌，敷
患处。

三、足癣证治法

足癣俗称"脚气"，是由真菌侵入足部表皮所引起，多发
于足趾间及两侧足底，足趾间糜烂发白，搔痒抓破后露出红润
面，常继发感染。中医称之为"臭田螺"或"田螺颊"。

1. 治足丫湿烂法

治法 1：患湿足疮（即香港足）者，可用小鲫鱼（愈小愈好）放瓦上焙炭存性，研为细末，泡酒内，搽患处。

治法 2：若足生烂疮，取陈火腿骨一根，用米泔水（即洗米水）漂去盐味，再焙烧枯，研成粉末，撒于患处，立效。

治法 3：足丫湿烂者，可将茶叶嚼烂，敷于患处，极妙。

治法 4：足上生臭疮者，取鸡蛋黄 500 克，黄腊 3 克，共煎出油涂之。

治法 5：老葱一棵，猪板油 100 克，共捣成膏，摊在布上，贴敷患处。

2. 治足癣妙验法

治法 1：柿蒂 15 克，草果 15 克，丁香 10 克，共研细末，撒于患处，如干燥者，以香油调搽，三四日即效。

治法 2：取谷糠一把，放在纸上，纸上应先用针刺十几个孔，再糊贴于碗上，将谷糠点燃，即有油渗入碗内，用此油搽患处，每天二次，甚验。

治法 3：半边莲 100 克，用烧酒 250 克浸泡 2 天，去渣，外涂患处，一日二三次。

治法 4：鲜蓖麻叶揉烂，擦患处，一日三次，连用一周。

治法 5：桐树叶、芝麻叶、韭菜叶各 200 克，水煎，洗患处，一日二三次。

治法 6：鲜蒲公英、鲜败酱草各 500 克，切碎煎汤十分钟，待温时泡洗患部，每剂可洗三次。

3. 治足丫奇痒方

用硫黄研末搽之，搽后再用硫黄厚敷，布包穿袜，一日一换，数次断根，不可用手抓。

4. 治脚臭脚汗法

白萝卜切片煎水，频洗数次即愈。

四、牛皮癣证治法

牛皮癣状如牛领之皮，厚而且坚，故名。多发于青壮年，初始扁平圆形或多角形丘疹，继而融合成片，搔抓后皮肤肥厚，皮沟加深，极易形成苔癣化，好发于颈部及四肢弯处、会阴、大腿内侧及上眼睑等部位，相当于西医的神经性皮炎。

1. 治牛皮癣法

治法 1：取黄牛皮（鲜者）一块，烧存性，研为细末，用麻油调和，用鹅翅毛蘸涂患处。

治法 2：石榴皮蘸明矾末，用力擦患处，久而自愈。

治法 3：大蜘蛛一个，压破取水，涂患处。

治法 4：野棉花全草 150 克（干品减半），切碎，放入食醋 250 克内浸泡 2 天，先将患处用温水洗净拭干，再涂上药液，每天三四次，连用半月。

2. 截癣方

川槿皮 50 克，大风子仁 15 克，半夏 15 克，共浸于清水二碗内七天，再加轻粉 3 克于水中，用软毛笔蘸药水扫涂，有臭液出方妙，但忌洗澡，能于夏季治之尤效。此方用治牛皮癣极效。

3. 治神经性皮炎法

治法 1：苦参 250 克，研碎浸入陈醋 500 克内五天，先用温水洗擦患处，再用药棉蘸药搽之，每天早、晚各一次。

治法 2：大蒜子 100 克，捣烂后用棉布或纱布包好，浸米醋内半小时，取出，再放入雄黄末少许拌匀，包好擦患处，每天早、晚各擦一次，连擦一周。

治法 3：黄蚂蚁适量，浸泡于烧酒内三天，取液外搽患处，三日搽一次。

治法 4：芫花根皮晒干研末，用醋调或酒调匀，外敷患处，一日二次。

治法 5：鲜泽漆捣烂榨汁，外涂患处，一日数次。

治法 6：巴豆去壳 30 克，雄黄 3 克，共研烂，用纱布包裹，外擦患处，一日三次。

五、白疕（松皮癣）证治法

白疕因皮损以红斑、鳞屑为主，抓去脱屑，有点状出血，如匕首所刺之状，故名。又因形状如癣，脱屑如松皮，故名松皮癣，也叫干癣或蛇虱。

治法1：乌梢蛇焙干研粉3克，当归研粉3克，和匀，以开水送服，一日一剂，连服1~2月。

治法2：皂角刺500克，米醋500克，先将皂角刺捣烂，加水1.5千克以微火煎三小时，滤去渣，再入醋熬成膏备用。用时先用烧过的针刺破患处皮肤，再涂上药膏，一日一次。

治法3：水蛭、硫黄各30克，研细末，以茶油调匀敷患处，外用凡士林纱布盖上包扎，一日换一次，再配合内服草薢50克水煎分二次服，一日一剂。

治法4：核桃3个，大红枣2个，白胡椒7个，共捣烂，加水煎汤饮服，以地肤子为引。

治法5：鸡蛋2个煮熟，去白留黄，放锅内熬焦压榨出油，另取木鳖子5个去皮，用醋磨汁，再将汁同蛋黄油和匀，先用温水将患处洗擦，再涂上药汁，一日二次，连用七日可愈。

治法6：斑蝥3克，甘遂6克，研末浸于白酒150克内七天，外涂患处，不久患处皮肤即起水泡，待泡消去即愈。

治法7：硫黄末10克，花椒末10克，鸡蛋1个，先将鸡蛋开一小口，去蛋白留黄，把药放入混匀，盖封，放草木火堆旁焙干，连蛋壳一起研粉，用香油调匀，外搽患处，一日三次。

六、灰指（趾）甲证治法

灰指（趾）甲因指（趾）甲失去光泽，增厚色灰而定名，又叫鹅爪风，相当于西医的甲癣。

治法1：取白凤仙花连根洗净后捣烂，敷于指（趾）甲上及周围，外用布包扎，甚效。

治法2：五倍子研粗末30克，桐油150克，同混匀炒至黄色为度，外涂患处，一日二次。

治法3：山胡椒全草100克，加水煮二小时熬成浓汁外搽患处，一日三次。

治法4：石蒜用酒磨汁，外搽患处，每日三四次，连用半月。

治法5：鲜凤仙花茎叶500克，同明矾250克捣烂，加入醋250克调匀，再放入一个猪尿胞内，令患者将患指或患趾伸入，浸10小时取出，一天内勿下水，数次即愈。

治法6：甘蔗皮晒干，烧烟熏患处，熏前先用热水泡患指，再用刀刮薄指甲，然后再熏，一日一次，连熏一周可愈。

第五节　花柳病（性病）

一、梅毒证治法

梅毒是由苍白螺旋体引起的一种慢性传染性疾病，其传染途径主要是通过性交和胎传。该病早期表现为皮损见于男女前后阴（多在外生殖器）。为粟粒大具有浸润性丘疹或硬结，表面迅速出现糜烂或浅在性溃疡，亦称硬下疳，继而损害组织器官。梅毒在中医亦称翻花杨梅、棉花疮、杨梅痘、杨梅疹等。

1. 治杨梅疮法

治法1：癞蛤蟆一只（大者佳，但不可用红眼的，毒性太强。捕捉时不可有力重拿，最好用圆口瓶一个置地上，慢慢赶进瓶内），放在瓶内加酒500克，用盖盖紧，勿令泄气，再以慢火煎之，大约煎至酒剩一半时即离火，去蛤蟆不用，取此酒温服，一次约服100～150克，服后盖被取汗，动须避风。若上部疮多者，吃点热粥助药酒力，如一服未愈，当停四、五天后，再服一次则愈。

治法2：古墙下小螺丝壳、辰砂各等份，加冰片少许，共研细末，搽患处。

治法 3：黄土加水搅后，待澄清，取清水一升，蚯蚓泥100 克，生大黄 50 克，生甘草 15 克，萱草根 15 克，加水共煎煮取汁，兑前面的黄土澄清水饮服，服后便泻，隔一日再服，如此服数剂，其毒自消。

治法 4：土茯苓、苍耳子各 20 克，水煎服，一日一剂。

治法 5：初起时，用羊角、核桃均烧灰存性各等份，研为细末，每次用 5 克，以好酒调下，早、晚各服一次，四、五日后，毒从大便出，人便可出现脓血，用药量即减至每日一服。半月后毒尽，再服补益之品。

治法 6：红枣 1.5 千克，杉木作薪炊枣，逐次钳出闷炭，枣烂为度，剥去皮核，将闷炭磨末，和枣肉捣和，做成丸子如弹子大，每日用土茯苓煎汤送服，用量不拘。

治法 7：鸡蛋一枚，去黄留白，加入轻粉 3 克，搅匀，用纸糊住，放在饮上蒸熟再吃下。

治法 8：雄黄、雨前茶、生芝麻各 200 克，共研细末，以黄米磨粉将药末调糊成丸，如桐子大，每天早上用开水送服9 克。

治法 9：杨梅疮穿鼻者，用龟板酒炙三次，取末 100 克，石决明童便淬煅末 6 克，朱砂水飞研 6 克，用黄米饮捣丸如桐子大，每服 3 克，用土茯苓煎汤兑好酒送下。

2. 清花柳余毒方

治法 1：王不留行、蒲公英根各 100 克，煮瘦猪肉食服，数次即愈。

治法 2：用松树秧去叶连茎，煮猪脚食之，此方并治初生花柳病。

二、下疳证治法

下疳即疳疮生于下部前阴处，又叫妬精疮，相当于现代所说的淋病。生下疳之原有三种：一是因男子欲念萌动，淫火猖狂，未经发泄，以致败精浊血留滞中途，结而为肿，初起必先淋漓，溲溺涩痛，次流黄浊败精，阳物渐损，其则肿痛腐烂；

二是由房术热药，涂抹阴茎，洗擦阴器，徼幸不衰，久顿不泄，以致火郁结肿，初起阳物痒痛坚硬，渐生疙瘩，色紫而糜烂；三是由娼家妇人，阴道不洁，瘀精浊气未净，辄与交媾，以致淫精传染梅毒，初起皮肿红膏，甚如水晶，破流腥水，麻痒时发，肿痛日加。

　　1. 治淋病法

　　治法 1：青橄榄烧灰、孩儿茶各 3 克，冰片 1 克，共为细末，先用杏去皮尖 1 克，加轻粉 1 克共研如泥，敷患处一日，再用米泔水洗去，然后撒上前药粉。

　　治法 2：白鹅一只，用白米养三天，宰杀后置新瓦上焙干研末，每 3 克加丹砂、冰片各 0.3 克，共研细末，先用米泔水洗净患处，再将药敷上，三次即效。

　　治法 3：炉甘石火煅后于醋内淬五次，用 50 克加孩儿茶 9 克，共研细末，用麻油调匀，搽患处，立愈。

　　治法 4：苦参、防风、露蜂房、炙甘草各等份，捣碎，加水煎煮成浓汁，洗患处。

　　2. 除下疳毒根方

　　如下疳愈后，龟头上有多肉一块，触之痛者为毒根。用乌梅 1 个，嚼烂如饼，贴于多肉上，即可脱落。

　　3. 治阴头生疮法

　　治法 1：鸡内金（不落水者）拭净，放新瓦上焙脆，放地上，出火毒，研成细末，先用米泔水洗净疮口并拭干，再用药搽之，此法并治口疳。

　　治法 2：蜂蜜、生甘草各 50 克，加适量水煎膏，涂患处，每日八、九次。

三、横痃证治法

　　横痃是生于左腿夹缝褶纹中（左腹股沟），形长如蛤，漫肿坚硬，痛引睾丸，上及小腹之证。横痃可分为有毒与无毒两种：有毒横痃多由于娼妓及有毒之妇交媾，毒气传染而成，初起腹股沟漫肿，痛引睾丸及小腹，小便淋滴，尿道刺痛，溃后流稠脓，若流败浆则最难敛口；无毒横痃多因强力入房，忍精不泄，致败精蓄积而成，与有毒横痃之别在于其小便清长，并不涩痛。

1. 治横痃法

治法1：胡桃2个，连壳捣碎，泽兰、白及、松萝茶各9克，用水煎煮，和酒服下，三剂即愈。

治法2：雄黄、乳香各6克，黄柏3克，共研细末，以水调涂。

治法3：芫根擂水饮服，药渣敷患处，得下脓血即愈。

治法4：冬葵子或贯众研末，以酒调服，每次服6克，一日服1~2次。

治法5：穿山甲25克，猪苓6克，以醋炙后研末，每服6克，以酒送下；另用穿山甲研末，以麻油调搽，再用轻粉末扑之。

治法6：地榆200克，土炒穿山甲2片，白酒3碗，煎至1碗，空腹饮下，有脓下即愈。

2. 治囊痈法

治法1：囊痈肿溃烂者，先用紫苏煎汤洗净，再用紫苏根、叶捣烂外敷，外用新荷叶包好，内服黄连1.5克，归尾、连翘、云苓各6克，甘草、木通各3克煎汤。

治法2：凤仙花子、生甘草各6克，研末，以麻油调涂。

治法3：五倍子同石灰炒黄，去石灰，将五倍子摊地上出火毒，再研成细末，干撒于疮上，六七次即可愈。

3. 治睾丸痛肿方

若睾丸肿痛发红，宜速用老杉木烧灰，苏叶研为末各等份外敷，仍以苏叶包之，可消肿防成脓。

四、便毒（附：鱼口）证治法

便毒是指毒发于小腹之下，腿根之上，褶纹缝中，初起犹如杏核，渐如鹅卵，坚硬不痛，微热不红，令人寒热往来，溃后脓少血多。多因性病相染，或强力入房，忍精不泄而致。便毒溃破后，因其疮口溃大，身立则疮口必合，身屈口则必张，如鱼口开合之状，故叫鱼口。

1. 治鱼口便毒方

无论男女，下部左右溃烂，众药不效者，用夏枯草 15 克，苍耳子 9 克，煎水洗之；另用生荔核 9 克，青果核 9 克，桃仁 9 克（均去外壳用仁），共捣烂，浸醋内一天，搽患处；然后再用黄柏烧灰，同松花粉合匀扑之，治三四天必愈。

2. 治鱼口法

治法 1：五倍子炒黄研末，入百草霜等份，以陈醋和匀涂患处，一夜即消。

治法 2：隔年陈水仙花苞，和水在粗钵口上磨汁，用杯盛贮，以此汁搽患处，未溃者搽之即消，已溃者脓即提出，再用野菊花煮水洗之。

治法 3：雄黄、乳香 6 克，黄柏 3 克，共研细末，用水调敷，肿处立消。

3. 治鱼口便毒简效方

采树上青核桃，放筐内阴干，用时以火煅存性，研为细末，空腹时以好酒送服 9 ~ 12 克；或用槐米炒黄，每用 100 克，好酒煎熟食服，服后盖被取汗。

4. 治阴茎肿大方

鲜葱叶一条，剖开一面，用有黏液的面朝内包扎阴茎两小时，即愈。

5. 治男子生殖器疮溃方

丝瓜连子捣烂，和五倍子末再捣匀，搽患处，可凉血解毒，收敛止痛。

第八章　美容养生戒毒科

第一节　美容科

一、润白美颜剂

1. 令面白如玉法

此类方药多有明显增白功效，可使面白如玉，光净悦目。

方法 1：牡蛎 150 克，土瓜根 50 克，研末，白蜜调和均匀，涂面即白如玉，早明用温水洗去，避风吹日曝，月余便可令人面白如玉。

方法 2：采三月三日桃花，阴干为末，以淡酒渍浸服用，服一周，令面光悦如红，并可细腰身。

方法 3：猪胰五具，芜菁子 100 克，瓜蒌仁 250 克，桃仁 150 克，用酒浸泡上四味药，置入槽，细捣，用以敷手、面。一周左右便可令面悦泽好，颜色红润。

方法 4：采三月三日桃花，阴干为末，乌骨鸡血（七月七日取最佳），上二味调和涂面及身。三五日后可令男子妇人面白如雪，甚妙。

方法 5：取土蜂（未成头足者），将土蜂炒熟食用，用酒渍浸以敷面，三日后便可令人面悦目。

方法 6：猪胰（细切）五具，荜豆面一升，皂荚三枝，瓜蒌实 150 克，土瓜根、蒌蕤各 250 克，上几味捣碎细筛，将猪胰拌和，再捣使均匀，每早取其洗手面，一周左右使肌肤白净如素。

2. 颜面青春常驻法

此类方药多有明显的悦色驻颜功效，可令人面生光华，肤如桃花，容如少女。

方法 1：白蔹 0.6 克，杏仁 0.15 克，鸡矢白 0.3 克，上三味捣碎以蜜和，每日晨以拭面，可疗卒病后面如米粉，也可驻颜。

方法2：密陀僧研末，用牛乳煎之，涂面即生光，兼治渣鼻疱。

方法3：取向日葵子500克，烈日中曝干，剥去皮，取仁细研，调和白蜜以敷肌肤颜面，一周余，令人面色鲜嫩。

方法4：杏仁100克，滑石、轻粉各50克，研为细末，蒸过，以鸡子清调匀，早起洗面后敷之，三五日后，令肌肤颜面色如红玉。

方法5：取鸡蛋一个，破顶去黄，只用白，壳内入密陀僧1.5克，奶粉装满，用纸糊顶盖，再用纸浑裹，水湿之，以文武火煨至纸干为度，取出涂面，终日不落。三五日后令面莹然如玉。

方法6：黄柏皮、土瓜根各三寸，大枣七个，共同研细，蜜和为膏，早起化汤洗面或以之洗浴，三五日可令容如少女。

3. 令面鼍转白法

此类方药多有明显的去手足面黑，令其光泽洁白等功效。

方法1：羊胆、猪胰、细辛各50克，煎至三沸，兑其汤液，晚间涂面，早上用淡醋水洗除，一周余可祛黑令面白如玉色。

方法2：茯苓、白石脂各100克，细研为末，蜜调和涂面，每日三次，一周令黑面转白如玉。

方法3：取羯羊胫骨细捣成末，用鸡蛋白调和，敷面，待面干以高粱米泔汁洗之，可治面体鼍黑肤色粗陋皮厚状丑，增白润肤，三日如素。

方法4：取冬瓜一个，玄青皮，绍兴酒一升半。加水一升，同煮烂，用竹筛擦去滓，用布滤过，熬成膏，入蜜一升，用时取其津液涂面上，用手擦。治颜面不洁，苍黑无色。

方法5：半夏250克，用米醋调外敷颜面，不可见风，每日三次，用皂角煎汤，洗去面药，治面上黑气，令面莹如玉。

方法6：白杨皮100克，桃花150克，白瓜子（微炒）

100 克，捣细罗为末，用温酒一钱送服，日三服，欲白多加白瓜子，欲赤多加桃花。三十日面白，五十日手足俱白。

方法 7：黑牵牛、甘松、香附子各 200 克，细研为末，煎熬成面药，每日洗三次，治面上黑野风疮。

方法 8：瓜蒌瓤、白附子、白檀香、白芷各 50 克，细捣为散，更入绿豆面二升相和令匀，每日煎熬令沸，冷后清洗手面。治面野黑蹭，令洁白光泽，常用之妙良。

4. 令面萎转悦法

此类方药主要适用于内脏虚损、年老体弱或因病致虚，气血不足以荣养头面而致的面色无华，苍老多皱，发白齿落，面色皱黑等。

方法 1：枸杞根 5000 克，生地黄 1500 克，细捣筛末，空腹时以温酒送服，久服颜如童子。

方法 2：鹿角胶 500 克，捣末，温酒送服，每日二次，每次 5 克左右，一周后增至四次，主补虚劳，益髓长肌，悦颜色，令人肥健。

方法 3：枸杞子二升，以清酒二升搦碎，更添清酒浸泡七日，滤去滓，每日饮三次，一次 100 毫升，主补虚，益颜色。

方法 4：石莲肉 100 克，菟丝子（酒浸）250 克，白茯苓 50 克，山药 100 克，以上药物研细末，用山药糊调和为丸，如梧桐子大。每服五十丸，温酒送下，空腹。如脚膝无力，木瓜汤送服，每日早晚各一次。久服填骨髓，补五脏，益颜色，轻身延年。

方法 5：黄牛乳 250 克，生姜汁 200 克，共同煮熟，入白茯苓、人参末各 2 克，川椒末 2 克，熬成膏，丸如梧桐子大，每服二十九，食前温水送下。久服润体悦色，养气补脏腑。

方法 6：甘菊花（去茎叶）、松脂、白茯苓（去黑皮）各 1000 克，甘菊花、白茯苓捣罗为末，入松脂炼蜜和捣千余杵，丸如弹子大，每服一丸，温酒空心嚼下，久服延年驻颜。

附：炼松脂法，即松脂 1000 克，以桑柴灰汁煮三五次，候色白止。即用布滤，入冷水中，其精者入水即凝，其滓弃去，将精者以黄酒一斗慢火微煮，令软再滤，令色白如玉，净器密收合药旋取。

方法 7：秦椒（微炒）、白芷、旋复花各 250 克，桂（去粗皮）100 克，上药捣罗为细末，每服 6 克，空服以井华水调下。能使颜面变白，延年驻颜。

附：井华水即清晨首次从平静井泉水面汲取的泉水。

方法 8：何首乌（用淘米泔水浸后与大枣同煮，枣极烂时取何首乌焙干）500 克，牛膝（酒浸二宿取出焙干）250 克，上药捣罗为散，炼蜜为丸如梧桐子大，每日空腹温酒或米饮送下六十丸，服至半月加至七十丸，又一月加至一百丸，服百日，久服黑髭发，坚固牙齿，延年益寿驻颜色。

方法 9：生地黄 400 克，天门冬 400 克，菊花、枳壳（麸炒）各 200 克，上药细研为末，以酒、蜜、面调成糊丸如桐子大，每于空腹时服三十丸，以酒送下，久服和颜色利血气，调百节，黑发坚齿。

5. 令面燥涩转润泽法

此类方药具有柔润皮肤，治疗面皮皴裂粗涩不泽，令手面光泽等功效。

方法 1：川椒、川芎各 25 克，百芷 3 克，防风 3 克，生姜 3 片，加水四升，煎令浓，涂洗手足，治手足皴冻欲脱，三数遍，即瘥。

方法 2：猪胰一具，白芷、桃仁各 50 克，辛夷、冬瓜仁各 6 克，细辛 1 克，黄花、瓜蒌仁各 2 克，以猪油二煮，去滓为膏，涂手，令手光泽。

方法 3：猪胰一具，著热酒中，煮煎半小时，以其汁洗手，治手足皴裂出血疼痛。

方法 4：取马矢三升煮令沸，渍手足，冷后再加热。治冻伤肢节欲堕，半日愈。

方法 5：楮桃儿、土瓜根、商陆各等份。共同研末，每日晨用水调洗擦患处。去皴皱，悦皮肤。

方法 6：瓜蒌瓤 100 克，杏仁 50 克，共同研如膏，以蜜令稀稠适中，每夜涂手，令手润，冬不粗皲。

方法 7：白芷、甘松香、瓜蒌仁、冬瓜仁各 200 克，荜豆、大豆面各一升，上药捣为细末，每日洗手面，常用佳，令人面光润，治手干燥。

方法 8：川椒 200 克，水煮去津，以手渍之，一刻钟，取出令干，须臾再渍，约三四次，干后涂以猪脑即效，治手面皲裂。

方法 9：杏仁、滑石、轻粉各等份，研为细末，熟蒸，入鸡子清匀调，洗面后敷之，令面光润悦泽。

方法 10：白芷、白蔹、桃仁各 50 克，辛夷、冬瓜仁、白附子、细辛各 9 克，上药和鸡子白，调丸弹子大，阴干，每夜净洗面后，于瓷器内磨丸出汁涂手面，极妙。令人面光润不皲，退一切皯黵。

6. 防老抗皱法

此类方药具有明显的却老防衰、展皱悦面之功效，可令人面皮光泽洁白，老人面如弱冠。

方法 1：大猪蹄一具，净治如食法，以水二升，清浆水一升，煮成胶，洗面或与澡豆和后涂面，早晨用浆水洗，可以去老皱，令人光净。

附：澡豆制法：用猪胰磨成糊状，合豆粉、香料等，经干燥而成肥皂块状物。浆水，即食物汤汁。

方法 2：五月五日收取益母草，暴令干，烧作灰，取草使草根无土，有土即无效。和澡豆同洗水面，疗面上皯黵及老人皮肤兼皱。

方法 3：桃仁（去皮）250 克，用粳米饭浆水研之令细，以浆水捣取汁，令桃仁尽即休，微温服，洗面时长用极妙，可以延年祛风，令面光润。

方法 4：栗子上薄皮 150 克，研末和蜜涂面可以展皱。

方法 5：白蔹、白芷、茅香、零陵香各等份，瓜蒌 25 克，上药以香油煎令稍焦，去滓，以蜡少许调匀，极妙，令面光润不皱，退皯黵。

方法 6：青木香、白附子、芎䓖、白蜡、白芷各 100 克，茯苓、甘松各 50 克，羊髓一升半上药，以酒一升，渍药一宿，煎熬之，候酒水气尽，膏成去滓，收贮任用，涂面作状。可祛风寒令面光悦，耐老去皱，䵟黵皆落。

方法 7：细辛、菱蕤、白附子、辛夷、白芷各 0.3 克，瓜蒌 0.6 克，猪脂 0.9 克，上药研末，以绵裹，用少酒浸一宿，纳猪脂煎之，待白芷色黄时，药成，去滓搅凝，以敷面任用之。疗人面无光润，黑及皱。亦主金疮止血良妙。

7. 令人瘦弱转肥白法

方法 1：大豆黄，炒，舂如酱滓，取纯黄一升，捣筛，猪脂（炼后）和令熟为丸，酒服二十丸，渐加至三四十丸。服尽五升，不出一月即能食肥白。

方法 2：干姜、桂心、甘草各等份，捣罗为末，早晨以生鸡子 1 枚，放酒中搅，温，送服药一小杯。服药后十日始有效，一月白光润。

方法 3：杏仁三升，羊脂 2000 克，杏仁三升纳汤中，去皮尖，熟捣水研，取七、八升汁，以铁釜置炉火中，取羊脂摩釜消之，纳杏仁汁温之四日，色如金状，饵如弹子，每日服三次。令人肥白。

方法 4：白松、干地黄、干漆、附子、桂心各 25 克，捣末，蜜丸，服十九，每日三次，体内寄生虫从便而出，令瘦人转肥白。

方法 5：白面、鸡子、白羊肉各 200 克，鸡子清搜面，作索饼于豉汁中煮，令熟，入五味加入白羊肉，空腹食之。食治老人虚损羸瘦，令人肥白光泽。

方法 6：附子 6 克，荜菝、木香、青皮、故纸各 10 克，水煎，日一剂，分 2 次服完。

方法 7：鲜山药洗净，捣烂如泥，待大米粥熟时加入搅匀，煮熟后调入乳酪，再加白糖之类食用，使人肥白。

方法 8：生地黄汁 50 克，酸枣仁水绞取汁 50 克，放入水中，同熬数沸，次下米，煮粥，空腹食之，使人肥白。

8. 令肥胖转苗条法

方法1：牵牛子、草决明、泽泻各10克，白术、山楂、制首乌各15克，水煎，日一剂，分两次服，消肥壮体。

方法2：番泻叶8克，泽泻、山楂各10克，水煎日一剂，分两次服，一个月为一疗程。

方法3：嫩冬瓜一个，削去青皮，一端切开，挖出瓤与子，填入火腿、虾米、笋干、香菇、木耳之类，然后将切去的一块盖上，隔水蒸熟，食用。

方法4：荷叶、生山楂、生薏仁、橘皮制成减肥饮料，不拘时用。

方法5：玫瑰花、茉莉花、代代花、川芎、荷叶开水冲泡，饮用。

方法6：麻子仁丸每次6克，每晨一次，用荷叶煎水送下，以微利为度。

方法7：茶叶加泽泻、荷叶、藿香、佩兰、车前等各一撮，泡水服，每日二次。

二、祛斑莹面剂

常见的面部色素有"雀斑"、"面黓黯"、"黧黑斑"、"面黑斑驳"等。

1. 消除雀斑法

多发于颜面、颈和手背等处，皮肤呈黑褐色或淡黑色散在斑点，小如针尖，大如绿豆，数目不等，甚则延及满面。

方法1：山奈、鹰粪、密陀僧、蓖麻子各等份（研匀），乳汁调，夜涂旦洗。

方法2：用香油250毫升煎滚，将哺胎鸡子1枚打开炒焦，研末，入油内，加米醋250毫升和匀，以鹅毛敷之，三五日即落。

方法3：狼牙皂角、紫背浮萍、白梅肉各等份，上共为末，每洗脸时搽洗，其斑自落。

方法4：松脂500克，白茯苓250克，为末，炼蜜为丸，梧子大。每服 30 丸，白汤下。

方法 5：绿豆 15 克，滑石、白附子、白芷各 9 克。共为细末，每有 10 克，早晚洗面时，汤调洗患处。

方法 6：茄子切成小片擦面部，效如神。

方法 7：安息香酒一分，蔷薇花露四十分，和匀，用以洗面，可去斑点。

2. 消除黧黑斑法

又名面野黶、黧黑野黶、面尘。多发于面部，以女性多见，皮损呈黄褐色或淡黑色斑片，大小不一，色枯不泽，不高出皮肤。相当于西医"黄褐斑"。

方法 1：玉竹 20 克，水煎服，每日 1 剂。15 日为 1 疗程，不愈再服。

方法 2：桃花 250 克，白芷 30 克，白酒 1000 毫升，上药分装 2 瓶，密封勿令泄气，1 月后取用，每日早晚或早上饮酒 2 盅，同时倒少许于手掌中，两手对擦至发热后，来回揉擦面部患处。

方法 3：甘菊花、白芷各 9 克，白果 20 个，猪胰 1 个，将朱红粉 15 克研细，余药捣烂拌匀，外以蜜拌酒酿倾化，入煎药蒸过，每晚搽面，早洗去。

方法 4：桑木耳 300 克，烘干研粉，每服 5 克，温水送下，日服 2 次。又方：白附子 30 克研粉，每取 1 克，同白面粉 2 克水调成浆。晚间反复擦面部，干后再涂蜜 1 次，次晨洗去。

方法 5：茯苓末，白蜜调和，敷颜面，治面野疱及产妇黑疱如雀卵色。

方法 6：羖羊胆一枚，酒二升，合煮三十分钟，以涂拭面部，每日三次，疗面野黶如雀卵色。

方法 7：生杏仁去皮捣，以鸡子白和如煎饼面，入夜洗面干涂之，旦以水洗之，治疗面黑皴皱，黡黑，野黶，皴疱，粉刺，疵痣等。

方法 8：珊瑚、白附子、鹰屎白各 50 克，研成细粉，和匀，用人乳调敷面夜夜著之，明旦以温开水洗之。治面野黶，乌髭，令面洁白。

方法9：鸡子三枚，丁香50克，胡粉（细研）50克，以醋一升浸泡七日后，取鸡子白调香粉，令匀，以温开水洗面，敷之，祛面䵟黯。

方法10：鸡子（酒浸）三枚，密封四七日成，敷面，令面白如雪，祛䵟黯。

方法11：李子仁末和鸡子白，敷之，治面䵟，敷一宿即落。

方法12：白羊乳二升，羊胰（水浸去汁细擘）二具，甘草末100克，上药相和一宿，先用淡醋洗面，生布拭去，夜敷药两遍，明旦以猪蹄汤洗脚，每夜洗之，治面䵟。

方法13：白附子末，酒和敷面，治面䵟，敷之即落。

方法14：桂心、石盐蜜各等份，上药细研末，相和以敷面，治面䵟。

方法15：猪蹄（制如食法，白粱米一升汰，以水五升，煮蹄烂，澄取清汁三升）三具，茯苓、商陆各250克，萎蕤、藁本、白芷各150克，上六味，以猪蹄汁并桃仁合煮取二升，去滓，以白瓷器贮之，以绵裹渍以敷面，疗面䵟黯。

方法16：白蔹、白矾、石脂各0.3克，杏仁0.15克，上药捣筛，鸡子白调和，夜涂面，明旦以井水洗之，疗面黑䵟疮甚妙。

方法17：羊胆，猪头，细辛末，煎煮三沸涂面，平旦以淡醋水洗去，疗面䵟黯如雀卵色。

方法18：野大黄（取汁）200克，穿山甲十片，川椒末15克，生姜（取汁）200克，上药和研，生绢包擦颜面，如干入醋润湿。治面上紫块如钱大，或满面俱有。

方法19：桑耳、苍耳叶焙干为末，食后米饮，调服一钱，治面上黑斑，一月愈。

方法20：牵牛、白及、甘松、三赖子、海金沙，上药等份为末，用鸡子清调擦，晚涂面上。治雀斑加丁香。洗面退油，去药子斑、粉刺及雀斑。

　　3. 平息酒渣鼻法

　　酒渣鼻，又名鼻渣、鼻准赤等，为鼻准发红，久则可呈紫黑色，甚者延及鼻翼，皮肤变厚，鼻头增大，状如赘疣。

　　方法1：硫黄、白矾各等份，研末，以茄子汁调和外涂患处。

　　方法2：硫黄为细末，加草乌为末，以酥油调稀涂患处，治糟鼻。

　　方法3：麻黄、麻黄根各100克，黄酒250毫升，药入酒内，煮1小时，露一宿，早晚各饮三杯，至三五日出脓成疮，十余日则脓尽，红色退，治酒渣鼻。

　　方法4：大黄、朴硝各等份，上为末，水调敷之，治赤鼻久不瘥。

　　方法5：橘子核，炒为末，每一匙，研胡桃肉1个，以酒调服。

　　方法6：大黄、芒硝、槟榔各等份，上为末，调敷患处三四次，却用银杏嚼烂敷之，治赤鼻久不瘥。

　　方法7：苦参200克，当归100克，研末，用酒糊丸，如梧桐子大，每服七八十丸，食后热茶下，治因血热入肺而成的酒渣鼻。

　　治法8：雄黄、铅粉各3克，硫黄1.5克，上件共为细末，乳汁调涂患处，晚上敷，次早以温水洗去，治糟鼻酒刺，三上即可获效。

　　治法9：蜀葵花一合，细研，以腊月猪脂调敷，每夜用之，治酒渣及黯黵。

　　治法10：白蔹、白石脂、杏仁各25克，上为末，鸡子清调和，晚上涂，早晨洗去。

　　治法11：银杏、酒浮糟，放口内嚼烂，夜涂旦洗。

　　治法12：生硫黄、乳香、生白矾、研末，每用手微抓动患处，以药擦之，半月必愈。

　　治法13：枇杷叶（去毛、阴干）50克，栀子25克，为细末，每服9克，每天早晨以温酒调下。

治法 14：凌霄花、山栀子各等份，为细末，每服二钱，食后茶调下，日进三服。

治法 15：使君子（去皮），用香油一盏，浸三五个，临卧时细嚼，用香油送下。

治法 16：橘子核，微炒为末，每服一匙，研胡桃肉 1 个，同以温酒调服。

治法 17：蜂房（炙）为末，酒调小杯，日七服。

4. 荡涤粉刺法

粉刺即"痤疮"，是一种毛囊与皮脂腺的慢性炎症性皮肤病，大如酸枣，小如黄豆，皮色赤红，内有脓血，多发于颜面或延及前胸及肩部，皮疹如粟，挤破出白粉汁。

方法 1：何首乌末，姜汁，上二味调膏，摊纱布上盖贴患处，并以热熨之。

方法 2：蜜 50 克，白丁香十粒，丁香浸蜜里，早晨夜晚点在面上，酒刺自落。

方法 3：滑石 25 克，黄蜡 3 克，巴豆五个各为细末，每用少许，先用温水洗净患处，再将药末点上。

方法 4：萱草花捣极细，与蜜调研，合匀，入瓷盒备用。每日洗面后，多少涂面上。

方法 5：益母草适量，晒干烧灰，每以乳汁调，先刮破粉刺，后敷药上。

方法 6：黑牵牛适量，以童子便浸，令软烂，研极细，先以姜汁涂患处，再以药涂之，次日以温酒洗净，治妇人粉刺。

方法 7：川大黄末，以水调，每夜涂之；或以白附子末，以水调涂之。

方法 8：水萍（曝干）250 克，捣罗为末，以白蜜调和，稀稠适中，每卧时涂面。

方法 9：黄连 100 克，蛇床子 200 克，捣末。以面脂和涂面。

方法 10：茝茝，肉桂各 100 克，共研细末，以醋浆调服 1 小杯，每日一次。

方法 11：冬葵子、柏子、茯苓等份，研为末，以酒调服 1 小杯，每日三次。

三、泽毛美发剂

1. 生须发令美长法

此类方药具有明显使须发滋生或美长的功效，用之可令须发速长而黑润。

方法 1：多取乌麻花，瓷瓮中盛，密盖封之，深埋之百日，取出后以此涂发，令发易长而黑。

方法 2：莲子草汁三升，羊乳、猪脂各一升，麻油二升，先煎乳一沸，再入脂等，更煎三沸，放冷，以瓷盒贮之，每日涂发。七日之内，令须发滋延生长。

方法 3：麻叶、桑叶，上二味以米泔水煮，去渣，滤汁，沐发七遍，治发堕落，令生长。

方法 4：侧柏两片，榧子肉三个，胡桃肉二个，研细，擦头发，或浸水洗头，可使头发不落。

方法 5：垂柳叶阴干，捣研为末，每以生姜汁，于生铁器中调药末，夜间涂之，渐以手摩令热为妙，治眉毛痒落。

方法 6：蔓荆子（微炒）200 克，捣罗为末，以醋和，每夜涂之，生眉。

2. 令发转黑法

此类方药具有使须发发黄或变白还黑的作用。

方法 1：梧桐（烧灰），乳汁，二药合匀，涂肤及须鬓，治须鬓黄。

方法 2：以胡桃瓤和胡粉共捣烂为泥，拔去白须发，将药纳于毛孔中，可乌须发。

方法 3：取腊月猪脂、羊粪灰、蒲灰各等份，三味和匀，涂头发上，三日一次，治毛发黄不黑。

方法 4：天门冬（去心焙）二升，熟干地黄一升，捣罗为末，炼蜜和捣五百杵，圆如梧桐子大，每日食前，以酒送服三十丸，可黑毛发。

方法 5：七、八月收熟蒺藜子，晒干，舂去刺，然后杵为末，每服 6 克，开水调下，日三服，可使发白复黑。

方法 6：旱莲草、黑桑椹、何首乌、生地各等份，煎汁，去渣，熬成膏，置瓷器内封固埋土七日，每服二三匙，一日三次，乌须发。

方法 7：瓜蒌实一枚，杏仁（以填实瓜蒌为度），将瓜蒌实于蒂畔切开，不得切断，入杏仁填实，用盐泥固济，放木炭火中煅存性，去泥细研，早晨及临卧揩齿，良久温盐汤漱口。可乌髭发，半年见功。

方法 8：地骨皮烧存性，盆合少时取出，为极细末，每刷牙净，以擦牙须，可乌须发。

方法 9：熟地黄 200 克，青盐、破故纸（炒）各二两，大黄八钱，上为末，先将牙刷净，再蘸药刷牙，噙漱多时吐之，可乌髭牢牙。

方法 10：生地 2500 克，五加皮、牛膝各 250 克，先以酒浸地黄一宿，曝干，九蒸九曝，再将药同研细末，每日空腹时以温酒调下 6 克，治头发早白。

3. 液染须发令黑法

此类方剂多为中药配制的令须发黄白者染之变黑的染发须剂。

方法 1：将山茄顶黑者八九升，榨取自然汁四、五碗，入上好墨五钱，黑矾打碎五钱，贮新瓦罐中，蘸药汁于须鬓上，切莫粘肉上，可乌须发。

方法 2：豆、醋浆各适量，以醋浆煮豆，漆发须，令须发黑如漆色。

方法 3：生油渍乌梅，常用敷头，染须发甚良。

方法 4：黑椹，水渍之，涂发，令须发黑。

方法 5：生麻油，蒲苇灰，先以盐汤洗沐，再用生麻油和蒲苇灰敷之，染须发令黑。

方法 6：生胡桃皮、生石榴皮、生柿子皮，晒干为末，牛乳和匀，闭封十日，染须发。

4. 香泽须发法

此类方药具有明显的黑发香发及湿润毛发的功效。

方法 1：木樨花（晨摘），拣去茎蒂，令净一斗，入香油 500 克，拌匀，于锅内重汤煮，以手取其清液收之，久而愈香，可香发。

方法 2：桑根白皮（剉）500 克，柏叶适量，以水三斛，淹浸煮五沸，沐头，数数为之，泽发甚良。

方法 3：干柿子五个，枸杞子（酒浸，碾细），共和匀，捣研为末，以水和成丸如梧桐子大，每日早晨及夜卧时，煎茅香汤送下五十圆。

方法 4：大麻子，捣烂，蒸令熟，榨取汁，涂发，令发不断，柔软而有光泽。

方法 5：侧柏叶不拘多少，加入少量的水研烂，取浆，用涂发，润发，胜如油。

方法 6：竹筒一根，五寸长，削其头，锐插在芭蕉树中，取汁，用以刷发，可滋润头发。

5. 去屑止痒法

此类方药有明显止头皮风痒和去除白屑垢腻之功效。

方法 1：新生乌鸡子三枚，以滚开水扬之使温，再打破鸡蛋纳汤中，搅令匀，分为三度沐，令发生，去白屑风痒。

方法 2：大麻仁（捣碎）三升，秦艽二升，上二味捣，纳米泔汁中渍一宿，次日滤去渣，和温水调匀沐发，可疗头痒。

方法 3：大麻仁三升，秦椒 100 克，皂荚屑 250 克，三味熟研，内米泔水中渍一宿，去滓，搅匀，用以沐发，再用皂角汤洗之，可去头屑。

方法 4：香白芷、零陵香、甘松、滑石各等份，共研为末，每用 3~5 克，掺在头上再梳，可泽发去腻。

四、洁龈护齿剂

1. 护唇法

本类方药对唇口有美化保护之功，兼治唇干、唇裂。

方法1：炼蜡100克，使熔化后放入紫草50克煮之，以紫草心白为度，等冷凝后，敷口面，每日三次，治唇白无血色及口臭。

方法2：桃仁捣烂，以猪脂调和涂口唇，治冬月唇干坼血出。

方法3：橄榄100克，炒研为末，以猪脂和匀涂之，治唇裂极效。

2. 白牙爽齿法

方法1：生地黄、独活各150克，共研末，以水一升，渍一宿，每日取此液时时含嗽，治齿根动且痛。

方法2：龙花蕊50克，寒水石200克，生地100克，捣罗为散，常用揩牙，令齿白。

方法3：桑根白皮，不拘多少，以醋浸三日，揩齿，治黄黑。

方法4：盐（烧过）200克，杏仁50克，研成膏，每用揩齿，治牙齿黄黑。

方法5：川芎、丁香各等份，为细末，擦牙，可令牙白如雪。

方法6：升麻1.2克，羌活、羊胫骨灰各50克，龙胆草75克（酒制）。共研为末，先以温水漱口净，再取少许药末擦之，治牙黄口臭。

方法7：烧白羊骨灰50克，升麻50克，黄连1.5克，为末，擦牙，令齿洁牙白。

五、灭瘢除疣剂

1. 平瘢痕法

方法1：禹余粮、半夏各等份，研末，以鸡蛋黄和匀，先以新布拭瘢令赤，再以药涂之，勿见风日。

方法2：白僵蚕、衣鱼、鹰屎白各等份，为末，以面膏和涂，治面上瘢黡。

方法3：鸡矢白为末，涂面，治面上瘢黡。

方法4：鸡蛋（浸酒七日后取黄）一枚，白僵蚕（捣末）

十四枚，两药相和，先以布揩癜令赤痛，再涂之甚验，治热毒疮瘢后癜痕不灭。

方法 5：丹参、羊脂，和煎敷之，灭瘢痕神妙。

方法 6：未满月儿屎，敷瘢痕处。

方法 7：当归 50 克，猪脂 1500 克，白芷 50 克，捣末绵裹，以酒二盏，煎十余沸，去滓，每日六次涂之。

2. 除疣目法

方法 1：泰州虾米，不以多少，望月细嚼擦疣子上，稍痛即愈。

方法 2：用白色细扣线 9 克，和芫花 15 克用水一碗，慢火煮至汤干，以线齐根系紧，七日后自落。

方法 3：鸡肶黄皮，擦疣，自落。

方法 4：地肤子、白矾各等份，水煎汤频洗，去肢体疣目。

方法 5：大黄，煎汤擦之，自落。

方法 6：硫黄（细研）50 克，和以醋渍石灰六七日，取汁点疣目上，作小疮子，即瘥，可治疣目及痣。

方法 7：夜以暖浆水洗面了，用生布揩痣令赤痛，水磨白檀香浓汁涂痣上，旦以暖浆水洗之，仍以鹰屎白粉涂上，治面上黑痣及疣。

方法 8：取牛口中涎，数涂疣目，自落良。

六、除臭郁香剂

1. 除狐臭法

方法 1：夜明砂研末，以豆豉汁调敷，治腋下狐臭。

方法 2：绿矾（半生半煅为末），轻粉少许，二味相和，以半钱，浴后姜汁调擦，候十分钟后热痛乃止，治腋下狐臭。

方法 3：田螺 1 个，水养，俟厣开，挑巴豆仁 1 个在内，取置杯中，一宿余，自然成水，常取搽之，治狐臭。

方法 4：牛脂、胡粉相和，涂之，治狐臭三度永瘥。

方法 5：密陀僧 200 克，枯白矾 100 克，轻粉 9 克，为细末，频擦两腋下，治腋臭半月见效。

方法6：竹叶500克，桃白皮250克，上药以水五斗，煮取三斗，每日用浴之，治腋臭不过十度瘥。

方法7：伏龙肝、白茅香各50克，捣罗为末，每日用涂腋下。

2. 清体臭令身爽洁法

方法1：松根白皮、冬瓜仁各50克，细辛25克，捣细罗为散，每以酒调下6克，日三服，可除体臭爽身。

方法2：橘皮二十枚，桂心十八枚，木兰皮50克，大枣二十枚，捣罗为末，酒服1小杯，日三次，可除口臭，久服令身香。

方法3：甘草、松根皮、甜瓜子、大枣各等份，捣罗为散，食后服1小杯，日三次，治身体臭令香。

方法4：零陵香、藿香、白檀香、沉香、木香各50克，捣筛为散，入麝香少许研匀，密闭七日，以此粉擦身，极香。

3. 香衣防蛀法

方法1：牡丹50克，甘松0.3克，共捣为细末，每洗衣，最后泽水3克，可香衣防蛀。

方法2：零陵香、藿香各200克，甘松香、木香各150克，丁子香、苜宿香各100克，捣末，蜜和为炷烧之，熏衣，令衣香。

方法3：檀香、沉香、泽兰香、麝香各100克，粗捣，绢袋盛，衣箱中贮之，可香衣。

4. 祛口臭腥腐法

方法1：香附子，炒去毛为末，每日早晚用以揩牙上。

方法2：香附子为末，一半醋糊为丸，一半白汤调吞下，治口臭。

方法3：香白芷、川芎各等份，为细末，炼蜜丸为鸡头大，食后临卧，嚼化一丸。治口气热臭。

方法4：甘草（炙剉）、松根皮、瓜子仁（微炒）各50克，为末，煮枣肉和丸，如梧桐子大，每服以开水送下，二十丸，治口臭秽。

方法5：升麻、细辛、藁本、防风、川芎各等份，为末，每用少许敷齿龈，可治口臭及龋齿。

方法6：零陵香、甘松、沉香、木香、槟榔、桂各等份，捣研为末，炼蜜为丸，如小弹子大，临卧及五更初，含化一丸，治口臭。

方法7：细辛、鸡舌香、菖蒲各0.6克，干姜、枣肉各25克，捣罗为散，每用半钱，绵裹含咽吞津，治口臭及牙出血不止，甚效。

第二节　养生科

一、代茶饮

是用药物、食物经过加工代替茶叶饮用，有似饮茶和吃茶点一样方便。

八仙茶制作：粳米、黄豆、绿豆各750克，俱炒熟炒香，细茶500克，芝麻375克，花椒75克，干姜、食盐各30克，共为细末，另外加麦面炒熟，共和匀，再放入少许胡桃仁、大枣、砂糖，每服3匙（约50克），开水冲调，当茶点。可益精悦颜，保元补肾，抗老延寿。

五香奶茶的制作：牛奶、茶叶、砂糖、蜂蜜、杏仁、芝麻各适量，将杏仁、芝麻研成细末；熬奶茶后，放入杏仁、芝麻末，调入糖蜜即成。用早点或加餐时服用。能补脾肾，益寿命。

还童茶的制作：秋季采摘饱满壮实之荚果（槐角1000克），洗净，晾干，烘烤至深黄色，上笼蒸，至槐角发黑亮时出锅，再烘干至棕红色，将荚果扎破，去掉种子，荚壳轧碎，过筛，每袋10克分装，每次取3克，白开水冲泡，当茶饮，一日二次。益肾明目，白发返黑。

安神茶的制作：龙齿9克，石菖蒲3克，两药研细，水煎代茶饮，一日一剂。可宁心安神，治失眠多梦，心悸怔忡。

三花减肥茶制作：玫瑰花、茉莉花、代代花、丹参、荷叶各等量，研细末，每 10 克一包，每次一包开水泡，当茶饮。能化湿浊，减肥轻身。

二、膏滋方

膏滋，多系滋补药物熬制成细腻柔软，易化可口的膏状物，适宜于体质衰弱和慢性病患者的调补。

天门冬膏的制作：天门冬 1000 克，去皮、根须，洗净，捣碎，盛纱布袋中，绞取汁，过滤，取滤汁在砂锅中慢火熬煎，浓缩后加蜜熬成膏状，盛瓷器中密封备用。早、晚空腹时，每服 10 毫升。可轻身益气，延年不老，尤宜于气喘、干咳、瘦削、潮热等症。

两仪膏制作：人参 120 克，大熟地 500 克，清水中浸泡一宿，再以文火熬煎取汁，连煎二三次，直至药味尽，合并药汁入瓷器重熬浓缩，待成膏状时加入白蜜 120 克收膏。每服 10 毫升，早晚空腹食之。能补气，调和阴阳，治精气大亏，身体羸瘦，未老先衰或大病后气阴两亏者。

补骨脂膏制作：补骨脂 300 克，胡桃肉 600 克。将补骨脂去皮，洗净，研细末，胡桃肉研如泥，再以蜂蜜适量与两药相拌和如饴糖状，瓷器贮备，晨起空腹时开水调服一匙。能温肾助阳，抗衰老，治肾阳虚衰之筋骨痿软、阳痿、目眩等症。

长生神芝膏的制作：白术 1000 克，苍术 500 克，人参 90 克。苍术捣碎，加清水浸一日，再入砂锅煎滤 3 次，取滤液，加热缩成膏状。人参水煎 5 次，浓缩煎液加入药膏中和匀，煎透，瓷瓶盛贮。每服 10 克，开水冲服。大补元气，健脾化湿，主治脾肾俱虚的少气懒言，阳痿不起有良效。

当归养血膏的制作：当归 500 克，阿胶 250 克。先将当归加水煎熬 3 次，合并滤液；将阿胶研碎，用黄酒浸一宿，加入当归滤液，用小火熬成膏有养血生血之功，主治血虚贫血之面色萎黄，肌肉瘦削等。

　　胎盘膏的制作：新鲜胎具一只，洗净，切块，加水煮烂，加炼蜜250克收膏，每次2匙，每日2次。补肾益精，大补气血，主治肾精亏少，气血不足之各种衰弱症。

　　牛鞭膏的制作：牛鞭一对，阿胶250克，先将牛鞭洗净，温水浸泡，切片干燥，再放入炒热的沙子中，炒至松泡，取出研末，将阿胶加黄酒，隔水蒸化，再加入牛鞭末和冰糖120克，熬成膏状。每服10克，白开水冲服。补肾壮阳，主治男子性功能减退、阳痿及女子性欲低下症。

　　桂圆膏：桂圆肉500克，白糖500克。先将桂圆去核壳，加水熬，再加白糖，熬成膏状。每服1匙，早晚各一次。养心安神，主治心血不足之失眠、健忘、心悸等症。

　　雪梨膏的制作：鲜梨500克，百合250克，白糖250克，拌匀，隔水蒸成膏。每服1匙，早晚各1次。清热生津润肺，主治肺热咳嗽，痰黄稠等症。

三、药酒方

　　药酒是中草药与粮食共酿的酒，或将中草药浸泡在粮食酒里而成的，药酒不仅可以起到益寿延年之功，而且对防治老年病也有辅助作用。

　　五精酒的制作：黄精1200克，天门冬900克，松叶1800克，白术1200克，枸杞1500克，上药加水煮3次，过滤去渣，取药汁，浓缩后之药汁与糯米适量共煮，煮成糯米干饭待冷，即加入酒曲适量，拌匀，放入瓷缸内，密封，发酵数日即成。有补脾肾，抗衰老，令发白返黑，齿落更生，延年益寿之功。

　　仙茅酒的制作：仙茅、仙灵脾、五加皮各120克，锉细末，绢袋装，浸入白酒1500克，21天后即可饮用。每次饮15毫升，一日二次。有温肾壮阳，散寒除湿之功，主治阳痿，性欲减退以及寒湿腰、膝疼痛等症。

　　海马酒的制作：海马30克，洗净切块，或锉粗末，用白酒500克，浸泡七日即可饮用。每次服15毫升，一日二次。

有补肾活血之功，主治阳痿及跌打损伤。

海狗肾酒的制作：海狗肾一具，生晒参 15 克，山药 30克。先将海狗肾酒浸后切片，与人参，山药一起浸泡在白酒中，7 天即可。每次饮 15 毫升，一日二次，有补气壮阳之功。主治阳痿、不育等性功能障碍症。

四、健身防病按摩法

按摩是中国传统健身法之一，有自我按摩和别人给自己按摩两种，均系用手按摩身体体表的一定部位，达到疏通经络，畅通气血，强壮筋骨和防病治病的目的。

运百会法：两手重叠，内外劳宫穴（手心处）相对（男子左手在下，女子右手在下）置于头顶，劳宫穴对准百会穴（在颅顶中央），推动头皮旋转，一次呼吸转动一周。吸气时小腹隆起，呼气时提肛、收腹、缩肾，逆时针转八次，顺时针转八次，然后向下轻按三次，按时呼，抬时吸。可升阳镇静安神。治疗脱肛、子宫下垂、高血压、低血压所致失眠、头晕、目眩等症。

擦肾俞法：两手对搓发热后，紧按腰眼处（第 4 腰椎棘突下），用力向下搓至尾闾部分，然后再搓回到两臂后曲尽处，共用力搓三十几处。能疏通经络，壮腰强肾，防治性功能减退，治疗阳痿、早泄。

擦涌泉法：练法是将手搓热，然后擦两足心八十余次。涌泉是肾经一个穴位，在足心处。擦涌泉可降血压，治头目昏花和失眠，对老年人上重下轻、足冷麻木、浮肿也有一定作用。

浴腿膝法：两手紧抱大腿根近胯处，用力向下擦到足踝，然后擦回到大腿根部。如此上下来回按摩二十余次，直到腿脚发热；两手掌心紧按膝盖，先齐向内旋转十余次，后齐向外旋转十余次，再以手掌摩擦膝部皮肤至发热、发红。俗话说：人老先老腿，所以按摩腿膝有抗老延寿作用，擦腿可防止下肢静脉曲张及肌肉萎缩，增强步行能力，按摩膝部可使关节灵活，防治膝关节炎。

揉风池法：以两手之剑指按在风池穴上（在后头骨下，发际陷中），随呼吸之势揉搓捻转，吸气时向后，向上揉，呼气时向前下揉，连做八次。以热感达到前额阳白穴为佳，本治法对偏头痛、中风感冒、头顶强直、鼻出血、中风不语、神经衰弱、失眠等症有效。

按眼穴法：两手中指按在瞳子髎穴上（前头骨及颧骨两突起接连部后方，外眼角部位），食指按在太阳穴上，旋转按摩，吸气时向上、向前转，呼气时向下、后旋转八次，以头脑眼睛感到清爽为宜。此式可熄肝风而止眩，还能治视神经萎缩、角膜炎、青光眼、青年近视，夜盲症等眼部疾患。

五、节欲保精养生术

节欲保精主要是通过节制性生活，晚婚少育，达到保护肾精，健壮强身，延年益寿之目的。

1. 还精补脑功法

平卧床上，两腿自然分开，两手自然放在腿上，全身放松，调匀呼吸，意守会阴，当出现阴茎勃起时，即用意将龟头之气吸向会阴，由会阴提至尾闾（尾椎处）同时闭口咬牙，舌抵上腭，捏紧手脚，缩紧肛门，再用意引气由尾闾上提，经脊中督脉上达头顶正中，意想到百会穴内有一绿色"水"字，守住片刻，再连同口中唾液吞下，意念将精唾送入丹田（脐下 1 寸五分处）。如此反复，达到纯熟程度。掌握此功后，同房射精感出现时即吸气提肛，将精气由龟头引入会阴，经尾闾入督脉上达脑中，避免射精，将精气引入脑以补脑，故意称"还精补脑"。

2. 壮阳固精法

方法 1：抖阴囊，即后背靠实，取半仰卧姿势，一手扶阴茎，另一手食、中、无名三指托住囊下部，上下抖动 100 次，换手再抖 100 次，意守丹田，逐渐加力。

方法 2：提阳根，即一手掌面的劳宫穴（掌心）贴丹田，另一手握阴茎，向上、下、左、右各提拉 100 次。

方法 3：疏任督，即一手置会阴穴（前阴和后阴之间），另一手小指侧放曲骨穴，两手同时用力摩擦睾丸、阴茎 100 次，换手再摩擦 100 次。

方法 4：鸡头肉末、莲花蕊末、龙骨（研）、乌梅肉末各 30 克，煮山药糊为丸，如鸡头大，每服一粒，温酒送下。

方法 5：金樱子（蒸令熟，用汤淋之，取汁慢火成膏）、芡实肉（研为粉）各等份。同酒糊和芡粉为丸，如梧桐子大，每服 30 丸。

方法 6：益智仁 60 克（用盐 100 克炒，去盐）、乌药 60 克，用山药 50 克为糊，和丸如梧桐子大，每服 50 丸。

第三节　戒烟毒科

鸦片又叫大烟，为罂粟之汁制成，内含毒性成分二十多种。如吸食鸦片，或精制的白面（海洛因等），极易成瘾，毒害很大。初试者似觉有无限之快乐，不久便渐成瘾癖，机体日益憔悴。一旦无烟可吸时，即始觉茫然无措之感，惶恐不安，精神恍惚，继则面色惨白，手足疲倦，伸欠频发，或喷嚏，或头痛，目眩泪流涕出，甚觉莫可名状的难受，若吸一二口烟毒，立时诸症悉除，精神复原，此即戒断反应。更有老瘾之人，症状更重，一旦不及时吸烟，即忽然四肢厥冷，或发痉挛，或筋脉弛缓，出冷汗，骨节疼痛，甚至口噤不能言，非吸鸦片，不能复原。

1. 戒洋烟极验便方

甘草末 50 克，生盐 200 克炒热研末，二物合匀，每次吸烟开灯时，先服 2 克，用清茶送下，服至十日左右，自然烟瘾减少，精神如常，倘有身体瘦弱、精神困倦者，用鸡蛋加蜜糖蒸服，服至十次左右，即精神如常，百病不生。

2. 淡菜绿茶戒烟方

如吸食鸦片或白面，出现咽干口燥，毫无津液，大便干结者，戒毒宜用绿茶叶 50 克，淡菜 50 克，食盐 12 克，烟灰 12

克，以水三碗，煮至一碗，去渣，贮瓶中密固备用。烟瘾来时，服一二匙，即不瘾，毫无痛苦。服完一料，第二料各药照旧，惟烟灰减去 3 克，如此逐渐减量，至烟灰全无则可戒断。

3. 紫背金牛戒烟方

紫背金牛草 6 克，冰糖 500 克，清烟膏 6 克，先以清水煮金牛草，去渣，再放入冰糖，后入烟膏收膏，和入绍兴陈酒。瘾发时服一小盅，服完一料再煮，各药照旧，惟烟膏减去 2 ~ 3 克，至戒断为止。

4. 敬录印光法师文钞戒烟神方

此方千万不可加一味药，加则不灵。照方服用，百发百中，万勿轻忽。用甘草 400 克，杜仲 200 克，川贝母 200 克，共入砂锅加水六大碗，熬至一半，滤去渣，加入好红糖 500 克调成膏，每次服 9 克，以温开水冲服。初始服时，前三天，每药膏 50 克，加入大烟粉 3 克，第四、五、六天 50 克药加烟粉 2.4 克，第七、八、九天 50 克药加 1.8 克，逐渐递减，到第十八天后，每 50 克药加烟 0.3 克，再服七天，以后不需加烟，服完此膏，其瘾自断，并无难受及其他反应。断瘾后切忌再吸，珍惜光阴，保养精神。正戒烟服药期间切忌酸味。

5. 十九味戒烟药汁经验方

成瘾者往往视戒烟为畏途，即对戒断现象心怀恐怖，且普通医生仅仅是滥用流传已久的替代递减疗法，而未考虑体质因素，一概取同一治疗途径，以致引起因戒烟而产生的种种病证，如失眠、遗精、泄泻，及精神不振等病状，故病家亦往往因此而中途辍戒。下方戒烟极为效验，据体质寒热而加减用药；对吸白面者同样有效。

附片 50 克（热体减半，寒体加倍），条芩 12 克，川芎 9 克，粉丹皮 9 克，罂粟壳 15 克，花椒 9 克，砂仁 9 克，杜仲 9 克，鹤虱 9 克，白术 9 克，党参 15 克（人参尤佳），黄芪 12 克，龙骨 12 克，牛膝 12 克，贝母 9 克，肉桂 6 克，甘草 9 克，烟膏 4 ~ 6 克，盐 4 ~ 6 克，共十九味为一料，先用砂锅盛水 3 升，放火上，先下附子，煎一两个小时，再下条芩等十六味药，再煎一两小时，约煎至三碗饭左右的药量时，去渣留汁，放盐入内煎五分钟，再下烟膏，又煎五分钟即成，将药放瓶中备用。每次服一酒杯于饭前饭后或临卧前服半杯或一杯均可。倒药前宜将瓶子上下摇动，然后倒入汤杯，以滚开水烫热再服。畏苦者可加糖。初起时每隔八小时服药一次，至半月期满，从第十六日起，隔九小时服药一次，第十九天隔十小时服药一次；逐渐拉开服药时间，至一月后，每服药一杯，可搀开水一杯于药瓶内，一直服到瓶中不含烟末时，即弃之，烟也从此戒断，毫无苦恼。

6. 生鸡蛋戒烟验方

每次吸烟后，取生鸡蛋一二枚，破壳生食，或以开水冲服，服后二小时内，不可饮茶，如此半月至一月，即可完全戒断，一闻烟气即作呕。

7. 鳝血戒烟方

每日用活鳝一二条，破开滴血冲酒饮服，瘾轻者，用至四、五十条，重者用至百余条即愈。饮此酒可大补血气，解去烟毒，又可胗食。依此饮之，瘾不断自断，见烟即远避。

8. 雷丸戒烟验方

雷丸 30 粒，使君子 70 粒，生黄芪 150 克，甘草 50 克。共研细末，加罂粟花十朵（干、鲜均可，如无可用叶）煮水，将药末调丸如豌豆大，每日瘾前食三粒，烟仍照吸，以后即烟毒渐减至除去，永无后患。

9. 西人戒烟法

用龙胆草泡高粱酒饮服，因能去心火。

10. 赤糖枳椇戒烟方

取人参 3 克，枳椇子 3 克，好赤砂糖 3 克，每日以水三碗，煮至一碗饮服，服至七日后，烟瘾即渐断。

11. 戒鸦片烟良方

鲜棉花 1200 克，放罐内用水煎一小时，滤去渣，再将此药汁煎冬虫夏草 200 克，煎至药汁约三升半左右，滤去渣，再放入食盐 50 克，再煎至药汁约三升，放入鸦片烟灰 50 克，煎一二沸取下候冷，装入有益瓶内待用。第一次在瘾前一小时将药汁炖热饮一杯，饮前须先饮酒一小杯，饮后加水一杯倒入药瓶内，以后则每来瘾时饮一杯倒入药瓶，照前饮法，并加量饮酒，饮后再加水入药瓶，直至烟灰已尽，则弃烟。

12. 烟枪上戒烟妙方

矿盐 100 克，甘草末 100 克，用温开水和化放热水瓶内，每吸烟一次，即饮药一口，瘾重者两星期，轻者一周，立戒断于不觉间。